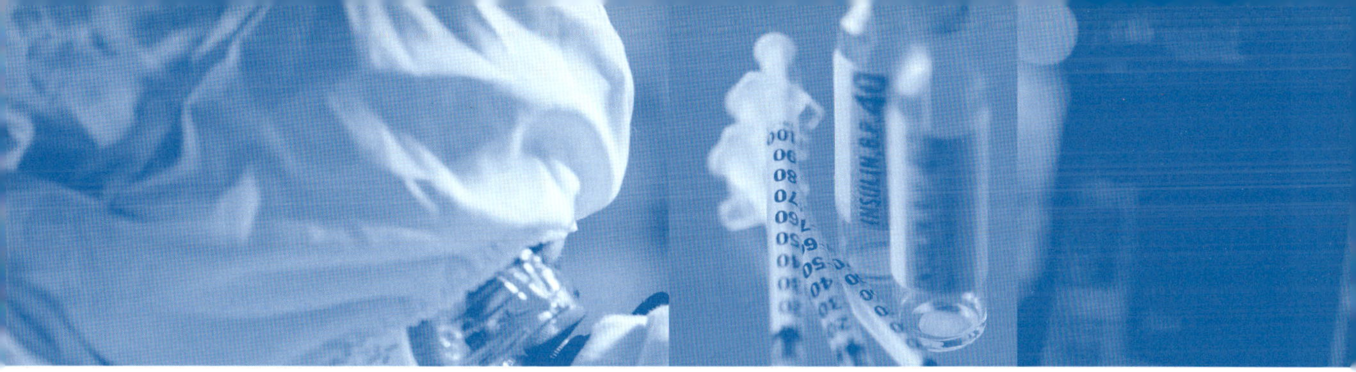

Health & Medical Information Management

보건의료정보관리학

신은숙 · 류순옥 · 강천국 · 곽진미 · 김성수 · 김영의 · 김태열
김혜숙 · 남영희 · 박혜진 · 백서연 · 서정안 · 윤도준 · 윤서중
이경희 · 이고은 · 이혜진 · 정현정 · 최은영 공저

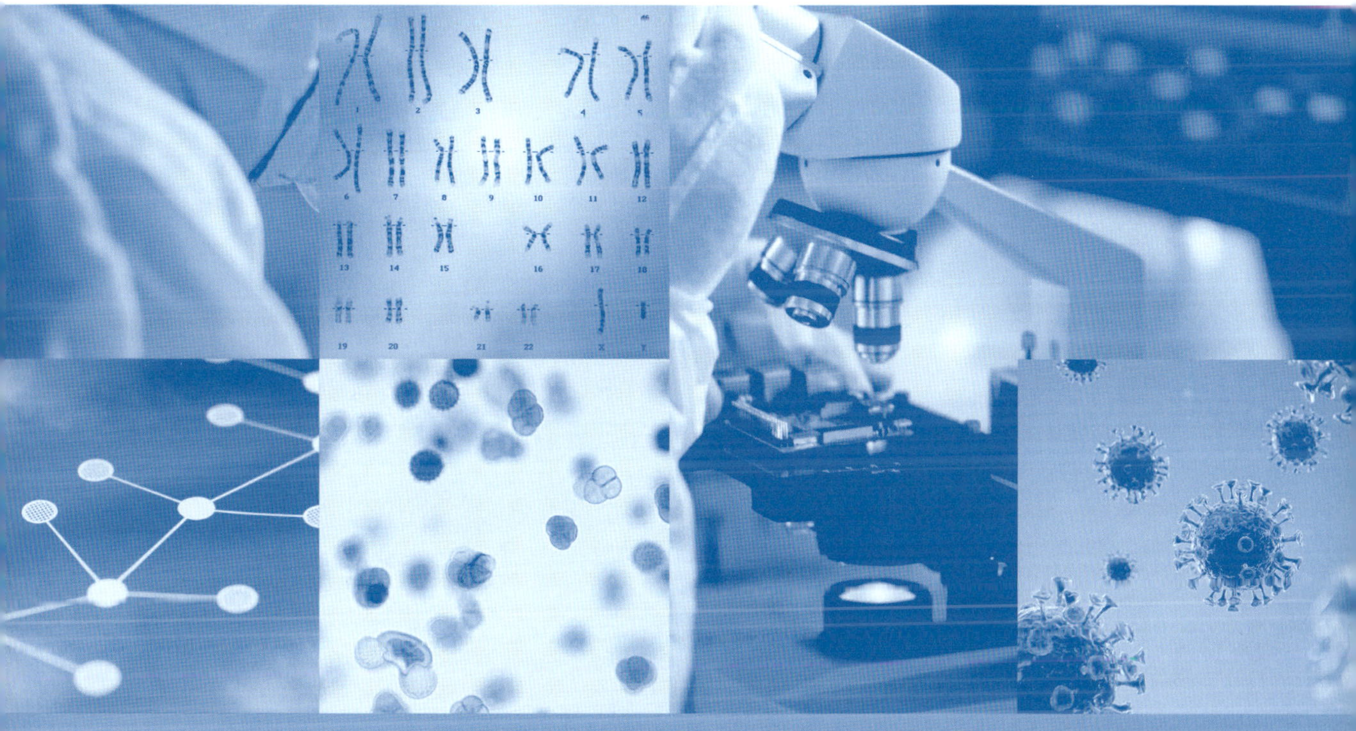

의학교육

| 머리말 |

2018년 '의료기사 등에 관한 법률'의 개정으로 의무기록사라는 명칭에서 보건의료정보관리사로 바뀌었다. 이와 더불어 보건의료정보관리 전문가로서 그 책임과 업무 영역도 확대되었다. 또한, 보건의료정보관리학 과목이 국가고시에 추가되면서 의무기록과 함께 정보관리에 대한 비중도 매우 커졌다.

의료기관에서 생성되는 보건의료정보는 건강증진을 위한 각종 정책과 방안을 마련하는 데 중요한 역할을 하고, 보건 관련 교육 및 연구의 핵심 자료로 활용된다. 더 나아가 국민의 건강 증진에 이바지하는 막중한 책임이 있는 만큼 보건의료정보의 정확성과 관리의 안전성이 동시에 요구된다.

보건의료정보관리사는 진료상황, 진료비, 환자의 정보를 비롯하여 병원에서 생성되는 모든 데이터의 정확성과 안전성을 확보하여 보관하게 된다. 환자의 모든 정보가 기록으로 저장되는 만큼 개인정보 보호도 주의를 기울여야 한다. 또한, 의무기록/정보는 병원에서 일어나는 사건, 사고의 법적 근거로 활용될 수 있다는 점에서 보건의료정보관리사의 역할은 각별히 중요하다.

이 책은 보건의료정보관리와 관련하여 발생하는 여러 업무를 정확하게 처리할 수 있도록 기초적인 능력을 키우는 데 목표를 두고 있다. 진료정보의 수집 및 분석, 그리고 정보의 제공과 활용에 관한 전반적인 학습이 이루어지도록 새로운 국가직무능력표준(NCS)에 기반을 두고 구성하였다. 각 장별로 학습목표를 설정하고 핵심 내용을 파악할 수 있게 하였고, 학습문제를 실어 해당 장에서 학습한 내용을 정리할 수 있도록 하였다.

보건의료정보관리 업무를 희망하는 미래의 보건의료정보관리사에게 도움이 되는 책을 만들려고 노력하였다. 실제 현장에서 실수 없이 정확한 업무를 수행하도록 하는 데 초점을 두고 책을 기획한 만큼, 이 책을 활용하여 올바른 보건의료정보관리사로 거듭나기를 기원해본다.

더불어 이 책이 출간되도록 힘써주신 출판사 사장님과 편집부 여러분께 깊은 감사의 말을 전한다.

저자 일동

| 목차 |

부록

찾아보기

제1장

보건의료정보관리 개요

학습목표

- 보건의료정보관리의 역사 및 발전과정을 이해한다.
- 보건의료정보관리사의 정의, 업무, 의무 및 책임 등을 이해한다.
- 보건의료정보관리사의 역할 및 NCS에 기반한 직무를 이해한다.
- 보건의료정보관리사의 윤리(윤리강령, 연구윤리)를 이해한다.
- 보건의료정보관리 교육 평가인증제를 설명할 수 있다.

제1장 보건의료정보관리 개요

1. 보건의료정보관리사의 역사 및 발전과정

1) 미국

오늘날의 보건의료정보관리사는 의무기록사라는 명칭으로 미국에서 시작되었다. 1897년 미국 매사추세츠 종합병원(Massachusetts General Hospital)에서 최초의 '의무기록사서(medical record librarian)'인 Grace Whiting Myers를 채용하였고 그녀는 의무기록 분야에서 오랫동안 활동하였다.

1918년 미국의 외과학회가 시작한 병원표준화사업에서 의무기록의 중요성이 강조되면서 보건의료정보관리에 대한 필요성이 보건의료정보관리사의 시작에 중요한 계기가 되었다.

이후 1928년 의무기록부서를 중심으로 '북미주의무기록사서협회(Association of Record Librarians of North America)'가 결성되었고 Grace Whiting Myers가 협회 초대장으로 선출되었다. 1944년에는 북미주의무기록사서협회가 '미국의무기록사서협회'로 명칭이 변경되었고, 1970년에는 다시 '미국의무기록협회'로 변경되었다. 또한, 1971년에는 의무기록사서라는 명칭에서 '의무기록행정가(medical record administration)'로 변경되었다.

2) 한국

우리나라 최초의 보건의료정보관리사는 캐나다 선교사인 플로렌스 머레이(Florence J. Murray)이다. 1962년 머레이가 원주기독병원에 단일번호제도(unit numbering system)와 질병분류 및 색인, 환자색인 등의 제도를 도입하면서 이때부터 의무기록의 체계가 수립되었다. 이후 머레이는 1965년부터 세브란스병원의 문서실(현재의 의무기록실 또는 의료정보실)

관리를 책임지면서 1950년대 기록을 정리하고 질병을 분류하여 전반적인 체계를 구축하였다. 이후 대한의무기록협회가 설립되어 의무기록에 대한 체계적 교육과정이 도입되었고, 의무기록사 자격제도를 법제화함으로써 점차 보건의료정보관리사가 발전하는 원동력이 되었다.

의무기록의 체계적 실무교육과정은 머레이가 1965년 연세대학교 부설교육기관인 의학기술수련원에 1년 교육과정인 의무기록사서 과정을 개설하면서 시작되었다. 이후 1977년 대한의무기록협회가 사단법인체로서 보건복지부의 인가를 받아 출범하였고 1978년 고등학교 졸업 이상의 학력과 병원 경력 2년 이상인 사람을 대상으로 의무기록 교육과정을 개설하였다.

1981년 이후 의료기사법의 개정과 함께 의무기록사 제도가 법제화되면서 '의료기사 등에 관한 법률'에 따라 전문대학 및 대학의 의무기록 관련 학문 전공자를 대상으로 국가고시 응시자격을 부여하였다. 1985년 제1회 의무기록사 국가시험이 시행되었고 합격한 사람에 한하여 보건복지부장관이 '의무기록사' 면허를 발급하였다.

1990년부터는 4년제 대학에서도 의무기록사 양성 교육과정이 개발되었고, 2010년대에는 100개 이상의 대학이 보건복지부로부터 의무기록사 국가시험 응시자격의 인정을 승인받았다. 2017년 '의료기사 등에 관한 법률'의 개정으로 의무기록사에서 보건의료정보관리사로 명칭이 변경되었고, 교육의 질적 향상을 위해 '고등교육법' 제11조의 2에 따라 인증기관의 인증을 받은 대학, 산업대학, 전문대학에서만 보건의료정보관리사 교육과정을 개설할 수 있도록 하였다.

2. 보건의료정보관리사의 정의 및 업무

1) 법률적 정의 (의료기사 등에 관한 법률 제1조의 2)

'보건의료정보관리사'란 의료 및 보건지도 등에 관한 기록 및 정보의 분류 · 확인 · 유지 · 관리를 주된 업무로 하는 사람을 말한다.

2) 업무범위 (의료기사 등에 관한 법률 시행령 제2조, 별표 1)

보건의료정보관리사의 업무범위는 의료기관에서의 의료 및 보건지도 등에 관한 기록 및 정보의 분류 · 확인 · 유지 · 관리에 관한 다음의 구분에 따른 업무에 해당한다.

가. 의료기관에서의 의료 및 보건지도 등에 관한 기록 및 정보의 분류 · 확인 · 유지 · 관리에 관한 다음의 구분에 따른 업무

① 보건의료정보의 분석

② 보건의료정보의 전사(轉寫)

③ 암등록

④ 진료통계 관리

⑤ 질병 · 사인(死因) · 의료행위의 분류

나. 그 밖에 의료기관에서의 의료 및 보건지도 등에 관한 기록 및 정보의 분류 · 확인 · 유지 · 관리에 관한 업무

3) 보건의료정보관리사의 구체적 업무

① 의무기록의 질 관리 및 신뢰성 보장

- 의료기관의 의무기록관리 정책 수립, 모니터링, 통제 및 관리
- 의무기록의 정확성 및 완전성 관리
- 의무기록의 정정관리
- 의무기록서식 및 분류 · 용어 · 약어 마스터 데이터베이스(DB) 구축 및 관리
- 의무기록 전사

② 표준에 기반한 정확한 질병 · 사인 · 의료행위 및 입원 시 상병(POA) 분류

- 주 · 부진단 선정의 정확성 관리
- 질병 · 사인 · 의료행위 · 종양 및 POA 분류

③ 개인건강정보 보호 및 이용 · 보존관리

- 의무기록 접근에 대한 권한 관리
- 의무기록 및 의료정보 이용, 제공 관리
- 의무기록정보 및 의료정보 보호

④ 가치 있는 보건의료정보의 분석과 활용 지원

- 암등록 · 퇴원환자 분석 · 특정 질환별 정보 분석

- 국가단위 보건의료통계 및 질병 조사 정보 제공
- 다양한 연구 및 분석 정보 제공 및 연계

⑤ 보험청구 · 심사 및 평가 관리

- 의료기관인증평가에 따른 의무기록 및 의료정보관리
- 의료적정성 및 의료질 평가에 따른 질환별 의무기록 완전성 관리

3. 보건의료정보관리사의 의무 및 책임

보건의료정보관리사는 의무기록/정보에 대한 신뢰성과 질을 관리하기 위한 정책 및 관리체계를 수립 및 관리하고 보건의료정보의 질 향상을 위한 자원과 혁신을 관리할 책임이 있다.

① 의무기록/정보의 질 관리를 위한 체계 수립 및 적용

: 의무기록/정보의 법과 제도적인 조건에 따라 의료기관 정책 및 관리체계를 수립하여 보건의료정보를 관리하는 사람의 책임과 의무를 설정하여 모니터링 및 통제하는 역할을 해야 한다.

- 의무기록/정보의 생애주기 관리 체계 수립, 적용, 개선 등
- 의무기록/정보 관리 정책, 규정 재 · 개정
- 의무기록/정보 보호 및 보안정책 수립 및 개선
- 데이터 및 정보 거버넌스 구축

② 보건의료정보 자원 관리와 혁신

: 보건의료정보의 질적 기준 및 수준에 영향을 줄 수 있는 자원을 관리하고 그 향상을 위한 혁신을 수노해야 한다.

- 보건의료정보의 질 향상 개선 관리
- 보건의료정보의 흐름 · 정보자산 분석 및 문제점 개선 관리
- 보건의료정보에 영향을 주는 인력, 프로세스, 기술 개선 관리
- 법 · 제도 및 이용자 요구도 변화에 따른 변화 관리
- 보건의료정보의 질 관리 등

4. 보건의료정보관리사의 역할

보건의료정보관리사에게는 데이터의 생애주기에 따라 크게 ① 데이터와 정보 생성 및 처리과정에서의 역할, ② 데이터와 정보 분석 및 보존에서의 역할, ③ 데이터와 정보 접근 및 활용에서의 역할이 있다.

① 데이터와 정보 생성 및 처리과정에서의 역할

- 양질의 표준화된 데이터를 안전하게 수집하는 체계의 구축과 관리 : 데이터 수집을 위한 기준, 형식, 내용 등의 개발과 개인정보보호 체계를 정보시스템에 적용하고 조직과 업무 프로세스를 관리
- 임상용어, 약어 등 마스터 데이터베이스 구축 및 관리
- 질병 및 의료행위분류 등 마스터 데이터베이스 구축 및 관리
- 의무기록/정보 동의서 등 서식 개발 및 관리
- 의무기록/정보 전자서명 등록 및 관리 등
- 데이터의 질 관리 및 진료정보 코드화 : 의무기록/정보의 정확성 및 안전성을 관리하고 진료정보를 코드화
- 의무기록/정보의 정확성, 충실성, 완전성 관리
- 의무기록/정보의 정정 및 삭제 관리
- 이중 등록번호 관리
- 주 · 부진단명 및 POA 정확성 관리
- 질병 · 사인 · 의료행위 · 종양 분류 및 포괄수가제 분류 등

② 데이터와 정보 분석 및 보존에서의 역할

- 정보 · 생성 및 분석용 데이터베이스 구축 : 의무기록/정보 데이터를 분석하여 이차적 활용이 가능하도록 데이터베이스를 구축하고 통계와 지표를 생성
- 퇴원환자 분석 데이터베이스 구축
- 암환자 등록 데이터베이스 구축
- 보험청구, 심사 등의 정보 생성
- 진료 및 경영통계 생성
- 의료의 질 지표 생성
- 기타 요구에 따른 의무기록/정보의 분석 및 정보 생성 등
- 의무기록/정보의 적법하고 안전한 보존과 파기 관리

- 의무기록/정보 동의서 등 영상 스캔관리
- 의무기록/정보의 위탁업체 관리 등

③ 데이터와 정보 접근 및 활용에서의 역할

- 의무기록/정보의 적법하고 안전한 이용 관리 : 정보의 일차적 활용 목적의 적법하고 안전한 활용 관리
- 의무기록/정보의 접근권한 관리, 이용자 모니터링 및 감시 관리
- 의무기록 열람 및 사본발급 관리
- 의무기록/정보의 이용 및 제공 관리
- 건강보험 청구 및 의료비 상환 관리
- 진료를 위한 의무기록/정보의 외부 연계 관리
- 보건의료정보의 이차적 활용 관리 : 이차적 활용 요구에 적합하고 안전하게 관리
- 임상연구 지원
- 외부기관 보고 및 조사 자료의 제공 관리(예; 암등록, 퇴원손상심층조사 등)

그 밖에 다음과 같은 역할도 있다.

① **보건의료정보 관리자** : 양질의 보건의료정보가 안전하고 효율적으로 생성 · 저장 · 활용되도록 관리함으로써 국가와 기관의 보건의료데이터 거버넌스를 구현한다.

② **보건의료정보 표준 전문가** : 보건의료정보의 콘텐츠와 기술의 국제표준을 준수하고, 나아가 이를 더 개발하여 발전시킴으로써 국가 보건의료정보의 신뢰성을 확보하고 정보 교류 및 효율적 활용을 촉진한다.

③ **보건의료정보 분류 전문가** : 보건의료정보 분야의 국제표준을 준수하고 분류함으로써 가치 있는 정보생성 및 활용에 기여한다.

④ **보험정보 관리자** : 의무기록 기반의 정확하고 윤리적인 보험 청구 및 평가 데이터의 생성 · 분석 · 연계를 제공한다.

⑤ **개인정보보호 관리자** : 보건의료정보의 생애주기를 관리함으로써 안전한 정보 보호 관리체계를 구축한다.

⑥ **보건의료정보 분석 전문가** : 최신의 분석기술을 활용하여 보건의료정보를 다양하게 분석함으로써 부가가치가 높은 지식과 정보를 생산한다.

⑦ **보건의료정보 정책자문가** : 국가와 기관이 올바르고 미래지향적인 보건의료 정책을 세울 수 있도록 발전방향을 제시하고 협력한다.

5. 보건의료정보관리사의 미션과 비전

(1) 미션(mission)

- 신뢰할 수 있는 보건의료정보 관리를 통하여 국민건강증진 및 보건의료산업 발전에 기여한다.

(2) 비전(vision)

- 국제표준에 기반한 양질의 보건의료정보 생성 및 관리를 통해 세계 최고 수준의 보건의료정보 관리를 선도한다.
- 안전하고 윤리적인 보건의료정보 관리로 국민의 건강정보를 보호한다.
- 가치 있는 보건의료정보의 활용을 선도하여 보건의료서비스의 발전에 기여한다.

6. 보건의료정보관리사의 국가직무능력표준(NCS)-직무분석

산업현장의 요구에 대한 인력의 체계적인 양성을 목표로 2002년 고용노동부와 한국산업인력공단에서는 국가직무능력표준(national competency standard, NCS)을 개발하였다. 보건의료정보관리사는 의료기술지원 분류 중 의료정보관리 직무에 해당하는 NCS를 개발하였고 2015년도에 NCS 기반 학습모듈을 개발하였다.

직무 분야	보건의료 정보관리사	NCS 분류체계			
		대분류	중분류	소분류	세분류
		06. 보건/의료	01. 보건	01. 의료기술지원	14. 의료정보관리
주요사업	지역주민의 건강을 책임지는 다양한 공공의료사업 및 전문적인 의료서비스를 제공하기 위해 진료, 교육, 연구 등 다양한 의료 관련 사업 수행				
직무 수행내용	의약품부작용 모니터링, 분석, 보고, 공유, 개선업무 의무기록 분석, 개인정보보호 활동, 전자동의서 및 서식 관리, 스캔업무 수행 등을 통하여 환자의 개인정보를 보호하고 의무기록이 충실하게 완결될 수 있도록 지원하는 업무				
능력단위	**(의료정보)** 02. 의료정보 서식 개발관리 03. 의료정보 분류 04. 의료정보 완전성 관리 05. 의료정보 전사 06. 질환등록 07. 의료정보 생성 활용 08. 의료정보보호 09. 진료정보 지원 10. 요양급여 정보관리 11. 의료정보관리 질 향상 12. 의료기관평가 지원				
전형방법	서류심사 → 필기전형 → 면접전형 → 최종합격자 발표				

일반요건	무관
교육요건	무관
자격요건	보건의료정보관리사 면허증 소지자
필요 지식	의료법에 관한 지식, 개인정보보호법에 관한 지식, 병원 규정 및 지침에 관한 지식, 진단명 및 진단코드 분류에 관한 지식, 국제의료행위분류에 관한 지식, 보건의료통계에 관한 지식, 암등록에 관한 지식, 의무기록 관리에 관한 지식, 국민건강보험법에 관한 지식, 의학용어에 관한 지식, 공중보건학에 관한 지식, 해부생리학에 관한 지식, 의료정보학에 관한 지식, 사망 및 질병이환의 분류번호 부여를 위한 선정 준칙과 지침에 관한 지식, 전자동의서 및 서식에 관한 지식, 스캔업무에 관한 지식, 의무기록 사본 발급에 관한 지식 등
필요 기술	의료 데이터의 정·질량 분석 능력, 암등록 업무 수행 능력, 퇴원 및 재원환자의 데이터 분석 및 미비관리 능력, 의무기록 사본 발급 및 비용 수납 수행 능력, 전자동의서 및 서식 관리 능력, 스캔업무 관리 능력, 국제의료행위분류 코딩 수행 능력, 진단명 및 질병코딩 수행 능력, 통계 분석 및 통계 관련 프로그램 활용 능력, 개인정보 보호 및 수행 능력, 의무기록 관리 수행 능력, 사인 코딩 수행 능력, 의료정보 전사 수행 능력 등
직무 수행태도	신속한 업무처리 수행 태도, 정확하게 법규와 지침을 적용하는 태도, 공정하고 합리적인 태도, 자기 자신에게 주어진 일을 책임감 있게 완료하는 태도, 상호 협력하는 태도, 환자에 대한 친절한 태도, 관련 부서에 대한 업무 이해와 상호 존중 태도, 전문성 향상을 위한 적극적인 학습태도 등
직업 기초능력	의사소통능력, 문제해결능력, 자기개발능력, 대인관계능력, 조직이해능력, 직업윤리
참고 사이트	www.ncs.go.kr 홈페이지 → NCS 학습모듈 검색

의료정보관리에 대한 NCS의 정의는 다음과 같다.

> 의료정보관리는 개인건강기록과 진료정보가 정확하고 무결성이 유지될 수 있게 데이터를 수집·분석·관리하여 환자진료, 건강증진, 진료비상환, 교육, 연구 및 정책분석에 필요한 정보와 통계를 생성하여 이를 활용할 수 있도록 지원하고, 데이터 질 향상을 지속적으로 유지하며, 의료정보 이용에 대한 법적 준거성과 적용기술의 신뢰성을 확인하여 개인정보를 보호하는 업무 등을 수행함으로써 국민건강증진에 기여하는 일이다.

의료정보관리에 대한 NCS의 구체적 내용은 다음과 같다.

능력단위	능력단위 요소	정의
의료정보전사 (3)	1. 의료정보 전사시스템 구축 2. 의료정보 전사하기 3. 의료정보 전사완결 관리	의사가 구술, 녹음한 진료내용이나 각종 검사결과가 신속 · 정확하게 의료정보로 작성될 수 있도록 하는 전사시스템을 갖추고 활용하여 전자의무기록(EMR)과 연계하여 완전한 의료정보로 완결시키는 능력
의료정보보호 (7)	1. 의료정보보호 관련 법 준수 2. 의료정보 보안기술 적용하기 3. 의료정보 안전 관리하기 4. 의료정보보호 교육하기	진료와 관련된 의료기관에서 생성 및 관리하고 있는 개인의료정보를 정해진 법에 따라 보호하고 안전한 방법으로 적정하게 이용될 수 있도록 유지 관리하는 일과 모든 직원에게 의료정보보호 관련 법과 보호 방법을 교육하여 개인정보가 보호될 수 있도록 하는 능력
진료정보 지원 (3)	1. 환자진료정보 DB 구축/관리하기 2. 진료 서비스 지원하기	환자 자료를 수집하여 의료기관 등록번호 연계 시스템을 구축/관리하여 이중번호에 따른 오류 발생을 예방하고 진료 스케줄과 과정에 대해 안내하는 등 환자 안전 보장을 위한 정보제공이 가능하도록 지원하는 능력
요양급여 정보관리 (4)	1. 적정진료정보 관리하기 2. 요양급여 심사청구하기 3. 요양급여 심사청구 사후 관리하기 4. 진료수가 조정 관리하기	환자에게 제공된 진료서비스가 적정진료 기준에 적합한지 모니터링하여 적법한 기준에 따라 요양급여를 청구하고 사후 관리하기 위한 정보를 제공하는 능력
의료정보관리 질 향상 (6)	1. 의료정보관리 질 향상 계획하기 2. 의료정보관리 질 향상 활동하기 3. 의료정보관리 질 향상 성과평가하기 4. 질 향상 활동 지원하기	의료기관에서 진료서비스 제공에 필수적으로 활용되는 의료정보 관리, 목표하는 질 향상 지표에 따라 업무 개선활동 및 평가 시행 후 모니터링하는 능력
의료기관 평가지원 (5)	1. 의료기관평가 준비 지원하기 2. 의료기관평가 조사받기 3. 의료기관평가 결과 피드백하기	의료기관평가에 필요한 진료 관련 데이터를 요청하는 부서에 제공하고 의료정보에 대한 수검을 준비하여 조사평가 받고 결과를 피드백하는 능력
의료정보 DB 관리 (4)	1. 의료 관련 용어 DB 구축/관리하기 2. 진료 관련 DB 구축/관리하기	환자에게 제공되는 진료서비스와 관련된 자료를 수집하여 공통된 의료정보시스템으로 구축하고 구축된 DB를 종류별로 정해진 지침과 절차에 따라 지속적으로 관리하는 능력

능력단위	능력단위 요소	정의
의료정보 서식 개발관리 (4)	1. 의료정보 서식 개발하기	적법한 환자진료와 의료행정에 대한 정보가 충분하고 정확히 수집되도록 서식 구조와 형태를 일관되고 공통된 것으로 개발하고 관리하는 능력
	2. 의료정보 서식 시스템 구축/관리하기	
질병·의료행위 분류 (4)	1. 질병의료행위 분류하기	진단 및 의료행위를 한국표준질병사인분류, 국제질병분류 및 국제의료행위분류 지침에 따라 분류하고 관리하는 능력
	2. 질병의료행위 분류코드 모니터링	
포괄수가제 관리 (5)	1. DRG/신포괄수가제 분류하기	진단, 의료행위 및 관련 정보를 포괄수가제 분류 지침에 따라 관리하는 능력
	2. DRG/신포괄수가제 분석 · 활용하기	
의료정보 완전성 관리 (4)	1. 의료정보 완결도 관리하기	생성된 의료정보가 정확하고 충실하게 작성되었는지 확인하고 작성자가 미완결 및 부적절한 사항에 대해 작성하여 완전한 의료정보가 될 수 있도록 관리하는 능력
	2. POA 관리하기	
	3. 의료정보 작성 시한성 관리하기	
	4. 의료정보 외부평가 항목관리하기	
질환등록 (4)	1. 질환등록 시스템 구축/관리하기	질환등록 사업과 의료기관에서 필요한 의료정보를 기준에 따라 수집하고 보고하며 일관성 있게 이용될 수 있도록 하는 능력
	2. 등록질환 정보 수집/보고하기	
의료정보 생성·지원 (5)	1. 의료 질 지표 생성/지원하기	의료기관 내 · 외부 요구를 확인하여 사용 목적과 필요조건 및 용도에 적합한 데이터를 가공하고 처리하여 적법한 범위 내에서 의료정보 및 질 지표를 생성하고 제공하는 능력
	2. 임상연구 자료 생성/지원하기	
	3. 내외부 요청 의료정보 생성/지원하기	
의료정보 열람·제공·교류 (4)	1. 의료정보 사본발급열람 관리하기	적법한 범위와 요청 목적에 따라 사용할 수 있도록 안전한 방법으로 의료정보를 제공하며 병원과 병원, 환자와 병원 간 의료서비스를 제공받을 수 있도록 지원하는 능력
	2. 진료정보교류 지원하기(기관)	
암등록 (4)	1. 암등록 시스템 구축/관리하기	암환자 대상으로 암등록 지침에 따라 일반적 특성, 임상 및 병리학적 소견 등 관련 정보를 수집하여 정확하게 등록하는 능력
	2. 암등록 정보 생성하기	
	3. 암등록 정보 활용하기	
의료정보관련 규정 관리 (6)	1. 의료정보 관리 규정 제 · 개정하기	정확하고 효율적으로 의료정보를 관리할 수 있도록 필요한 제반적 규정, 지침 · 절차 등을 수립하여 관리하는 능력
	2. 의료정보보호 규정 제 · 개정하기	
	3. 의료정보 사본발급열람 규정 제 · 개정하기	

출처 : https://www.ncs.go.kr, 보건의료정보관리학

7. 보건의료정보관리사의 윤리(윤리강령, 연구윤리)

대한보건의료정보관리사협회(KHIMA)에서는 회원들이 직무 수행함에 있어 준수해야 하는 의무를 1982년 정기총회에서 윤리강령을 통해 제시하였다.

하나, 보건의료정보관리사는 물질적 이득이나 개인의 이익보다는 신뢰할 수 있는 보건의료정보 관리를 직업적 사명으로 하여 국민건강증진 및 보건의료산업 발전에 기여하는 것을 우선으로 한다.

하나, 보건의료정보관리사는 직무상 알게 된 환자의 비밀을 지키고, 의무기록 및 의료정보를 안전하고 적법하게 유지 · 관리하며, 개인건강정보보호에 최선을 다한다.

하나, 보건의료정보관리사는 주어진 책임과 의무를 충실히 수행하며, 소속기관에 최선을 다하고 관계법규 및 정해진 규율을 엄수한다.

하나, 보건의료정보관리사는 직업윤리를 준수하고, 비윤리적인 행위에 가담하지 않으며, 비위 사실을 발견했을 때는 적절한 조치를 취함으로써 맡은 바 임무를 다한다.

하나, 보건의료정보관리사는 부단한 연구와 교육 훈련으로 최신의 지식과 기술을 습득하여 자신을 발전시킴으로써 양질의 의료정보 제공과 보건의료정보체계 발전에 기여한다.

하나, 보건의료정보관리사는 회원으로서 의무를 다하며, 보건의료정보관리 분야의 발전과 후진 양성을 위하여 노력한다.

하나, 보건의료정보관리사는 인화와 협동적 노력으로, 자신과 동료, 그리고 협회의 명예를 위하여 최선을 다한다.

출처 : https://khima.or.kr

8. 보건의료정보관리 교육 및 면허제도, 교육평가인증제도

1) 보건의료정보관리 교육

보건의료정보관리사 교육과정은 「의료기사 등에 관한 법률 시행규칙」에 명시되어 있으며 필수이수 18개 교과목에서 40학점 이상, 선택이수(특성화 학습영역 교과목) 교과목에서 10학점 이상 이수해야만 보건의료정보관리사 국가시험에 응시할 수 있는 자격이 주어진다.

보건의료정보관리 필수이수 교과목	
1. 건강보험 이론 및 실무	10. 의료관계법규
2. 건강정보보호	11. 의료의 질 관리
3. 병리학	12. 의료정보기술
4. 보건의료데이터 관리	13. 의무기록정보 분석 실무
5. 보건의료정보관리 실무	14. 의무기록정보 질 향상 실무
6. 보건의료정보관리학	15. 의학용어
7. 보건의료조직 관리	16. 질병 및 의료행위 분류
8. 보건의료 통계	17. 해부생리학
9. 암등록	18. 현장실습

2) 보건의료정보관리사 면허제도

보건의료정보관리사 면허를 취득하려면 「고등교육법」 제11조의2에 따른 인정기관으로부터 보건의료정보관리사 교육과정 인증을 받은 대학에서 보건의료정보 관련 학문을 전공하고 보건복지부령으로 정하는 교과목을 이수하여 졸업한 사람이 보건의료정보관리사 국가시험에 합격하면 보건복지부 장관의 면허를 받을 수 있다.

의료기사 등에 관한 법률

제4조(면허)

① 의료기사 등이 되려면 다음 각 호의 어느 하나에 해당하는 사람으로서 의료기사 등의 국가시험(이하 '국가시험'이라 한다)에 합격한 후 보건복지부장관의 면허를 받아야 한다.

1. 「고등교육법」 제2조에 따른 대학 · 산업대학 · 전문대학(이하 '대학 등'이라 한다)에서 취득하려는 면허에 상응하는 보건의료에 관한 학문을 전공하고 졸업한 사람. 다만, 보건의료정보관리사의 경우 「고등교육법」 제11조의2에 따른 인정기관(이하 '인정기관'이라 한다)의 보건의료정보관리사 교육과정 인증을 받은 대학 등에서 보건의료정보 관련 학문을 전공하고 보건복지부령으로 정하는 교과목을 이수하여 졸업한 사람이어야 한다.

② 제1항 제1호 단서에도 불구하고 입학 당시 인정기관의 인증을 받은 대학 등에 입학한 사람으로서 그 대학 등에서 보건의료정보 관련 학문을 전공하고 보건복지부령으로 정하는 교과목을 이수하여 졸업한 사람은 졸업 당시 해당 대학 등이 인정기관의 인증을 받지 못한 경우라 하더라도 보건의료정보관리사 국가시험 응시자격을 갖춘 것으로 본다.

〈신설 2017. 12. 19.〉 [시행일 : 2018. 12. 20.]

3) 보건의료정보관리 교육평가인증제도

(1) 목적

보건의료정보관리 교육프로그램(교육과정)이 보건의료산업계에서 요구하는 보건의료정보관리사의 역량을 갖춘 졸업생을 배출할 수 있도록 교육 구성의 제반 요소(프로그램, 교육여건 등) 및 성과 중심 교육체계를 갖추고 교육의 질을 지속해서 개선 · 관리하도록 함으로써 보건의료정보관리 교육의 발전을 촉진하고 양질의 보건의료정보관리사를 배출하는 데 기여한다.

(2) 평가 · 인증의 대상

- 「의료기사 등에 관한 법률」 제4조 제1항 제1호에 근거하여 다음 각 호의 요건을 모두 갖춘 프로그램
- 「고등교육법」 제2조에 따른 대학 · 산업대학 · 전문대학에서 운영하는 학위과정
- 「의료기사 등에 관한 법률 시행규칙」 제7조에 따른 별표 1의 '보건의료정보관리 관련 교과목'을 편성 · 운영

(3) 평가 · 인증의 구분

- 신규평가
  - 평가 · 인증 신청 당시 보건의료정보관리 교육프로그램을 운영하고 있으나 졸업생을 1회 이상 배출하지 않은 경우
  - 인증 프로그램 중단이 1년 이상 지속된 대학이 인증을 받기 위해 프로그램을 다시 운영하는 경우
  - 현재 보건의료정보관리 교육프로그램을 운영하지 않지만 대학에서 보건의료정보관리 교육프로그램의 운영 계획을 확정한 경우
- 정기평가
  - 보건의료정보관리 교육프로그램을 운영하여 졸업생을 1회 이상 배출하고 신규평가 · 인증에서 인증 판정을 받은 후 인증 기간이 만료되기 이전에 인증 유효기간을 연장하기 위해 평가 · 인증을 받는 경우

참고문헌

1. 강성홍 외, 〈보건의료정보관리학〉, 대한보건의료정보관리사협회 출판부, 2019
2. https://khima.or.kr
3. https://www.ncs.go.kr
4. https://www.law.go.kr/법령

학습문제

1. 보건의료정보관리사의 정의에 대하여 기술하시오.

2. 보건의료정보관리사의 역할에 대하여 기술하시오.

3. 보건의료정보관리사의 업무에 대하여 기술하시오.

4. 국가직무능력표준(national competency standard, NCS)에 근거한 의료정보관리 개념에 대하여 기술하시오.

제2장

보건의료조직 관리

학습목표

- 보건의료조직의 특징을 이해한다.
- 보건의료조직의 직종별, 주요 부서별 기능을 이해한다.
- 보건의료조직의 리더십과 갈등을 이해한다.
- 보건의료정보관리사의 역할을 나열할 수 있다.

제2장
보건의료조직 관리

1. 보건의료조직의 정의 및 구조

1) 보건의료조직의 정의

조직(organization)은 인간이 살아가면서 인간의 활동과 생활에 중요한 수단이며, 인간은 조직을 떠나 살아갈 수 없다. 현대사회가 복잡해질수록 조직은 더욱 인간의 삶에 중심이 되어가고 있다.

보건의료분야에서 병원은 지역사회, 의료인력, 보건정책 등 보건의료시장의 변화와 환경에 동태적으로 상호작용하는 사회구조이며, 가장 다양하고 복잡한 전문 인력으로 구성되어 있어 노동 집약적인 조직체이다. 병원조직은 전문 의료인과 다양한 분야의 면허를 가진 복잡한 조직이며, 환자들에게 양질의 의료서비스를 제공하기 위하여 의료 인력과 의료 인력을 보조하는 다양한 인력들이 모여 의료서비스 업무를 수행함으로써 환자를 진료한다.

2) 보건의료조직의 구조

병원의 조직 구조는 수직적 구조와 수평적 구조로 나눌 수 있다. 수직적 구조는 권한과 책임의 정도에 따라 여러 단계의 계급을 수직적으로 정하여 명령체계를 확립하는 구조이다. 수평적 구조는 직무의 전문화에 따라 각 부서, 서비스, 프로그램 전반에 걸쳐 진료에 필요한 특수 부문 및 유형으로 구분하는 구조이다.

또한, 의료기능 중심의 전문적 직무 구조와 병원운영 중심의 행정관리 구조로 나눌 수 있다. 이사회 또는 병원장 산하에 진료부문(진료부문, 간호부문, 진료지원부문)과 행정관리부문으로 크게 나누거나, 이사회 또는 병원장 산하에 진료부문, 간호부문, 행정관리부문으로 나누기도 한다.

2. 보건의료조직의 특징

보건의료조직은 고도의 자본 집약적이고도 노동 집약적인 집단으로, 의료법 범위 내에서 매우 복잡한 과정을 통하여 업무를 수행한다.

보건의료조직의 특징을 살펴보면 다음과 같다.

① 병원은 의료인력과 관리인력으로 구성된다. 병원은 매우 세분되고 전문화되었기 때문에 의료인력과 관리인력 간의 의사소통이 잘 이루어져야 양질의 의료서비스를 제공할 수 있다. 그러나 이러한 고도의 전문화는 오히려 갈등의 원인이 되기도 한다. 병원의 갈등을 해소하기 위하여 경영진은 직종 간, 부서 간의 갈등을 관리할 수 있는 시스템을 마련하고 발전시켜야 한다.

② 병원조직은 매우 다양한 직종들이 유기적으로 활동하면서 병원을 이끌어간다. 진료부서는 진료를 통하여 처방, 치료 및 수술 등의 의료서비스를 제공하고, 간호부서는 의사조직을 도와 진료와 치료를 수행한다. 의료기사부서는 의사의 처방에 따라 검사, 치료 등의 활동을 하며, 약무직은 처방에 따라 의약품을 조제하고, 행정관리직은 병원 전반의 행정업무와 기획 경영 등의 업무를 수행한다.

③ 병원조직은 타 부서와 타 직종과의 매우 높은 업무 연계성을 가진다. 병원조직은 고도의 전문화와 동시에 업무적으로 연계되어 있다. 병원의 경우 어느 한 부서만의 활동으로 의료서비스를 제공할 수 없다. 왜냐하면 환자가 병원을 방문하면 진료와 검사, 치료, 수술 등의 다양한 의료서비스를 받아야 하며, 이러한 서비스는 개인과 개인 간 그리고 부서와 부서 간 또는 직종과 직종 간의 업무연계를 통하여 이루어지기 때문이다.

④ 병원조직의 구성원은 다양한 전문직종의 고급인력이 많다. 병원 종사자가 보유하여야 하는 면허증이 대부분 대학에서 전공을 이수하여야 시험에 응시할 수 있으므로 대부분의 구성원은 대학졸업 이상의 학력을 가지고 있고, 대학원 이상의 학위를 가지고 있는 직원의 비율도 매우 높다. 이러한 이유로 직종 간의 교육배경, 전문성, 직종 간의 전문지식 차이, 근무조건 차이, 권력 차이 등으로 인한 조직 간의 갈등이 발생할 수 있다.

⑤ 병원업무의 상당 부분은 응급을 필요로 한다. 환자의 진료와 치료는 그 시기를 놓치면 생명유지와 치료에 상당한 지장을 초래하는 경우가 많다. 그러므로 병원 구성원

들은 응급도에 따라서 신속한 업무를 수행해야 하고 조직 구성원 개인 간 업무의 한계와 책임을 명확히 설정하여야 한다. 그러나 진료와 관련된 활동은 대부분 상호 의존적이므로 업무의 책임과 한계를 설정하는 것은 어렵다.

⑥ 병원에서 여성 구성원의 비율이 타 산업에 비해 높은 편이다. 병원 구성원 중 간호사의 비율이 매우 높은 이유도 있지만, 육체적 능력보다는 높은 지식적 역량이 중요시되는 의료의 특성상 여성들의 진출이 활발한 업종에 속하기 때문이다.

3. 보건의료조직의 조직도 및 기능

1) 병원의 조직도

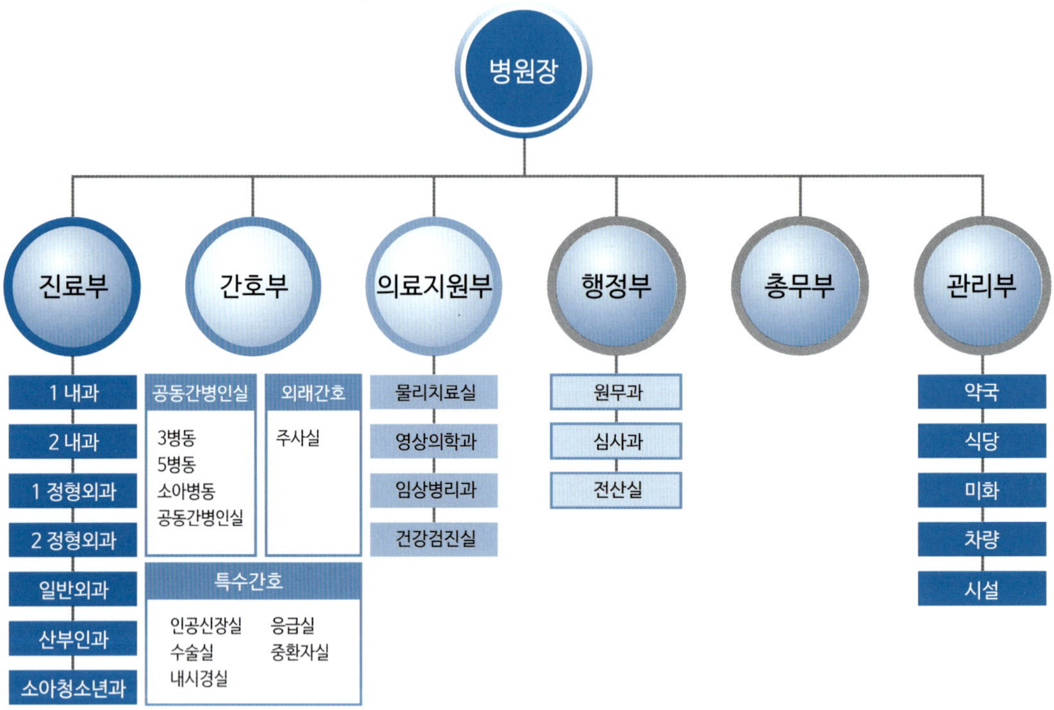

2) 종합병원의 조직도

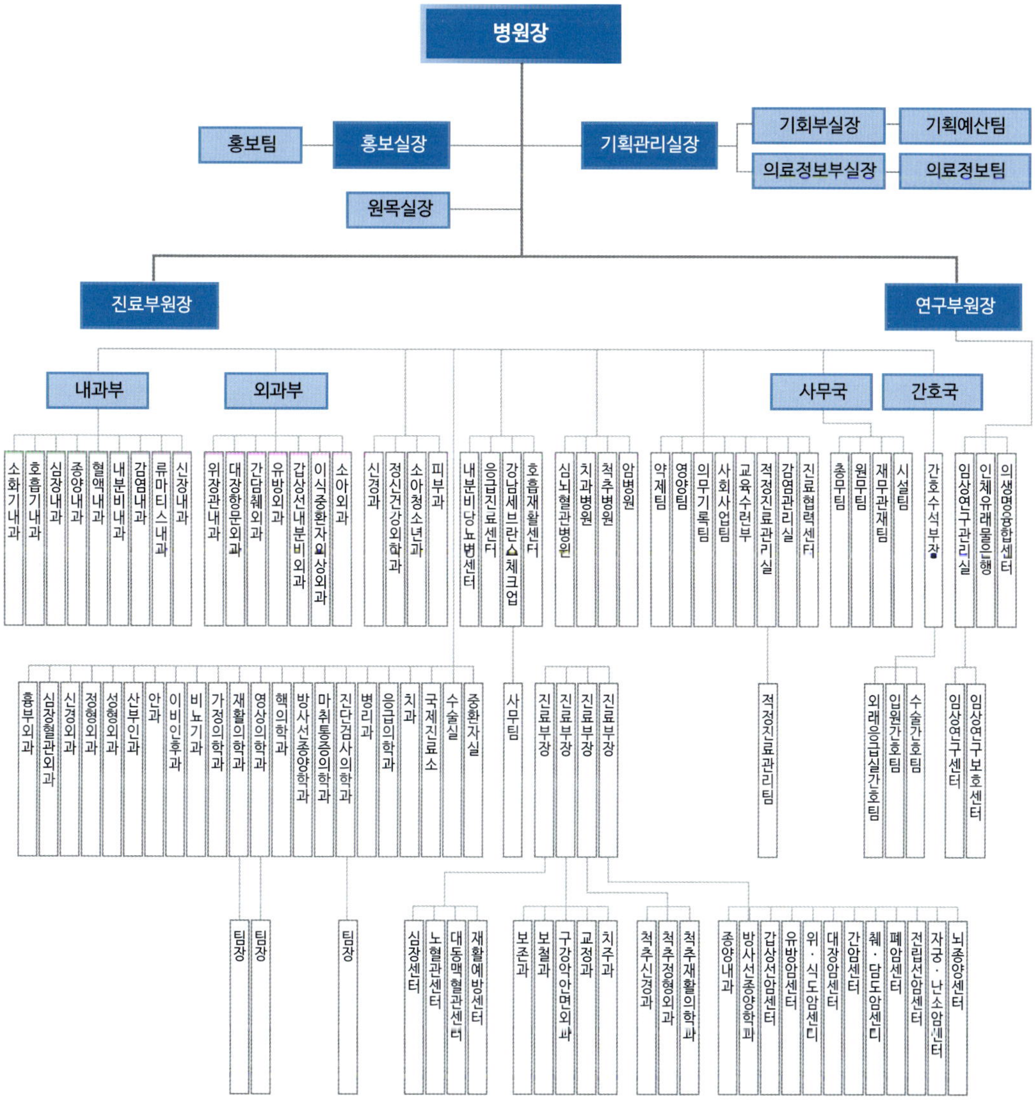

출처 : 강남세브란스병원 홈페이지

3) 직종별 특성

병원에 종사하는 직종은 의료법 및 의료기사 등에 관한 법률 등에서 정한 면허가 필요한 의사, 간호사, 약사, 의료기사 등이며, 이들의 의무, 면허, 자격 및 국가시험 등에 관해서도 법률로 규정되어 있다.

(1) 의사직

의료법상 의료인의 하나로, 의료와 보건지도의 업무를 수행한다. 의료법 제5조에 따라 의사가 되고자 하는 자는 다음 각 호에 해당해야 한다.

① 「고등교육법」 제11조의2에 따른 인정기관(이하 '평가인증기구'라 한다)의 인증(이하 '평가인증기구의 인증'이라 한다)을 받은 의학 · 치의학 또는 한의학을 전공하는 대학을 졸업하고 의학사 · 치의학사 또는 한의학사 학위를 받은 자

② 평가인증기구의 인증을 받은 의학 · 치의학 또는 한의학을 전공하는 전문대학원을 졸업하고 석사학위 또는 박사학위를 받은 자

③ 외국의 제1호나 제2호에 해당하는 학교(보건복지부장관이 정하여 고시하는 인정기준에 해당하는 학교를 말한다)를 졸업하고 외국의 의사 · 치과의사 또는 한의사 면허를 받은 자로서 제9조에 따른 예비시험에 합격한 자

의사는 의료기관에서 중추적 역할을 하며, 인간의 생명을 다루는 전문직업인이므로 그에 따른 권리와 의무를 법에서 규정하고 있다.

(2) 간호직

대한간호협회에서는 간호를 '모든 개인, 가정, 지역사회를 대상으로 건강 회복, 질병 예방, 건강의 유지와 증진에 필요한 지식, 기력, 의지와 자원을 갖추도록 도와주는 활동'이라고 정의하고 있다. 이러한 간호업무를 수행하는 간호사는 단순한 지식과 체력으로 환자를 돌보고 보호하는 옹호자의 역할, 계획과 실천과정에서 협력하고 조정하는 조정자의 역할을 수행한다. 병원에서 간호사는 병실에서 환자를 돌보는 일뿐만 아니라 진료실, 응급실, 수술실, 치료실 등 환자의 돌봄이 필요한 모든 부서에서 업무를 수행한다. 그 밖에 환자교육, 직원교육 등의 다양한 업무도 수행한다.

(3) 의료기사직

의료기사 등에 관한 법률에 따르면 의료기사에는 임상병리사, 방사선사, 물리치료사, 작업치료사, 치과기공사 및 치과위생사가 포함된다. 의료기사는 독자적으로 업무를 수행하기보다는 진료의 지원 업무를 하는 경우가 대부분이다. 진료의사가 수술, 검사, 치료 등의 처방이 있을 때 검사, 치료 등의 업무를 수행한다. 의료기사는 해당 분야의 면허를 소지하여야 하는 높은 수준의 지식을 요구하는 전문성을 가진다. 의사의 처방에 따라 업무를 수행하며 환자의 치료과정에는 직접적으로 관여하지 않는다. 그러나 환자에게 양질의 의료를 제공하기 위해서는 의료기사들의 지원이 매우 중요하다.

(4) 행정직

행정직은 일반기업의 업무와 비슷한 업무를 한다. 의료 업무에 직접 종사하는 구성원들을 지원하는 역할과 병원경영을 위한 전문적 역할을 동시에 수행한다. 병원 최고경영진의 중간자 역할을 하여 의료진과 경영진을 서로 이어주고 균형을 맞추기도 한다. 의료진이 제 역할을 충실히 수행할 수 있도록 물적, 금전적 지원을 하고 병원의 기획, 인사, 예산, 환자의 수납 · 청구 · 보험 등의 업무를 한다.

4) 병원의 주요 부서별 기능

(1) 이사회

의료법인, 학교법인 등의 병원에서 최고 의결기관으로서 이사회를 두어야 한다. 이사회는 병원정책을 수립하고 정책을 집행하기 위하여 경험이 풍부한 병원장과 행정 전문가를 임명하여 병원의 권한을 위임한다. 또한, 이사회는 병원의 주요 사항에 대해서 심의 · 의결을 하고 병원을 운영 · 유지하며 법적으로 책임과 권한을 갖는다.

이사회의 주요 기능은 다음과 같다.

- 사업실적과 수지결산의 확정에 관한 사항
- 기본재산의 취득과 처분 및 그 유지관리에 관한 사항
- 임원의 선임과 해임에 관한 사항
- 정관의 변경, 제 규정의 개정과 제정에 관한 사항
- 법인의 합병 또는 해산에 관한 사항
- 사업계획 및 예산과 사업실적 및 결산에 관한 사항
- 재산의 취득, 처분, 유지관리에 관한 사항
- 목적사업 및 수익사업에 관한 사항
- 기타 법인의 업무에 관련이 있는 중요한 사항

(2) 병원장

병원장은 병원의 진료 및 행정업무를 관장하고 병원운영에 관한 의사결정 권한과 책임을 진다. 이사회에서 위임받은 사항을 병원의 경영계획을 수립하고 더 효과적인 정책 결정, 경영 · 조직구조 혁신 등 각 부서의 업무를 통합 및 조정하고 인적자원 관리를 효율적으로 운영하여 병원 성장에 기여할 책임을 진다.

병원장의 주요 기능은 다음과 같다.

- 병원 경영상 중요한 사항을 자문받기 위한 심의기구로서 제 위원회의 설치 및 운영
- 병원 경영목표 및 계획의 수립과 관리감독
- 병원의 업무를 효율적 수행을 위한 관리감독
- 조직 구성원의 안전, 인력, 기술, 정보, 평가 등 관리감독

(3) 주요 지원부서

● 간호부서

간호부서는 환자들을 전문적으로 간호하고 안전하게 보호해야 한다. 병원의 간호인력은 병원 전체 인력의 절반 이상을 차지하며 임상적인 특성에 따라서 전문분야별로 다양한 기능을 한다.

간호부서의 주요 기능은 다음과 같다.

- 환자의 간호업무 전반에 관한 사항
- 환자에 대한 전반적인 관리, 지원, 서비스 및 편의제공에 관한 사항
- 간호근무계획표의 작성 및 시행 · 변경에 관한 사항
- 간호 파트별 간호인력의 조정 · 배치에 관한 사항
- 간호교육에 관한 사항
- 간호업무 수행에 대한 정기적인 평가, 연구분석을 통한 개선방안 수립 및 시행
- 간호단위 통계관리, 간호인력통계, 간호관리료 인력산정 통계 등
- 병동 운영관리에 관한 사항
- 중환자실, 응급센터, 응급병동, 수술실, 외래진료실, 가정간호센터, 주사실, 내시경센터, 인공신장실 등의 운영관리
- 수술실, 마취회복실, 통원수술안정실, 중앙공급실 등의 운영관리
- 병동 및 각 진료실의 시설물과 비품, 소모품 등 물품관리
- 실습훈련 및 간호보수 교육, 간호학생 위탁교육에 관한 사항
- 혈액투석환자, 각종 암환자, 당뇨환자 교육 등 대외교육 업무에 관한 사항
- 기타 간호 관련의 제반 업무

● 약제부

약무	• 약제부의 기본운영계획의 수립 및 시행 • 의약품 구매, 청구 및 검수 협조 업무 • 재고 의약품의 보관 관리 • 약무에 관한 통계업무 • 부서 내 서무업무
약물정보실	• 의약품 정보의 수집 및 제공 업무 • 약품식별업무 • 약사위원회 관련 업무 • 임상시험약 관리 • 약물정보에 관한 교육계획 및 교육 업무
조제	• 원외처방전 검토 및 교부 업무 • 원외처방전 관련 문의 접수 및 회신 업무 • 의약분업 예외 대상 환자의 조제, 감사, 투약, 복약지도 업무 • 야간약국 관련 업무 • 응급실 환자의 조제, 감사, 투약업무
병실조제	• 병실환자 처방전에 의한 조제 및 용법 기재, 감사, 투약 업무 • 병실약국 사용 약품 청구 및 관리 • 마약 및 향정신성 의약품 관리
원내조제실	• 항암제, 고영양 수액제 및 처치용 약물 조제, 감시, 투약 업무 • 원내 조제약의 관리 및 통계 업무

● 영양팀

영양관리	• 영양팀의 기본운영계획 수립 및 시행 • 환자와 직원의 식단 작성에 관한 사항 • 식단개발 및 실험조리에 관한 사항 • 식사처방지침서 작성과 영양기준 설정에 관한 사항 • 영양가분석, 기호조사, 검식 등 QA에 관한 사항 • 치료식 연구와 조리개발에 관한 사항 • 배식계획 및 감독 • 환자영양상담과 영양교육에 관한 사항 • 환자영양상태 평가와 의무기록 작성에 관한 사항 • 임상영양정보의 수집과 교육자료의 개발에 관한 사항 • 영양사의 임상영양업무에 대한 직무교육 사항 • 영양정보의 입수 및 활용 • 수련영양사, 영양학 전공 학생의 교육에 관한 사항 • 기타 영양관리업무에 관한 사항

급식관리	• 식사별 원가분석에 관한 사항 • 급식재료 및 급식용구류의 청구와 수불 관리에 관한 사항 • 급식시설 관리 및 안전관리에 관한 사항 • 급식인원 및 식품비 통계작성, 보고에 관한 사항 • 급식위생관리에 관한 사항 • 영양부서 직원 및 위탁사 직원의 관리 • 기타 급식업무에 부수되는 사항 • 급식위탁업체 관리

(4) 행정부서

● 기획부서

기획	• 장 · 단기 운영계획의 수립 및 분석 • 제 규정 및 서식의 관리 • 각종 업무처리절차의 제정 및 개정 등에 관한 사항 • 각종 규정의 해석에 관한 사항 • 규정집 발간 • 직제 관리	• 정원 책정 및 관리 • 이사회 관련 사항 • 제 위원회 운영에 관한 사항 • 제도 및 업무 개선 • 직원의 해외연수 업무 • 각종 제안제도에 관한 사항 • 직무분석 및 업무평가에 관한 사항
분석	• 경영분석 • 원가분석 • 인센티브제도 운용 • 진료실적 분석	• 조사 및 통계업무 • 관보, 각종 자료의 보관에 관한 사항
예산	• 종합예산의 편성 • 예산집행의 운용과 통제 • 예산실적의 분석	

● 인사부서

• 직원의 배치, 이동, 휴직, 승진, 승급에 관한 사항 • 직원의 교육훈련, 상훈, 징계에 관한 사항 • 인사고과 및 인사기록 관리 • 직원 복무규율에 관한 사항 • 직원의 휴가 및 출 · 퇴근 관리 • 제 급여에 관한 사항 • 직원의 고용보험 및 국민연금에 관한 사항 • 직원의 의료보험 자격관리 등에 관한 사항	• 직원의 출장 및 여비 지급 • 직원의 보건후생복지에 관한 사항 • 직원의 정기 신체검사 업무 • 인사상의 제 증명 발급에 관한 사항 • 노무관리 및 노사관계에 관한 사항 • 의사휴가 및 연수지원에 관한 사항 • 직원교육에 관한 사항 • 교직원 공제회 업무 • 유관기관 관련 업무

- 원무부서

입 · 퇴원	• 병상운영 및 그 계획에 관한 사항 • 환자의 입 · 퇴원 절차 및 병상 배정에 관한 사항(병동간호사와의 연락 업무 포함) • 입 · 퇴원환자의 통계일보 작성 • 입 · 퇴원증명서 발급 • 구급차 배차에 관한 사항 • 각종 입원환자의 전산입력 및 기록보관 및 관리 • 입원환자의 진료비 계산 수납 업무 및 진료비 조정에 관한 사항 • 재원환자의 진료비 독려 및 채권보전에 관한 사항 • 산재보험 및 의료보호환자 요양관리 및 진료비 청구서 작성 • 입원예약 및 진료비 청구서 작성 • 퇴원미수금 확정에 관한 사항 • 입원수입일보 및 수입월보 작성 • 자동차보험 환자 요양관리 • 입원 외부 의뢰 검사 관리 • 입원환자의 편의 제공 • 진료내역 및 민원관련 공무처리 • 학구용 환지 입 · 퇴원에 관한 사항
외래	• 초 · 재진 접수 및 수납, 예약에 관한 사항(콜센터 관리 포함) • 요양급여 및 의료급여 환자 수급자격 확인 업무 • 외래진료비 조정 • 외래에 대한 각종 일보 및 통계 작성 • 외래수입일보 및 수입월보 작성 • 진단서 및 증명서 발급 • 외래환자의 외부 의뢰, 검사 관리 • 진료실적표 작성 • 환자 인적사항 정정 • 신체감정에 관한 업무 • 진료 일정 작성 및 보관 • 신용카드(진료비) 업무
미수관리	• 퇴원환자와 관련된 각종 공문처리 • 입원 및 외래환자 각종 미수금 관리 및 회수에 관한 사항 • 진료비 내손 처리 • 미수금여 관한 통계 작성 • 각종 진료 계약 체결 • 미수금 관리에 관한 송무 업무 전반에 관한 사항

● 총무부서

- 제반 의식 및 행사에 관한 사항
- 직인 보관 및 날인에 관한 사항
- 당 · 숙직 관리에 관한 사항
- 대외기관과의 행정처리
- 공문서 통제 및 수발
- 공문서 보존 및 관리
- 차량운행 및 관리에 관한 사항
- 우편물에 관한 사항
- 공공요금의 납부
- 공공시설 및 공용 용역관리 및 계약에 관한 사항
- 게시판 관리
- 식권 관련 사항
- 교환실 운영 등 통신 업무 관리
- 구내 전화번호부 제작 및 관리
- 비상연락망 편성 유지관리
- 도서실 업무에 관한 사항
- 운전기사실 운영 및 관리
- 슬라이드실 운영 및 관리
- 타부서의 주관 업무에 속하지 않은 병원관리에 관한 사항

● 구매부서

- 시장조사, 분석 및 가격사정 기준 설정
- 의료장비 및 일반물품(비품 포함) 구매
- 약품, 시약, 의료소모품(비재고), 직물류 등의 구비
- 재고자산의 단가계약에 관한 사항
- 외자 구매 및 통관, 수급에 관한 사항
- 제 물품의 물동계획 및 수급관리
- 고정자산 명세 및 감가상각에 관한 사항
- 고정자산 증가 및 감소확정에 관한 사항
- 고정자산 집행액 중 계정조정에 관한 사항
- 고정자산 폐기 및 망실에 관한 사항
- 고정자산 재물조사에 관한 사항
- 외자 사후관리에 관한 사항
- 부외자산 및 임대자산 관리
- 제 구매계획의 수립에 관한 사항
- 시장조사, 분석 및 가격사정 기준 설정
- 의료장비 및 일반물품(비품 포함) 구매
- 약품, 시약, 의료소모품(비재고), 직물류 등의 구비
- 재고자산의 단가계약에 관한 사항
- 청구서 접수 및 거래명세서 등 발행에 관한 사항
- 외자 구매 및 통관, 수급에 관한 사항
- 재고물품(의료소모품, 인쇄물, 잡품, 자재)의 관리
- 재고물품의 수급 및 관리

● 회계부서

회계	• 수입/지출/대체 회계 전표정리 • 고정자산(감가상각) 관리 업무 • 구매 회계처리업무 • 수정 분개 작업
회계	• 월별 전표 및 전산장부 마감 • 재무제표 작성(손익계산서, 대차대조표) • 분기/연간 법인결산 작업 • 결산보고서 작성 • 미결산 계정 잔액 관리(미수금, 가지급금 등) • 제 재무지표 및 회계자료 관리
자금	• 일일 수입/지출 자금 계획표 작성 • 은행 입출금 회계처리 • 일일 현금 출납

자금	• 진료직/수련의 급여 계산 및 지급/회계처리 업무 • 어음/수표 발행, 수불, 발행대장 관리 유지 • 은행별 당좌차월 계좌 잔액 관리 • 은행과 차입조건 협의 및 결정품의 • 차입 관련 서류 작성 및 처리 • 원리금 지급 및 대환관리 • 차입금 현황 유지 • 리스/재리스 계약 체결 및 자금 신청 및 리스료 납부 • 리스물건 보험부보 관리업무 • 월간/분기/연간 자금 계획 수립 및 실적 보고 • 일일 자금실적 관리
세무	• 원천세(근로/퇴직 등) 세무 신고서 작성 및 신고, 납부 업무 • 진료직/수련의 연말정산 업무 • 부가가치세 신거서 작성 및 신고, 납부 업무 • 법인세 과세표준 및 세액신고서 작성 및 신고, 납부 업무 • 법인세 중간 예납 신고 및 납부 업무 • 각종 세무증명서 신청 및 발급 • 지방세 신고 및 납부 업무 • 제반 국세, 지방세 세무감사 수감업무 • 사업자등록증 관리업무

● 시설부서

시설	• 약제부의 기본운영계획의 수립 및 시행 • 의약품 구매, 청구 및 검수 협조 업무 • 재고 의약품의 보관 관리 • 약무에 관한 통계업무 • 부서 내 서무업무
설비	• 공사계획수립 및 추진 • 보일러 운전 및 기계실 시설보수 • 연료저장시설 유지관리 • 위험물 취급 및 유지관리 • 급수 저장시설 유지관리 • 수질 및 대기환경관리 • 소방계획수립 및 교육훈련
설비 설비	• 소화시설, 하론가스시설 유지관리 • 자위소방 • 화기책임감독 및 업무지도 • 의료가스, 도시가스 공급 및 유지관리 • 진공시설, 공조시설의 유지관리 • 냉상 및 냉동시설 유지관리 • 급 · 배수시설, 위생시설, 자동제어시설, 환기시설 등 유지관리 • 고압가스 안전관리교육 및 안전점검

전기	• 전기공사계획의 수립 및 추진 • 발전기 및 전기시설의 운영관리 • TV 관련 유지관리 • 자동제어 운전 및 유지관리 • 각 상부하 불평형 조정업무 • 각 분전반 선로 및 기계장비 누전점검 업무
방재 · 통신	• 자탐설비 유지 및 기능 최적상태 유지 업무 • 방화, 방재 관련 감시 및 비상대기 • 승강기 유지관리 및 비상운전 • 교환기 유지관리 및 통신업무 • 소화기, 소화전 유지관리 • 하론설비, CCTV 설비 유지보수 관리

● 홍보부서

언론홍보	• 커뮤니케이션 전략 수립, 월별 세부 홍보계획안 수립 • 미디어/언론사 기자 미팅 및 네트워크 관리 • 뉴스 보도자료 작성 및 배포(release) • 기획기사 개발 • 칼럼 기획, 기고문 작성 • 미디어 간담회, 기자회견, 미디어 팸투어 등 Press Event 진행 • 미디어 요청사항 대응, 취재, 방송 촬영 진행 관리 • 언론사 기획 캠페인, 미디어 인터뷰, 미디어 기획답사 • 언론 보도/뉴스 클리핑, 모니터링
광고 제작관리	• 광고기획 콘셉트 수립 • 카피라이팅 • 구성 및 편집 시안 핸들링 등 광고 제작 코디네이션 • 광고비 예산 계획 수립 • 광고 매체 관리 및 구매 • 광고대행사 실무 지원 및 관리
홍보자료 제작	• 브로슈어, 카탈로그, 영상물 등 대외 홍보물 기획 제작 • 사보 기획, 취재, 원고 작성, 제작 배포 • 프로모션/행사 홍보물 및 판촉물 제작 • 각종 원내 홍보물 제작 • CI 및 서식 적용 관리
홈페이지 및 블로그 관리	• 홈페이지 콘텐츠 기획 및 관리 • 홈페이지 유지보수업체 관리 • 블로그 기획 및 컨텐츠 제작 관리
홍보 이벤트 관리	• 홍보성 이벤트, 프로모션, 전시회 등 기획 진행 • 홍보성 CSR, 캠페인 기획 진행

기타	• 대외 이미지 관리 및 위기관리 • 대내외 행사 촬영 및 기록 • 직원 간 교류 강화, 프라이드 동기부여 캠페인 개발 • 병원이미지 관리, 위기관리, 병원장 및 의료진 PI(president identity) 관리

● 적정진료관리부서

- 각종 질 지표(quality indicator)의 개발, 조사, 평가 업무
- 진료상의 문제점 파악 및 개선
- 의료이용도 조사, 평가 및 개선
- 고객만족도 조사 및 개선
- 진료지원업무의 CQI 평가 및 개선
- 안전관리 평가 및 개선
- 적정진료관리 교육
- 고객만족 활동의 제반 업무
- 감염관리조사, 평가, 개선 및 교육
- 법정전염병의 신고, 관리에 관한 사항
- 병원신임평가에 관한 사항(표준화심사, 의료기관 서비스 평가 등)
- 고객 불편신고 및 상담에 관한 사항
- 의료분쟁에 관한 사항

● 의공학부서

- 의공학팀의 기본운영계획 수립
- 의료장비 심의위원회에 관한 지원 업무
- 의료장비의 수리 및 관리 업무
- 의료장비에 관한 예방 정비 업무
- 장비 신규 도입에 관한 기술 검토 및 검수 업무
- 장비대여 및 공급업무에 대한 기술 검토
- 의료장비의 자산관리에 관한 협조 업무
- 의료장비 폐기에 관한 업무
- 의료장비에 대한 사무관리 업무
- 기타 의공학팀에 관한 사항

5) 병원의 주요 서식

● 업무연락서

업 무 연 락

00000병원

<table>
<tr><td>문서번호</td><td colspan="2">제000-00호</td><td rowspan="3">결
재</td><td></td><td></td><td></td><td></td><td></td></tr>
<tr><td>시행일자</td><td colspan="2">0000. 0 .0 .</td><td></td><td></td><td></td><td></td><td></td></tr>
<tr><td>수 신</td><td colspan="2"></td><td>/</td><td>/</td><td>/</td><td>/</td><td>/</td></tr>
<tr><td rowspan="3">발 신</td><td>부 서</td><td>00000팀</td><td rowspan="3">공
람</td><td colspan="2" rowspan="3"></td><td rowspan="3">지
시</td><td colspan="2" rowspan="3"></td></tr>
<tr><td>담 당 자</td><td>000</td></tr>
<tr><td>연 락 처</td><td>☎ 000</td></tr>
<tr><td>제 목</td><td colspan="8">00000000 회의 개최 안</td></tr>
</table>

1. 관련 : 0000(실험 실습기자재 확보와 지원계획 및 시행에 대한 성과 평가 실시(안))

2. 실험 실습기자재 확보와 지원계획 및 시행에 대한 성과 평가를 위하여 회의 개최를 다음과 같이 안내하오니 참석하여 주시기 바랍니다.

– 다 음 –

가. 일시 : 0000년 00월 00일

나. 장소 : 000

다. 안건 : 0000년도 실습 실습기자재 확보와 지원계획 및 시행에 대한 성과 평가. 끝.

● 내부기안서

내 부 기 안

0000병원

<table>
<tr><td>문서분류</td><td>일 반</td><td>대외비</td><td>기 밀</td><td rowspan="3">결
재</td><td>담당</td><td>팀장</td><td>행정부원장</td><td>진료부원장</td><td>병원장</td></tr>
<tr><td>문서번호</td><td colspan="3">00000
제 호</td><td></td><td></td><td></td><td></td><td></td></tr>
<tr><td>보존기간</td><td colspan="3">0년</td><td></td><td></td><td></td><td></td><td></td></tr>
<tr><td>기안일자</td><td colspan="3">000.00.00.(0)</td><td rowspan="3">합
의</td><td rowspan="3" colspan="2"></td><td rowspan="3">지시
및
의견</td><td rowspan="3" colspan="2"></td></tr>
<tr><td>기안부서</td><td colspan="3">00000팀</td></tr>
<tr><td>기 안 자</td><td colspan="3">0000 ☎ 000-0000</td></tr>
<tr><td>경 유
수 신
참 조</td><td colspan="3">내부결재</td><td>협
조</td><td colspan="2"></td><td>확인
및
검토</td><td colspan="2"></td></tr>
<tr><td>제 목</td><td colspan="9">0000년 경영계획 수립 건</td></tr>
</table>

0000년도 재단 및 산하 각 기관의 경영목표를 수립하고 이를 효율적으로 달성하기 위해 경영계획을 수립하고자 다음과 같이 제출하여 주시기 바랍니다.

– 다 음 –

1. 목적
   - 0000년도의 재단 및 산하 각 기관의 경영목표를 구체화하고 효율적인 달성을 위해
2. 수립대상

구 분	대상기관	작성자	비고
경영계획	재단 및 산하기관 전부서	각기관 행정책임자 (담당부서)	

3. 수립방법
   별첨 "0000년도 경영계획 수립 지침"을 참고하여 별첨양식에 작성
4. 제출서류 : 첨부 2
5. 제출일자 : 0000년 00월 00일
6. 제 출 처 : 0000팀 000
7. 기타 : 0000년 경영계획 최종 확정안은 0000년 00월 말일 완료 후, 실적데이터 입력하여 제출

＊ 첨부 : 1. 0000년 경영계획 수립 지침 1부.
　　　2. 0000년 경영계획 수립 계획서 양식 1부. 끝.

4. 보건의료조직의 리더십과 갈등

1) 조직의 리더십

(1) 리더십의 정의

리더십(leadership)은 조직이나 집단의 과업과 목표의 달성을 위해 어떤 행위자가 그 구성원들에게 영향을 미치는 행동과정이다.

리더십의 개념은 여러 학자에 따라서 적용하는 분야와 정의는 다르게 사용된다.

학 자	정 의
테리(Terry, 1960)	조직의 목표를 위해 자진해서 노력하도록 사람들에게 영향력을 주는 활동
스톡딜(Stogdill, 1974)	집단목표의 달성을 위하여 행해지는 여러 활동에 영향을 주는 과정
쿤츠(Koontz, 1976)	조직 공통의 목표달성에 이르도록 사람들에게 영향력을 주는 것
트렉커(Trecker, 1977)	공동목표의 달성에 있어서 사람들이 협동하여 일하도록 영향을 주는 능력
로빈스(Robbins, 1984)	목표달성을 지향하도록 집단에 대하여 영향을 미칠수 있는 능력

(2) 리더와 관리자의 특징

보건의료조직은 관리자의 역할보다는 리더의 역할이 무엇보다도 중요하다. 리더의 경영철학, 의료경영계획 수립, 인적자원관리 등을 잘 수행해야 성공적인 의료경영을 이끌 수 있다. 현대적 리더와 관리자의 특징은 다음과 같다.

리더의 특징	관리자의 특징
무엇을 왜 할것인가?	언제, 어떻게 누가 할것인가?
인간에 초점을 둠	조직(규정, 규칙 등)에 초점을 둠
혁신적이고 창조적임	모방, 책임수행
미래 지향적	과거 지향적
수평적 의사소통	수직적 의사소통
변화 추구	조직의 질서 중시

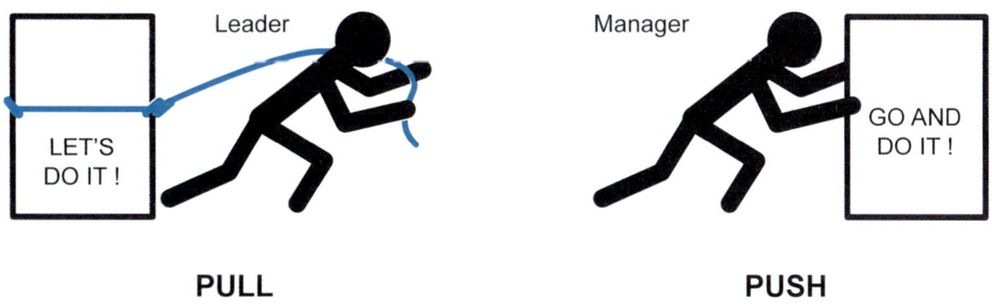

(3) 병원관리자의 리더십

병원은 다양한 직종의 전문가 집단으로 구성되어 있고, 업무 특성상 생명을 다루기 때문에 무엇보다도 팀워크가 중요하다. 병원관리자가 양질의 의료서비스를 환자들에게 제공하려면 자신이 속한 의료분야에 대해 지속적으로 관심을 가지고 꾸준히 연구하고 노력해야 한다.

병원관리자는 ① 병원이 추구하는 비전, 목표 등을 병원 구성원들에게 충분히 숙지를 시키고, ② 병원의 전체적인 상황을 고려할 때 구성원들을 질책하기보다는 칭찬을 아끼지 않으며, ③ 병원 구성원들이 자발적으로 업무에 임할 수 있도록 권한과 위임을 통하여 업무의 효율성을 높이는 리더십을 발휘해야 한다.

병원관리자의 능력과 리더십에 따라서 병원경영의 성패가 좌우되는 중요한 원인이 될 수 있으며 또 이것이 성과와 보상으로 이어질 수 있기 때문에 좋은 리더십 기술을 습득하는 것이 무엇보다도 중요하다.

2) 조직의 갈등

(1) 갈등의 정의

갈등(conflict)이란 양립하기 어려운 서로 반대되는 두 가지 이상의 욕구, 동기, 신념, 가치들이 동시에 존재하는 상태를 말하며, 인간이 생활하는 모든 영역에서 발생한다. 또한, 갈등은 조직의 의사결정과정에서 발생할 수 있으며, 개인이나 집단이 대안을 제시하고 결정하는 과정에서 오는 여러 가지 문제이다. 병원은 많은 사람이 다양한 형태의 진료와 불편 등을 통해 여러 가지 갈등을 초래할 수 있는데, 개인적 갈등, 집단적 갈등, 환자와의 갈등, 보호자와의 갈등, 경영진과의 갈등 등이 있다. 병원은 그 조직이 복잡할수록 그만큼 많은 갈등의 소지가 존재한다.

(2) 갈등의 특징

① 조직에서는 개인 또는 여러 집단 사이에서 양립할 수 없는 이해관계, 다른 의견, 태도, 목표 및 정서가 존재할 때 발생한다.

② 개인 또는 집단이 대립하고 마찰하여 서로 충돌하는 사회심리적 상태를 가져온다.

③ 개인 또는 집단의 의사결정자들 간에 의견 불일치로 대립하고 마찰하는 현상이 나타난다.

(3) 갈등의 원인

병원조직에서 갈등이 발생하는 원인과 사례는 다양하지만, 병원조직 목표와 경영계획에 대한 의견의 불일치는 이사장, 병원장, 의료진 및 기타 병원관계자들 사이에서 흔히 볼 수 있다.

병원조직의 갈등 원인은 다음과 같다.

① 병원 경영진의 목표 차이에서 오는 갈등이다. 조직의 목표를 달성하고자 하는 목표의 선호가 다르거나 설정된 목표를 수행하는 방법에 관해 의견이 불일치하는 경우이다.

② 지각, 욕구, 가치관의 차이에서 오는 갈등이다. 욕구나 가치관이 다른 의료진, 간호사, 행정직 등 기타 병원관계자들이 함께 일을 결정하거나 수행하는 경우에는 행동방안의 선택과 실제행동을 수행할 때 대립과 마찰이 발생한다.

③ 한정된 자원에서 오는 갈등이다. 한정된 자원을 가지고 여러 사람이 이용하는 경우에는 잠재적 또는 현재적 갈등이 존재한다.

④ 다양한 업종의 업무에 대한 상호 의존성에서 오는 갈등이다. 어떤 행위 단위 간에 과업이 상호 의존된 경우에는 공동의 목표를 선택하고 자원의 배분에 관한 계획을 공동으로 결정하고 수행해야 한다.

⑤ 의사소통의 부재에서 오는 갈등이다. 의사, 간호사, 의료기사, 행정직 등 의사소통을 왜곡하거나 지연하여 부적절한 의사소통의 경로와 방법을 사용함으로써 서로 간에 발생할 수 있는 오해와 이해부족이 발생한다.

⑥ 조직의 높은 분화와 낮은 공식화에서 발생하는 갈등이다. 조직의 분화에 따라서 조직 내의 단위 간, 부서 간의 경계가 견고하거나 높아지면 각 단위 체제 간에 유연한 협조와 공생보다는 대립과 마찰이 생긴다.

(4) 갈등의 해소 방법

병원 구성원과 구성원의 갈등, 병원 구성원과 환자 간의 갈등, 병원과 지역사회 간의 갈등은 병원의 기능을 마비시키거나 환자들에게 양질의 의료서비스를 제공할 수 없게 한다.

이러한 갈등을 해소하기 위한 방법은 다음과 같다.

① 병원의료조직의 목표를 설정한다. 조직에서 갈등을 빚고 있는 개인과 부서가 공동으로 달성할 수 있는 상위 목표를 설정한다.

② 병원의료조직에 필요한 인적 · 물적 자원을 확보한다. 갈등을 빚는 당사자 및 부서 간 서로 의존하는 인적 · 물적 자원을 충분히 확보한다.

③ 구성원이나 환자 간의 충분한 의사소통과 설득이 이루어져야 한다. 서로의 입장을 설명하고 설득함으로써 상호 의사소통과 이해에 도달할 수 있도록 한다.

④ 병원 구성원들의 성과에 대한 보상체계를 확립한다. 구성원들의 공정하고 공평한 평가와 보상체계를 확립해 실시함으로써 구성원들의 불만과 갈등의 요소를 제거한다.

⑤ 구성원들의 노력을 통해 문제해결을 한다. 갈등 당사자들에게 갈등의 문제를 공동으로 분석하고 평가해 원인을 파악하고 해결방안을 제시한다.

⑥ 교섭을 통한 협상을 한다. 갈등 관계에 있는 당사자들이 직접 교섭을 통해 서로 양보하고 서로 필요한 것을 교환함으로써 갈등으로부터 벗어날 수 있도록 한다.

5. 보건의료정보관리사의 역할

1) 정의

보건의료정보관리는 건강정보의 정확성과 안전성을 확보하고 보건의료서비스를 전달하여 진료에 필요한 의사결정을 지원하는 영역이다. 미국 보건의료정보관리시스템협회는 2008년 보건의료정보관리사 또는 보건의료정보관리 전문가란 환자의 데이터를 수집 및 분석하고 관리하는 전문가로, 보건의료 데이터와 보건의료 정보자원의 관리를 통해 진료와 관계되는 모든 의사결정에 최적의 정보를 제공함으로써 보건의료서비스의 질을 향상시키는 데 책임이 있는 사람이라고 정의하였다.

우리나라에서는 보건의료정보관리사로서 대표적인 직종이 의무기록사이다. 의무기록사는 1982년 의무기록사제도가 법제화되었으며 의료기관 내 의무기록을 바탕으로 정보관리, 질병분류, 통계 생성, 의무기록 사본발급 등의 업무를 담당한다.

보건의료 환경의 변화와 더불어 의료기사 등에 관한 법률 제1조의 2에 따라 보건의료정보의 체계적이고 전사적인 관리를 위해 2018년 12월 20일 보건의료정보관리사로 명칭을 변경하고 보건의료정보관리 분야에서 전문가로서의 역할과 책임을 수립하고 직무영역을 확대하였다. 보건의료정보관리사의 정의와 업무범위는 제1장에서 설명하였다.

2) 보건의료정보관리사의 업무

병원에서 보건의료정보관리사와 관련된 업무를 정리하면 다음과 같다.

① **의무기록의 체계적 보관과 관리** : 보건의료정보관리사는 수많은 양의 의무기록을 체계적으로 보관 및 관리하고 의무기록 내용을 분석하여 적시적기에 활용하며, 진료, 연구 및 교육을 위하여 필요한 의무기록을 정확하게 검색할 수 있도록 관리하여 해당 부서 또는 주치의 요구가 있을 때 즉시 지원해야 한다. 개인의 의무기록에는 진료기간 중 생성된 진료의 검사 및 수술기록지 등 다양한 서식지 등이 존재하므로 보건의료정보관리사는 일정한 원칙과 시간에 따라 정리하여 이용시 편의를 도모하고, 필요에 따라 새로운 의무기록서식을 개발해야 한다.

② **의무기록의 충실도 관리** : 의무기록은 의료진과 병원 또는 환자에게 법적 분쟁 시 근거자료로 활용될 수 있으며, 환자의 건강과 관련된 중요한 내용이 기록되어 있어 향후 발생할 수 있는 건강문제를 해결하는 자료로 활용된다. 또한, 국가적으로는 보건의료정책의 기초자료로 사용하기 때문에 중요한 자료이다. 따라서 의무기록의 완

전하고 정확한 작성이 필수적이기 때문에 보건의료정보관리사는 의무기록의 내용이 일관성 있게 기재되었는지, 필수항목의 누락은 없는지 파악하여 수정 및 보완하는 역할을 지원해야 한다.

③ **의무기록 내용의 정보화 및 정보의 질 관리** : 보건의료정보관리사는 의무기록의 전체 내용을 검토하여 진단분류, 사인(死因)분류, 수술분류, 암분류 등의 진료 내용을 코드화한다. 또한, 외래 · 입원 · 퇴원환자의 의무기록 내용 중 핵심 내용을 정보화하여 진료, 연구, 교육, 통계 등의 업무를 수행할 수 있도록 지원한다. 의료진이 전산 상에서 사용하는 임상용어사전, 질병 · 수술분류 기준 정보 등을 생성하고 추가 보완하는 업무를 지원한다.

④ **통계 작성 및 의사결정 지원** : 질병, 진료실적, 수술, QI(Quality Improvement), 특수질환 등의 통계자료를 산출하고 활용하여 의사결정을 지원한다.

⑤ **의무기록정보 보호 및 보안책임** : 병원 내부에서는 의사의 서명대장을 관리하여 의무기록의 작성 책임이 있는 의료진만 의무기록을 작성할 수 있도록 한다. 전자의무기록의 경우 전자서명관리를 통해 권한을 가진 의사에게만 의무기록을 볼 수 있도록 해야 한다. 또한, 의무기록의 열람 권한이 없는 사람에게 대출을 제한해야 하며 민감한 개인정보인 의무기록이 외부로 유출되지 않도록 관리를 철저히 해야 하고, 의무기록의 위치와 의무기록에 대한 열람 정보를 파악한다.

⑥ **통계자료 생성을 위한 조사** : 국가보건의료통계 산출 및 조사 사업을 위한 암등록, 만성병질환등록, 환자조사, OECD 통계조사 등의 질병 및 의료이용 행태의 각종 통계자료 생성을 하기 위한 조사 업무를 수행한다.

3) 보건의료정보관리부서

보건의료정보관리부서는 병원 내에서 발생하는 환자의 진료데이터를 수집하고 분석하여 안전하게 보관 및 관리하며, 필요한 용도에 사용할 수 있도록 정보를 가공하여 필요시 신속하게 검색하여 자료를 제공할 수 있도록 효율적으로 정보관리체계를 운영하고 있다.

의무기록은 병원 내의 모든 환자에게 제공되는 진료 및 질병 사항을 기록한 문서이다. 의무기록 담당자는 의무기록을 이용하는 사람들에게 신속하고 정확한 의무기록이 자성될 수 있도록 도와주어야 한다.

(1) 보건의료정보관리부서의 조직도

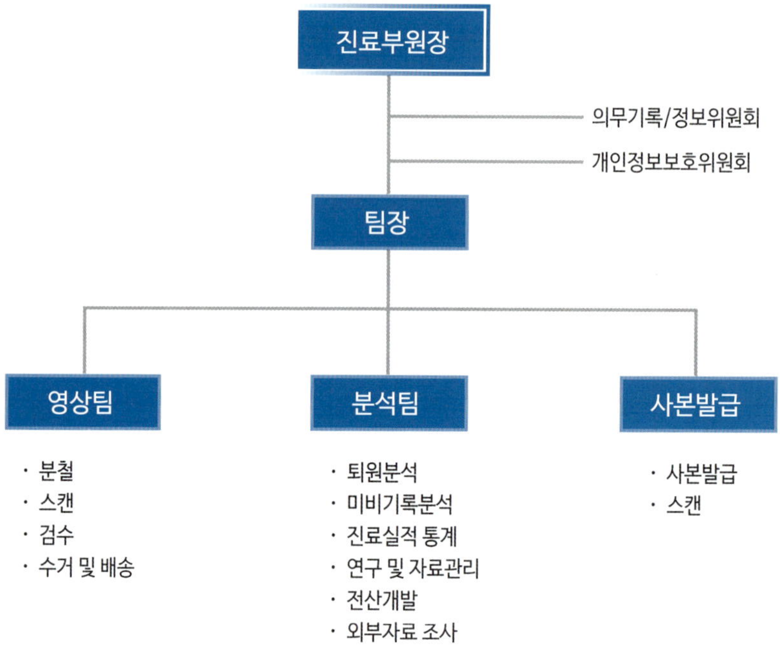

(2) 보건의료정보관리부서의 주요 기능

의무기록의 수집과 정리	• 의무기록 반납 • 의무기록 분철 • 분실 의무기록 관리 • 이중번호 관리 • 서식 개발 및 관리
영상시스템 운영 관리	• 종이기록지 스캔 • 스캔된 기록지 보관 • CD 생성 • 파기기록 관리
개인정보보호 관련 업무	• 인증서 발행 • 의사 ID 생성 • 보안체계, 이용체계 및 규정 생성 • 법적문서 및 접근제한 요청 기록 관리 • 의무기록 사본 발행 • 의무기록 열람 승인절차 운영 • 환자 진료정보보호 정책수립 및 교육

개인정보보호 관련 업무	• 의무기록 작성, 출력 권한 관리 • 의무기록의 훼손, 위조, 도난 등 관리 • 수정된 의무기록 관리 • 수정된 검사보고서 관리 • 의무기록 안전 관리
프로그램 관리 및 개발	• 질병 및 의료행위 분류 표준화 및 자료사전 구축 • 통계용어 표준화 사전 생성 • 표준 약어, 기호집 관리 • 전산프로그램 개발
의무기록(정보) 분석	• 의무기록 완결성 검토 • 의무기록 충실성 검토 • 퇴원자료 분석 • 질병 분류번호 부여 • 사인 분류번호 부여 및 수집 등록 • 의료행위 분류번호 부여 • 암환자 정보수집 및 등록 • 의료의 질 지표 자료수집 및 등록 • 환자실태조사 • 미완결기록 관리
의료정보 이용 및 제공	• 위해정보 등록 • 의무기록 정보요청 관리 • 경영지원정보 생성 • 병원평가정보 생성 • 외부요청정보 생성 • 암등록 자료 분석 및 통계화 • QI 자료 분석 및 통계화 • 환자 진료실적 분석 및 통계화 • 질병자료 분석 및 통계화 • 행위자료 분석 및 통계화
위원회 활동	• 의무기록위원회 운영 • 개인정보보호위원회 운영 • 전산위원회 활동 • 질관리위원회 활동 • 기타 위원회 활동
기타	• 직무교육 • 업무개발 • 실습생 교육 • 부서의 질 관리(QI) 활동 • 내 · 외부교육 및 보수교육 이수 • 직무 관련 집담회 시행 • 친절교육 참여 • 당직근무자 주의사항 교육 • 영상 서버다운 시 업무처리 행동요령 숙지

참고문헌

1. 김영훈, 〈병원종사자의 조직구조 및 조직문화 인식과 조직갈등경험, 조직몰입 간의 관계〉, 2001
2. 남영희 외, 〈보건의료정보관리사 관련 국내 연구 동향분석(1999~2018년)〉, 2020
3. 문원식, 〈병원 보건의료정보관리사와 기록연구사의 협력적 기록관리 방안〉, 2015
4. 박종선외, 〈병원조직 인사관리 개론〉, 애듀팩토리, 2015
5. 윤재풍, 〈조직론〉, 대영문화사, 2014
6. 채현의, 〈병원 구성원의 조직몰입에 영향을 미치는 요인에 관한 연구〉, 2013
7. 한은경, 〈병원조직 내 개인 간 갈등의 경로분석〉, 한국정책연구, 2012
8. 이창호, 〈병원의 조직구조, 조직문화, 조직갈등, 직무만족의 관계연구〉, 2016
9. 오석홍, 〈조직이론〉, 박영사, 1980
10. 최정환, 〈병원종업원의 조직구조 및 조직문화 지각이 조직학습에 미치는 영향〉, 2007
11. John M. Pfiffner and Frank P. Sherwood(1960), "Administrative Organization", Prentice-Hall, 208~210.
12. Richard hall(1991), "Organizations: Structure and Process", 5th ed., 52~63

학습문제

1. 보건의료조직의 정의에 대해서 설명하시오.

2. 보건의료조직의 구조에 대해서 설명하시오.

3. 보건의료조직의 특징 6가지에 대해서 설명하시오.

4. 직종별 특성에 대해서 설명하시오.

5. 병원의 주요 부서별 기능에 대해서 설명하시오.

6. 리더와 관리자의 특징에 대해서 설명하시오.

7. 조직의 갈등의 원인에 대해서 설명하시오.

8. 보건의료정보관리사의 주요 업무에 대해서 설명하시오.

9. 이사회 및 병원장의 주요 기능에 대해서 설명하시오.

10. 보건의료정보관리부서의 주요 기능에 대해서 설명하시오.

제3장

의무기록/정보 관리

학습목표

- 의무기록/정보의 정의를 이해하고 목적을 나열할 수 있다.
- 의무기록/정보의 용도와 이용 형태를 이해한다.
- 의무기록/정보의 범위를 구분할 수 있다.
- 의무기록/정보의 가치를 설명할 수 있다.
- 의무기록/정보의 책임을 구분할 수 있다.
- 의무기록/정보위원회의 운영 및 역할을 설명할 수 있다.

제3장
의무기록/정보 관리

1. 의무기록/정보의 정의

의무기록/정보란 환자 진료를 위해 종이나 전자적 형태에 상관없이 작성된 환자의 질병 등과 관계되는 모든 사항과, 병원이 환자에게 제공한 검사, 치료 및 결과에 관한 사항을 기록한 문서 또는 정보를 말한다.

「보건의료기본법」에는 보건의료정보란 '보건의료와 관련한 지식 또는 부호, 숫자, 문자, 음성, 음향, 영상 등으로 표현된 모든 종류의 자료를 말한다'라고 규정되어 있다(제3조 제6항).

2. 의무기록/정보의 목적

보건의료정보는 환자의 이름, 주소, 전화번호, 주민번호 등과 같은 중요한 인적사항과 진단명, 병력, 과거력, 가족력, 약물처방, 알레르기 유무 등과 같은 임상자료가 포함된 중요한 비밀문서이다. 이를 통해 환자 진료, 수술, 건강보험 진료비 청구, 의학 연구, 보건의료통계, 의료의 질 평가 등에 활용할 수 있다. 이처럼 보건의료정보를 활용함으로써 환자의 질병 치료에 따른 수명 연장과 국민의 건강증진 등 보건의료 발전에 기여할 수 있다.

3. 의무기록/정보의 용도

의무기록/정보의 세부적인 용도는 다음과 같다.

① 환자 진료, 수술, 처치, 약물처방 등을 담당하는 의사들에게 진료정보를 제공하여 중요한 의사전달 자료로서 활용된다.

② 환자 진료 시 발생하는 모든 정보는 기록되기 때문에 환자에게 일관성 및 연속성 있는 치료와 처방을 적시 적소에 제공하는 중요한 용도로서 활용된다.

③ 환자에게 제공된 의료의 질을 검토 및 평가하고 의무기록을 검토하여 진단의 정확성, 입원의 필요성, 치료의 적절성 및 치료 결과를 평가하는 데 주요 도구로서 활용된다.

④ 환자와의 의료소송 등 법적 문제가 발생했을 경우 중요한 증거자료가 되어 병원, 의사, 환자를 보호하는 용도로서 활용된다. 이때 의무기록의 충실성과 정확성이 선행되어야 한다.

⑤ 전문의, 전공의 등 의사들의 의학연구용 및 의학교육 임상자료로서 활용된다.

⑥ 의료기관에서 보험청구 및 진료비 산정의 근거 자료로서 활용된다.

⑦ 보건의료기관에서 각종 진료 통계, 법정전염병 통계, 암환자 통계 등을 제공하여 병원행정 및 국가의 보건의료행정 발전에 기여한다.

4. 의무기록/정보의 이용

의무기록/정보는 환자 개인의 이름, 주소, 주민번호, 연락처를 비롯하여 현병력, 수술력, 가족력, 과거력, 약물처방, 알레르기 유무, 치료 결과, 향후 치료계획 등 모든 기록이 담겨있는 중요한 개인적 문서이기 때문에 병원은 의무기록/정보를 안전하게 보관하고 유지할 책임이 있다. 의무기록/정보의 이용은 환자의 입장에서 보면 다음과 같이 크게 두 가지로 구분할 수 있다.

1) 개인적 자료로서의 이용

환자의 이름, 주소, 주민번호, 연락처 등 정보가 제공되었을 경우 해당 개인이 누구인지 알아볼 수 있는 중요한 식별 자료를 개인적 자료(personal data)라고 한다. 이 개인적 자료가 진단, 치료, 수술, 약물처방, 가족력, 과거력, 알레르기 유무, 치료계획 등의 진료정보와 같이 이용되는 경우이다.

① 외부 보건의료기관의 의료인으로부터 환자의 진료기록에 대한 소견서 제시를 요청받은 경우이다. 이때는 반드시 해당 환자나 보호자로부터 동의를 받아 제공해야 한다.

② 환자가 병원 재입원이나 재진 시 기존 의무기록을 활용하는 경우이다. 진단명, 과거 병력, 가족력, 수술력, 검사 결과, 약물처방, 알레르기 유무 등 기존 자료를 확인하여 진단명 부여와 수술 및 치료의 계획을 수립하는 데 이용된다.

③ 의료소송 등 법적 문제 발생 시 의무기록을 환자, 가족, 친척 또는 변호사가 이용하려고 하는 경우이다. 이때는 환자의 동의와 주치의사의 승낙이 필요하다.

④ 의료소송 시 법원으로부터 의무기록을 증거자료로 제시하라는 명령을 받은 경우이다. 이때는 환자나 보호자의 동의 없이도 활용이 가능하며 담당 주치의사에게는 이 사실을 알려야 한다.

⑤ 진단서 발급을 위하여 이용되는 경우이다. 이때 환자의 동의와 주치의사의 승낙이 반드시 필요하다.

⑥ 그 밖에 환자의 이름, 연락처, 주소 등과 같은 인적사항이 함께 사용되는 경우이다.

2) 비개인적 자료로서의 이용

환자의 이름, 주소, 연락처, 주민번호 등 개인을 식별할 수 있는 인적사항을 제외한 진단명, 가족력, 병력, 수술 처치, 약물처방, 치료 결과, 치료 계획 등의 의무기록/정보를 비개인적 자료(impersonal data)라고 한다. 비개인적 자료만 이용하는 경우 환자의 개인적인 인적사항은 제공되지 않기 때문에 환자의 동의나 주치의사의 승낙 없이도 이용 가능하다.

① 의학연구용으로 전문의, 전공의 등이 의무기록/정보를 이용하는 경우이다.

② 보건의료정보를 관리하는 부서 등에서 암등록, 진료통계, 질병 및 의료행위 분류 등 공적 업무에 이용하는 경우이다.

③ 임상 각 진료과에서 연구 및 교육용으로서 사례 연구 등을 학술적으로 이용하는 경우이다.

④ 의료의 적정성 및 질을 평가하기 위해 병원 내 규정에 의거하여 조직되어 있는 진료평가위원회, 보건의료정보관리위원회, 감염관리위원회, 간호관리위원회 등의 각종 위원회에서 이용하는 경우이다.

5. 의무기록/정보의 범위

의료기록/정보의 범위는 크게 보건의료정보관리, 보건의료정보기술, 보건의료정보학의 3가지로 구분되며 구체적인 영역은 다음과 같다.

1) 보건의료정보관리(health information management)

보건의료정보관리란 양질의 보건의료정보를 체계적으로 수집하고 관리하는 것을 의미한다. 보건의료의 질, 보건의료정보 자원, 안전성 향상에 필요한 데이터를 체계적으로 수집하고 관리하는 영역이다.

2) 보건의료정보기술(health information communication technology)

보건의료정보기술이란 보건의료분야의 정보통신기술 자원을 의미한다. 보건의료정보관리나 보건의료정보학 활동에 필요한 하드웨어와 소프트웨어 등 정보통신기술 자원의 개발 및 관리 영역이다.

3) 보건의료정보학(health informatics)

보건의료정보학이란 정보학의 학문을 보건의료분야에 접목한 것으로, 보건의료분야에서 발생하는 문제를 해결하고 의사결정에 필요한 데이터의 관리, 응용, 정보 및 지식의 저장, 검색 등을 다루는 영역이다.

6. 의무기록/정보의 가치

보건의료정보의 핵심데이터라고도 할 수 있는 의무기록/정보는 환자, 의사, 병원에 매우 중요한 자료이며 각각 다음과 같은 가치를 지닌다.

1) 의무기록/정보가 환자에게 주는 가치

① 재진료, 재입원을 하거나 주치의, 전공의가 변경된 경우 과거의 의무기록/정보를 보고 환자 진료에 적극 활용한다.

② 과거의 진료 기록을 통해 일관성과 연속성 있는 진료 정보를 제공한다.

③ 환자 진료 시 반복검사를 줄여 검사비용 절감과 국민건강보험공단의 재정지출을 감소시켜 재무 건전성 확보에 기여한다.

④ 환자의 기록을 신속 정확하게 검색 활용하여 치료 시 입원기간 단축 효과를 가져온다.

⑤ 환자가 의료사고소송 등 법적 문제에 휘말렸을 때 완전하고 충실한 의무기록/정보는 환자를 보호해주는 중요한 증거자료가 된다.

2) 의무기록/정보가 의사에게 주는 가치

① 환자의 과거력, 합병증, 후유증, 가족력, 수술, 처치, 약처방, 치료계획 등을 연속성 있게 빠른 시간 내 검색 · 확인하고 처방함으로써 진료 시 의사들에게 도움을 줄 수 있다.

② 동일한 질병을 가진 다른 환자를 치료할 때 과거의 유사 사례를 참고함으로써 보다 나은 의료의 질적 서비스를 제공할 수 있다.

③ 의사가 진료에 관련된 의료사고소송 등 법적 문제가 발생하였을 경우에 안전하고 충실한 의무기록/정보는 의사의 진료행위를 확인해주는 중요한 증거자료가 된다.

④ 필요시마다 적시 적소에 양질의 의료를 제공하는 데 효율적이고 중요한 참고자료가 된다.

3) 의무기록/정보가 병원에게 주는 가치

① 병원은 의사들의 진료능력을 평가하는 중요 근거자료로 활용할 수 있다.

② 의료사고, 소송 등 법적 문제가 발생했을 때 충실한 의무기록/정보가 증거자료로 활용되므로 병원은 보호 받을 수 있다.

③ 수련병원에서 전공의사들을 교육시키는 데 중요한 의학용 교육자료로 사용된다.

④ 병원에서 환자 진료비 계산 시 근거자료로 사용된다.

⑤ 의무기록을 통하여 생성된 질병 수술 등 진료 통계자료는 병원행정 및 운영에 중요한 기초자료로 사용된다.

⑥ 의사들의 진료성과 평가 시 중요한 인센티브 자료로 활용할 수 있다.

7. 의무기록/정보에 대한 책임

의무기록/정보는 병원의 중요한 자산이다. 따라서 그 내용을 효율적으로 유지관리하기 위해 입퇴원기록지, 퇴원요약지, 병력기록지, 경과기록지, 수술기록지, 마취기록지, 간호기록지 등 각 서식지별 작성 내용의 정확성과 작성 항목에 누락은 없는지 확인하여 무결점의 완전한 기록이 될 수 있도록 철저히 관리해야 한다.

환자의 진료정보가 외부로 나갈 때는 반드시 병원 규정에 근거한 적법한 절차와 동의를 얻어야 한다. 특히, 의무기록의 작성 · 보관 · 이용 등에 관한 모든 사항은 병원 내 보건의료정보관리위원회에서 세부 규정을 제정하여 엄격히 관리해야 한다. 이를 관리할 책임은 병원조직체계 가운데 이사회, 병원장, 주치의사, 보건의료정보관리부서장, 보건의료정보관리사, 의무기록/정보위원회에 있다.

1) 이사회의 책임

① 이사회는 병원 경영의 전반적인 운영과 관리 그리고 의료의 질에 대한 법적 · 도의적 최종 책임을 갖는다.

② 병원에 적합한 능력 있는 의사, 간호사, 의료기사, 행정직원 등을 채용하여 모든 환자가 더 좋은 환경에서 진료를 제공받도록 해야 한다.

③ 이사회는 의무기록/정보에 대하여 입퇴원기록지, 퇴원요약지, 병력기록지, 경과기록지, 수술기록지, 마취기록지, 간호기록지 등 모든 진료 내용이 수기 또는 전자의무기록 형태로 문서화되도록 해야 한다.

2) 병원장의 책임

① 병원장은 환자 진료에 대한 정보가 적법한 절차와 담당 부서장의 허락 없이 외부로 유출되거나 분실, 변조되는 일이 발생하지 않도록 관리해야 한다.

② 병원장은 그 병원의 보건의료정보관리부서 운영과 의무기록/정보관리규정 등의 기본 방향을 설정해 주어야 한다.

③ 의사들이 필요시 적시 적소에 의무기록/정보를 확인하거나 미비기록 작성을 효율적으로 용이하게 할 수 있도록 보건의료정보시스템을 갖춰주어야 한다.

④ 보건의료정보관리부서의 효율적인 운영에 필요한 적정 인력의 충원과 부서에 필요한 장비, 시설 및 장소를 지원해 주어야 한다.

⑤ 적합한 자격이 있는 보건의료정보관리부서장 및 직원을 채용하고 담당 업무 분야에 새로운 신지식과 보건의료정보기술을 도입하여 잘 운영될 수 있는 환경을 만들어 주어야 한다.

3) 주치의사의 책임

① 주치의사는 완전하고 정확한 의무기록/정보를 작성하는 최종 책임자이며, 환자를 진료한 의사가 직접 작성해야 한다.

② 퇴원요약지, 병력기록지, 경과기록지, 수술기록지, 마취기록지 등 의무기록/정보의 많은 부분을 전공의들이 작성하고 있으나 주치의는 전공의들이 기록한 내용을 반드시 최종 확인하여 의료의 질 평가, 병원인증평가 시 미비점이 발견되지 않도록 정확하고 완전하게 작성되도록 전공의들을 교육시키고 지도 · 관리해야 한다.

4) 보건의료정보관리부서장의 책임

① 보건의료정보관리부서장은 의무기록/정보의 충실성과 완결성이 유지되도록 작성에서부터 수집 및 분석에 이르는 전체 과정을 모니터링하고 피드백하여 무결점으로 관리해야 한다.

② 의사들이 양질의 기록을 작성하도록 실무적인 지원을 하고, 미비기록을 작성할 수 있는 공간을 확보하는 등 적절한 환경을 제공해야 한다.

③ 전자의무기록시스템을 도입하지 않은 병원인 경우, 도입 시의 비용편익과 장 · 단점 분석을 통해 병원장 등에게 건의하여 도입될 수 있도록 해야 한다. 그 구축과정에서는 각 진료과별 개선사항, 완전한 의무기록 작성, 의무기록서식 제정, 환자 정보관리, 진료통계 생성, 직원교육 등의 책임이 있다.

④ 병원에서 발생하는 각종 보건의료정보가 신속하고 정확하게 생성 및 분석되고 효율적인 방법으로 관리되어 필요시 바로 검색되는 제도를 유지하도록 한다.

⑤ 부서의 중점 추진 현안이나 중장기 세부계획안 등을 미리 작성하고 병원장에게 보고하여 추진될 수 있도록 하고 특히, 의무기록/정보위원회의 간사 역할을 충실히 수행한다.

⑥ 의무기록/정보는 환자의 진료내용이 기록 또는 입력된 비밀문서이므로 보건의료정보관리부서장은 이를 안전하게 보관하고 관리해야 할 책임이 있다. 이와 관련하여 관련 법규와 규정에 따라 외부로 부당하게 유출되는 일이 없도록 철저히 관리해야 한다.

⑦ 수집된 데이터들은 최신의 분석기법을 적용하여 질병분류, 암등록, 진료통계, 의료정보 빅데이터 등의 병원 의료정보를 생성하는 데 중추적 역할을 수행해야 하고, 환자 의료정보검색시스템을 구축하여 적시 적소에 검색되는 체계를 갖춰 운영해야 한다.

5) 보건의료정보관리사의 책임

① 환자 진료에 관한 의무기록/정보를 정확하게 분석하고 적법한 절차나 동의 없이 외부로 유출되지 않게 안전하게 보관해야 한다.

② 적시 적소에 효율적으로 검색이 가능한 보건의료정보체계를 유지 및 관리해야 한다.

6) 의무기록/정보위원회의 책임

의무기록/정보위원회는 의무기록/정보와 관련된 여러 가지 중요한 기능을 수행함으로써 해당 병원의 의무기록/정보 발전에 큰 영향력을 미치기 때문에 그 책임 역시 중요하다.

의무기록/정보위원회의 구체적인 활동 내용은 다음과 같다.

① 의무기록/정보위원회는 의무기록/정보를 세부적으로 면밀히 검토하여 서식별로 포함되어야 할 내용을 분석하고, 과별로 필요한 특수서식지를 제정하여 정보의 정확성을 검토함으로써 완전한 기록이 될 수 있게 한다.

② 의무기록/정보의 진단명, 주치의사 서명 등의 항목 누락이나 부족한 부분이 없는지 세심히 분석하고 담당 의사가 의무기록/정보를 수정 보완하도록 하여 신속한 의무기록/정보 작성을 지원한다.

③ 환자의 질병 · 수술명을 이용하여 관련 자료를 다양하게 검색할 수 있도록 데이터베이스를 구축하고, 이 자료를 활용하여 의학연구, 병원통계, 행정, 의료의 질 관리 업무 등 적시 적소에 필요 정보를 생성하고 제공할 수 있어야 한다.

④ 의무기록/정보의 내용이 적법한 절차나 동의 없이 부당하게 유출되지 않도록 분실

및 파손 등에도 세심한 관리를 해야 한다. 특히, 의무기록/정보의 보관 및 관리에 관계되는 부분은 의료법, 개인정보보호법 및 병원 규정 등을 잘 숙지하여 환자들의 의료정보가 부당하게 이용되지 않도록 관리할 책임이 있다.

⑤ 의무기록/정보위원회, 진료평가위원회, 감염위원회, 간호관리위원회 등 병원 내 각 위원회의 회의가 개최될 때 회의 내용과 관련하여 해당 의무기록/정보를 찾아 위원회에 정보를 제공하여 의무기록/정보를 이용할 수 있도록 지원한다.

8. 의무기록/정보위원회의 구성 및 역할

1) 위원회의 구성

의무기록/정보위원회의 위원은 당연직 위원과 위촉위원으로 구성된다. 당연직 위원은 보건의료정보관리부서장과 간호부장을 말하며, 최근에는 병원전산 및 의료정보기술의 확대와 전자의무기록의 도입으로 전산부서장까지 포함시키는 추세에 있다. 위촉위원은 임상 각 진료과 과장이 추천하고 진료부(원)장이 제청하여 병원장 또는 의료원장이 최종 임명한 위원을 말한다.

2) 위원회의 임기

당연직 위원은 원칙적으로 연임이 가능하고, 위촉위원의 경우 병원마다 차이는 있으나 통상 2년으로 한다. 임기 종료 시 위원의 교체는 업무의 연속성과 일관성 유지를 위해 이전에 임명된 위촉위원의 절반 이내에서 교체하는 것이 효율적이다. 위원장은 위원으로 위촉되어 일한 경험이 있는 진료과(부)장 중에서 병원장이 임명하며, 보건의료정보관리부서장은 간사로서 전반적인 회의 진행을 수행한다.

3) 위원회의 역할

의무기록/정보위원회는 병원장의 자문위원회 역할로서 병원 운영 및 관리규정을 제정하고, 다음과 같은 역할을 충실히 수행함으로써 양질의 의무기록/정보 발전에 기여한다.

① 의무기록/정보 작성의 완결성 평가

의무기록/정보위원회에서는 의사들이 작성하는 의무기록/정보가 관리규정에 잘 따르고 있는지, 진단명 등 중요 항목의 누락이 없는지, 치료과정 등이 정확히 기재되어 있는지, 의료의 질 평가, 병원 인증평가에 맞게 작성되는지, 의료소송의 증거자료로 제출 시 법적 문제는 없는지 등 엄격하고 세밀하게 의무기록/정보 작성의 완결성을 평가해야 한다. 의무기록/정보위원회는 미완결 기록(incomplete chart)이나 규정된 완성 시한을 넘긴 연체기록(delinquent chart)을 감소시키기 위하여 해당 의사에게 상벌제도를 도입하여 완결성 높은 양질의 의무기록/정보가 작성되도록 노력해야 한다.

② 의무기록/정보 관리규정 및 서식의 제 · 개정 심의

의무기록/정보위원회는 위원회에 관한 제반 규정과 퇴원요약지, 병력기록지, 경과기록지, 수술기록지, 마취기록지, 간호기록지 등 의무기록 필수서식과 기재 항목 작성에 관한 사항, 정확하고 완전한 의무기록의 작성을 위한 사항, 보존, 보관 및 대출 등 관리에 관한 사항 등에 관한 규정을 제정한다. 의무기록/정보의 서식은 각 임상 진료과의 의견을 충분히 고려해 실질적으로 담당 부서에서 작성하기 용이하도록 제 · 개정해야 하며, 의료의 질 평가나 인증평가 등 각종 평가 시 규정에 근거한 필수 내용을 중심으로 심의하도록 한다.

③ 의무기록/정보 비밀유지에 관한 사항의 심의 및 건의

개인정보보호법과 의료법에 근거한 전자의무기록의 접근권한 설정과 같이 중요한 의무기록/정보 비밀유지에 관한 사항을 심의 및 건의한다.

④ 의무기록/정보의 보존, 보관 및 이용에 관한 사항 심의

의무기록/정보위원회에서는 의무기록/정보의 보관연한, 보존방법 등을 의료법 등에 근거하여 병원 내부 관리규정으로서 제정해두어야 한다. 장기보관 또는 컴퓨터 전자 자료 이용을 위한 영상시스템, 전자의무기록 도입 등 의무기록/정보의 관리와 이용에 관련된 사항들을 심의한다.

⑤ 기타 의무기록/정보에 관한 중요한 사항 심의

의무기록/정보의 보관 · 관리방법, 정보 제공, 의무기록/정보의 서식 표준화 등을 심의한다.

4) 위원회의 회의 소집 및 운영

위원회의 회의는 크게 정기회와 임시회로 나뉜다. 병원마다 차이는 있으나 정기회는 통상 연 4회이며 1분기에 1회 소집하는 것이 일반적이다. 임시회는 필요할 때마다 수시로 회의를 소집할 수 있으며, 병원장이 요구할 때나 위원장이 필요하다고 인정할 때 등이다.

또한, 위원회의 간사인 보건의료정보관리부서장은 회의 개최 통상 10일 전에 회의 안건이 기재된 회의 개최 안내장과 관련 자료를 미리 위원들에게 전달해야 한다. 회의가 끝나면 회의록을 작성하여 참석 위원들의 서명을 받고 회의록 사본과 함께 결정사항을 병원장에게 보고하며 관련 부서에 공문으로 최종 공지해야 한다.

참고문헌

1. 홍준현, 부유경, 〈의무기록정보관리학〉, 고문사, 2018
2. 강성홍 외, 〈보건의료정보관리학〉, 대한보건의료정보관리사협회, 2019

학습문제

1. 의무기록/정보의 정의와 보건의료기본법에 명시된 보건의료정보의 정의를 설명하시오.

2. 의무기록/정보의 목적을 설명하시오.

3. 의무기록/정보의 7가지 용도를 기술하시오.

4. 의무기록/정보의 개인적 이용과 비개인적 이용에 대해 자세히 설명하고 정보 제공 시 누구의 허가를 받아야 하는지 기술하시오.

5. 의무기록/정보의 3가지 범위를 기술하시오.

6. 의무기록/정보의 가치를 환자, 의사, 병원의 입장에서 기술하시오.

7. 의무기록과 관련하여 다음 사항들은 누구의 책임인가?

① 병원 경영의 전반적인 운영과 관리와 의료의 질에 대한 법적 · 도의적 최종 책임
② 유능한 의사와 직원 등을 채용하여 모든 환자가 더 좋은 환경에서 진료를 제공받도록 하는 책임
③ 그 병원 보건의료정보관리부서의 운영과 의무기록/정보관리규정 등의 기본방향을 설정해 주는 책임
④ 보건의료정보관리부서의 효율적인 운영에 필요한 적정 인력의 충원 책임
⑤ 의사들이 적시 적소에 의무기록/정보를 확인하거나 미비기록을 쉽게 작성할 수 있도록 보건의료정보시스템을 갖추어야 하는 책임
⑥ 완전하고 정확한 의무기록/정보를 작성하는 최종 책임
⑦ 전공의들의 기록을 최종 확인하여 정확하고 완전한 기록이 되도록 전공의들을 교육시키고 지도 및 관리하는 책임
⑧ 의무기록/정보의 충실성과 완결성을 위해 정보의 작성, 수집, 분석 등 전체 과정을 모니터링 하여 관리하는 책임
⑨ 병원에서 발생하는 각종 보건의료정보가 신속하고 정확하게 생성 및 분석되고 효율적 방법으로 관리되어 필요시 바로 검색 가능한 제도를 유지하는 책임
⑩ 환자 진료에 관한 의무기록/정보를 정확하게 분석하고 적법한 절차나 동의 없이 외부로 유출되지 않게 안전하게 보관하는 책임

8. 의무기록/정보위원회를 구성하는 당연직 위원과 그 임기에 대해 기술하시오.

9. 의무기록/정보위원회의 회의 소집 절차에 대해 설명하시오.

10. 의무기록/정보위원회의 주요 역할에 대해 설명하시오.

제4장

보건의료정보 서식 및 항목

학습목표

- 병원의 보건의료정보 기본 서식을 이해한다.
- 보건의료정보 서식별 기본 내용의 작성법을 익힌다.
- 보건의료정보 평가기준별 점검사항을 이해한다.

제4장
보건의료정보 서식 및 항목

1. 보건의료정보 서식의 작성 시한

의료법의 규정에 따라 작성하는 보건의료정보의 기본 서식은 의료기관인증평가, 상급종합병원평가, 의료질평가, 각종 적정성 평가, 병원신임평가(교육수련환경평가), 응급의료기관평가 등의 평가기준에 따라 작성 시한을 정해놓고 작성해야 한다.

이름, 등록번호, 성별, 연령, 생년월일, 입원일, 퇴원일, 입원과, 병실, 전공의, 담당교수 등의 기준 정보는 전산을 통해 원무 정보 및 전산실 정보가 자동으로 연동되며, 각종 평가기준 항목에 따라 병원 내부 지침을 적용하여 서식지별 항목에 맞게 필수항목 및 선택항목을 구분하여 적용할 수 있다.

서식지별 공통 기록 내용과 의료기관인증평가 기준 의무기록 서식지별 작성 시한은 **표 4-1**과 같다.

표 4-1 의료기관인증평가 기준 의무기록 서식지별 작성 시한

종류		작성 시한
1. 초기평가	응급초진기록	응급실 재실 중 24시간 x내
	외래초진기록	초진진료일
	입원초진기록	입원 후 24시간 이내(병동도착 시점-간호정보조사지 참고)
		통증 평가 : 입원 후 24시간 이내
		치료계획 : 입원 후 24시간 이내
2. 경과기록	경과기록	환자상태 변화에 따라 작성(1일 1회 이상)
	인수 · 인계기록	동일과 인수 · 인계시점

표 4-1 의료기관인증평가 기준 의무기록 서식지별 작성 시한(계속)

종류		작성 시한
2. 경과기록	수술(시술) 전 치료계획	수술(시술) 전
	수술요약(brief op. note)	수술실 퇴실 전
	수술 후 환자상태평가	수술종료 후 24시간 이내
	입원재평가기록	동일과 입원 31일, 61일, 91일… 전과 시
3. 협진기록지	협진회신기록	응급 의뢰 : 24시간 이내
		비응급 의뢰 : 48시간 이내
4. 전과기록	전출기록	전출 전
	전입기록	전입시점
5. 진료동의서	수술	의료행위 전
	고위험 시술	
	마취/전신마취	
	수혈	
	고위험 약제	
6. 마취기록	마취 전 치료계획	마취 전
	마취유도 전 환자상태 평가	마취 전 5분 이내
	마취기록	마취종료 후
7. 수술기록	수술기록	수술종료 후 48시간 이내
8. 회복실기록	회복실기록	
9. 의사지시서	정규오더	발생 시점
	구두/전화	병원규정에 따름
	Prn	
10. 퇴원기록(요약)	퇴원기록(요약)	퇴원 이전

2. 보건의료정보 서식의 종류

1) 응급진료기록(emergency room record)

응급실에서 진료를 받은 환자에게 작성되는 기록이다. 응급실 재실 중 24시간 이내에 작성하며, 법적 문제 발생 시 증거자료로서 이용된다(서식 4-1 참조).

- 기록 항목

> 환자의 인적 사항, 도착일시, 중증도, 내원 경로, 내원 수단, 질병구분, 발생일시, 의도 여부, 사고 종류, 보호구 착용 여부, 의식 상태, 활력징후, 주증상, 내원사유, 발병일시, 통증도구(NRS, 강도, 부위, 특성, 지속기간, 발현빈도), 알레르기 유무, 최근 투약상태, 현병력, 과거력, 기타 질환력, 사회력, 신체각계조사(ROS), 추정진단, 진료계획, 작성의사 서명(전자서명), 작성일시

2) 입원초기평가

병력기록과 신체검진기록을 통합하여 작성하는 기록으로, 환자의 상태를 정확하게 평가하여 진단 및 치료 방향을 설정하기 위하여 작성한다. 입원초기평가 서식을 사용하는 경우에는 병력기록과 신체검진기록을 따로 작성하지 않는다(서식 4-2 참조).

- 기록 항목

> 주호소(chief complaint, C.C), 현병력, 과거력, 사회력, 가족력, 계통문진, 신체검사[1], 신체각계조사[2] 기능평가(걷기, 식사, 개인위행, 목욕, 배변, 배뇨, 의사소통), 영양평가(키, 몸무게, 체중감소, 연하곤란 등), 추정 진단, 진단 및 치료 계획, 초기퇴원계획(진단계획, 치료계획, 퇴원 예정지, 퇴원 예상, 퇴원 시 예상되는 요구 내용), 통증평가(통증 유무, 종류, 척도, 양상, 기간, 빈도, 악화/완화요인), 작성일시, 작성의사 서명(전자서명)

3) 퇴원요약(discharge summary)

입원기간 동안 환자의 질병 경과, 검사, 치료 및 결과에 대한 사항을 요약해 놓은 기록이다. 퇴원요약은 환자가 재입원한 경우 또는 퇴원 후 외래진료를 받으러 온 경우 의사

---

1 전신 외관, 피부, 머리, 눈, 귀, 코, 입, 인후, 목, 림프절, 흉부, 유방, 혈관, 경부, 가슴, 폐, 심장, 복부, 등과 사지, 신경계, 비뇨생식기, 직장, 질, 근골격 등의 검사

2 전신무력, 피로감, 발열, 오한, 두통, 현기증, 불면증, 인후통, 기침, 객담, 객혈, 부종, 흉통, 심계항진, 호흡곤란, 오심, 구토, 토혈, 복통, 소화불량, 식욕부진, 복부팽만감, 혈변, 변비, 배뇨곤란, 혈뇨, 체중변화, 설사, 발기부전 등의 조사

서식 4-1 응급진료기록

등록번호 : (   ) 성명 : (   ) 성별/나이 : (남 / 58세)

응급초진 ***응급의학과(성형외과)*** *(2020-08-25)*

응급실 도착시각: 2020-08-25 10:12
SBP: 158 (mmHg) DBP: 91 (mmHg) PR: 86 (회/min) RR: 18 (회/min) BT: 36.6 (℃)
의식상태: Alert
내원경로: 직접내원 내원방법: 119 구급차
내원사유: 비의도적 사고 사고종류: TA

Chief Complaint

1. fracture, mandible- 30분전(2020-08-25 09:42:00)

현병력

환자 2020.8.25 오전 9시 반경에 자전거 타다가 급정거 하며 앞으로 넘어졌으며 multiple trama 및 LOC 있어서 내원

과거력

DM -
HT -

신체검사

VS
Systolic BP 158mmHg Body temperature 36.6℃
Diastolic BP 91mmHg Respiration Rate 18/min
Pulse rate 72/min
GA
General state of health Acutely ill looking

진단

Impression
[부] Fracture of mandible, body, closed {S02.68}
[주] Fracture of zygomatic bone, closed {S02.47}

계획

치료계획
관찰 수술
신경외과 입원시 성형외과 교수님 외래로 F/U 부탁드립니다.

통증평가

1) 통증의 유무 : 무

약물이상반응정보

1) 약물이상반응 : 무

작성자

서식 4-2 입원초기평가①

등록번호 : ( ) 성명 : ( ) 성별/나이 : (남 / 58세)

입원초진 신경외과(신경외과) *(2020-08-25)*

Chief Complaint
1. trauma, head- 2020.8.25 오전 9시 30분 경

현병력
환자 2020.8.25 오전 9시 반경에 자전거 타다가 급정거 하며 앞으로 넘어졌으며 multiple trama 및 LOC 있어서 내원

과거력
DM -
HT -
TB -
Hepatitis -

사회력
Alcohol Yes
Smoking No

가족력
무

계통문진
Normal

신체검사
Neurologic examination
Exam brain consciousness
Consciousness
Alert
Pupil
Symmetric, prompt Rt Lt
Motor sensory
Motor U/Ex : Rt V Lt V
L/Ex : Rt V Lt V
Sensory Intact
GCS 15
E 4
M 6
V 5

추정진단
Impression
T-ICH, Rt. medial temporal
Basal skull fracture

초기퇴원계획
진단계획
Brain CT, MRI f/u
치료계획
보존적 치료

서식 4-2 입원초기평가②

등록번호 : (　　　　　) 성명 : (　　　) 성별/나이 : (남 / 58세)

Neurologic close observation
초기퇴원계획
　증상 호전 시 퇴원
　퇴원 예정지
　　불확실
　퇴원예상
　　예측불가
　퇴원시 예상되는 요구내용
　　해당없음

통증평가
1) 통증의 유무 : 무

작성자

가 의무기록 내용을 짧은 시간에 효과적으로 검토하여 환자 진료에 참고함으로써 연계성 있는 진료를 제공하는 데 중요한 참고자료가 되며, 전공의사들이 전문의 시험에 응시할 때 구비서류로 필요하다. 또한, 보험회사에서 진료비 지불액을 산정할 때 참고자료로 사용하는 등 진료 목적 이외의 진료 내용을 필요로 하는 경우에 쉽게 파악할 수 있다.

정상 분만한 산모와 정상 신생아, 그리고 단기 입원서식(short stay form)을 사용하는 48시간 이내 퇴원환자의 경우 퇴원요약지를 작성하지 않는다(서식 4-3 참조).

● 기록 항목

주호소 및 질병 상태, 임상검사 · 방사선 검사 · 특수검사 등 신체검사의 결과, 최종 진단명, 치료 내용과 그 효과, 추후 관리계획, 퇴원 후 응급상황 시의 대처방안, 퇴원약, 전원 시 전원기관의 연락 담당자명 · 전원 사유 · 제공되어야 할 치료 사항, 작성일시, 주치의 및 담당 전공의사 서명, 입 · 퇴원일

4) 경과기록(progress note)

환자의 질병 경과에 대하여 순서대로 환자 상태를 나타내는 기록으로, 입원기록부터 시작하여 입원기간 중 연속적으로 작성하며, 퇴원 또는 사망 시에는 최종 경과기록으로 끝나게 된다. 경과기록은 환자 치료에 참여한 치료자는 누구든 기록해야 하며, 영양사, 사회사업자, 물리치료사, 작업치료사 등의 직종을 반드시 기재한 후 작성일자와 작성자 서명을 해야 한다(서식 4-4 참조).

경과기록에 포함되는 항목은 다음과 같다.

① 입원기록

입원 당시의 환자 상태 또는 현증상 · 입원 이유, 과거병력, 계통문진, 신체검사, 추정진단, 치료계획 등을 작성한다.

② 경과기록

환자의 질병 상태 변화, 척추천자, 생검, 흉강 또는 복강천자, 심도자, 척수조영술, 간단한 절개 및 배농 등 진단이나 치료를 위해 시행한 제반 검사와 처치기록, 수술환자의 경우 수술기록, 수술부위의 상태 변화, 감염 여부, 봉합사 제거 등을 환자의 주요 상태 변화에 따라 하루 1회 이상 작성한다.

서식 4-3 퇴원요약

등록번호 : ( ) 성명 : ( ) 성별/나이 : (남 / 58세)

퇴원기록 성형외과(성형외과) (2020-09-07)

입원일자 : 2020-08-25
입원과 : 신경외과
퇴원일자 : 2020-09-07
퇴원과 : 성형외과
담당교수 :
담당의 :
퇴원후 외래(검사)예약일
2020-09-11 16:20(금) 신경외과
주호소
trauma, head
퇴원진단명 : [주]Fracture of mandible, body closed

주수술명
2020-09-03 Open reduction of mandibular Fracture (right)

합병증 : 무
처방분류
퇴원약
Acetaminophen 300mg
Gaster D 20mg (Famotidine)
Meiact 100mg (Cefditoren pivoxil)

병력 및 입원사유
환자 2020.8.25 오전 9시 반경에 자전거 타다가 급정거 하며 앞으로 넘어졌으며 multiple trama 및 LOC 있어서 내원

주요검사결과
ct상 zygoma fracture
mandible fracture

경과요약
2020.9.3 ORIF AND ARCH BAR APPLY
약물 부작용 및 알러지 무

퇴원 시 환자상태
경쾌

향후치료계획
외래 추적관찰

퇴원형태 : 지시후 퇴원(정상퇴원)
치료결과 : 경쾌(호전)

작성자

서식 4-4 경과기록

등록번호 : (   )   성명 : (   )   성별/나이 : (남 / 70세(사망))

입원경과   혈액종양내과(혈액종양내과) (2020-09-01)

호소(S)
Other
상태 악화됨.

관찰(O)
Body temperature 37.1℃
CBC
WBC 5.94 HB 6.4
Platelet 219
Description
- 금일 19시 27분
1. EKG : flat
2. Pupil reflex : none
3. pulse : none
4. self-respiration : none

상기환자 사망함.

진단(A)
Impression
#. Aspiration pneumonia
#. r/o Acute cholecystitis , less likley
#. Brain tumor(GM) Rt. s/p tumor removal (AMC)
#. chronic pancreatitis
#. T2DM

계획(P)
치료계획
없음
임종 정리

퇴원 계획
임종 정리

퇴원시 상태
상기환자 사망함.

사망기록
사망일 2020년09월01일
사망시간 PM 7시 27분
사망원인
중추신경계 암
사망경과
직접사인 중추신경계 암
상기 질환으로 인해 사망함

작성자

③ 인수 · 인계기록

담당 근무를 마친 의사가 다음의 교대 근무자에게 인계하는 기록을 인수기록(duty off note)이라고 하고, 새 근무자는 경과기록을 이어받아 계속해서 작성하게 되는데, 이 기록을 인계기록(duty on note)이라고 한다. 인수인계 시 작성한다.

④ 수술 전 치료계획

⑤ 수술요약

수술 전 · 후 진단명, 수술(시술)명, 집도의, 보조의, 수술(시술)일, 마취방법, 출혈량, 조직검체 채취 여부, 수술(시술) 중 특이사항 유무, 시술(시술) 관찰사항, 작성자 서명 등을 수술실 퇴실 전에 작성한다.

⑥ 수술 후 환자 상태 평가

⑦ 입원 재평가

입원 재평가의 기록 주기는 병원내규에 따르며, 예를 들면 30일 이상 재원 시 매 30일마다 계통문진이나 신체검진 등 작성한다.

⑧ 전출 · 전입기록

환자를 다른 과로 보내는 과에서 전출기록(transfer out note)을 작성하고, 환자를 새로 받는 과에서 전입기록(transfer in note)을 작성한다. 전출기록에는 환자의 질병과 치료 내용의 요약 및 전출 사유를 기록한다. 전출기록은 전출 전에 작성하며, 전입기록은 전입 후 24시간 이내 작성한다.

⑨ 중환자실 및 특수치료실 기록

중환자실 및 특수치료실의 입실기준, 입실에 대한 설명 및 동의, 입실 시점의 환자 평가를 작성한다. 특수치료실에는 방사성 동위원소 치료실, 뇌졸중, 집중치료실, 조혈모세포이식치료실 등이 있다.

⑩ 최종 경과기록

퇴원 시의 환자 상태, 퇴원 후의 주의사항, 식사, 운동, 투약, 상처치료, 앞으로의 치료계획, 환자가 사망한 경우는 사망원인, 임종에 이르기까지의 경과, 임종 시의 상황, 임종시간, 부검 시행 여부 등 사망기록(expire note)을 작성한다.

⑪ 사망기록

사망 시 선행사인, 중간 선행사인, 직접 사인을 기재한다.

5) 협의진료기록

주치의사는 자신의 전문 영역에서 벗어난 문제가 발생했을 때 더 정확한 진단과 치료를 하기 위해 다른 전문의사에게 협의진단을 의뢰하는데, 이때 협의진단기록(consultation record; 타과 의뢰서)이라는 서식을 이용하여 의뢰 내용과 의뢰에 대한 회답을 기록하게 된다. 주치의사는 협의진단 의사의 의견이 필요한 이유를 정확하게 명시해야 하고, 의뢰를 받은 의사는 환자의 의무기록과 환자 상태를 진찰한 후 주치의와 상의하여 추측되는 진단명, 필요 검사나 권장 치료의 내용, 약처방 등을 기록하고 서명해야 한다(서식 4-5 참조).

협의진료기록은 협의진단 의뢰 후 48시간 이내에 작성하며, 응급의뢰인 경우는 24시간 이내, 수술이 계획된 경우는 수술 전에 회신한다.

● 기록 항목

의뢰 진료과, 의뢰 의사, 수신 진료과, 수신 의사, 지정 의사, 환자 위치, 의뢰 내용 및 의뢰일시, 의뢰 의사 서명, 응급 여부, 회신 내용 및 회신일시, 수신의사 서명

6) 마취기록(anesthesia record)

마취통증의학과에서 수술 전 · 후나 수술 중에 마취와 관련된 모든 사항을 작성한 기록이다. 마취방법은 전신마취와 부분마취로 나뉜다(서식 4-6 참조).

● 기록 항목

마취제의 종류, 사용량, 마취방법, 마취 시작시간, 마취 종료시간, 마취기간, 체온, 맥박, 호흡, 혈압, 수술 동안의 환자 상태 모니터, 수술 전 진단명, 예정 수술명, 수술의사 성명, 마취의사 서명

7) 수술기록(operation record)

수술을 담당했던 의사가 작성하며, 수술에 관련된 중요 사실들을 빠짐없이 기록해야 하므로 수술 직후 기록하거나 녹음하여 수술실 퇴실 전에 작성한다. 수술을 받은 모든

서식 4-5 협의진료기록

등록번호 : (　　　　　)	성명 : (　　　)	성별/나이 : (남 / 58세)

타과의뢰　*작성과: 신경외과* *(2020-08-26)*

의뢰진료과 신경외과 **의뢰의사**
수신진료과 성형외과 **수신의사**
지정의사　　**환자위치** 병동:145W 병실:14506 병상:01
진단
Focal intracerebral hemorrhage, traumatic, without open wound / NS / 2020-08-25

의뢰내용
교수님 안녕하십니까
환자 head trauma로 신경외과 입원한 분으로 Rt. zygomaticomaxillary complex Fx. 동반되어 있습니다.
이에 교수님께 추후 management위해 진료의뢰 드리오니 고진선처 부탁드립니다. 감사합니다.

신경외과 R1　　　올림.

작성자
2020-08-26 12:20

타과회신　*성형외과* *(2020-08-26)*
회신내용
ZYGOMA FRACTURE는 변위 거의 없어 경과관찰 예정
MANDIBLE FRACTURE에 대하여서는 ORIF 전신마취하에 수술 시행해야겠습니다
대개 안면골골절은 골절후 2주내에 수술하는것이 좋아
귀과적으로 안정화되어 수술가능할 시점이 된다면 미리 저에게 연락 혹은 협진을 미리 주시어 수술 및 전과 전동 스케쥴 고려하겠습니다

작성자
2020-08-26 13:12

서식 4-6 마취기록①

등록번호 : ( ) 성명 : ( ) 성별/나이 : (여 / 36세)

마취통증의학과_마취기록_마취정보 ***산과(마취통증의학과)*** *(2020-09-01)*

마취정보

기본사항

Anesth start 2020-09-01 13:50
Surgery start 2020-09-01 14:00
Surgery end 2020-09-01 15:57 Sugery time 1시간 57분
Anesth end 2020-09-01 16:00 Anesth time 2시간 10분
1st Baby out 2020-09-01 14:17:20 1st cord clamp 2020-09-01 14:17:50
Anesth Type Spinal Emergency Y
Anesthesiologist1
Surgeons1
Anes nurse1
NPO 8hrs ago
Op position supine
수술전 진단명
Placenta previa totalis with hemorrhage
예정수술명
Emergency cesarean section
ASA class 2

Line
IV line
1.Gauage 18G 2.IV line 위치① forearm 3.위치② Rt
IV line
1.Gauage 16G 2.IV line 위치① forearm 3.위치② Lt

Supportive Aids
체온측정
tympanic

기록

Preg at 36wks
Pl Previa

----

1. Monitoring
SpO2, NIBP, EKG

2. O2 5 L/min via facial mask & ETCO2 monitoring

3. Spinal anesthesia
- Skin prep. c potadine
- Site : L3-4
- 26G spinal needle
- Confirmed by clear CSF leakage at first pass
- Drug : 0.5 % heavy bupivacaine 11mg + fentanyl 10mcg
- Level : T6

4. Baby out

5. Oxytocin 20 u mix iv in H/S 1 liter

6. carbetocin 100 microgram slowly iv for 1 minute

7. midazolam 3mg iv

서식 4-6 마취기록②

등록번호 : (   ) 성명 : (   ) 성별/나이 : (여 / 36세)

8. PCA start (B40)
Fentanyl 2000 microgram, ramosetron 0.6mg , NSS 56cc mix for PCA
(basal 20mcg, bolus 20mcg, loading 0mcg, lock out 10분)

9. ramosetrone 0.3mg iv

bleeding count
suction : 400 cc wetpad : 15 장

작성자

환자의 의무기록에는 수술기록이 있어야 하며, 수술 집도의사와 보조의사의 서명이 반드시 있어야 한다(서식 4-7 참조).

● 기록 항목

수술명, 수술과, 수술 전 · 후 진단명, 마취종류, 수술일자, 수술 시작시간, 수술 종료시간, 집도의, 수술요약, 수술 관찰소견(수술 중 특이사항), 방법 및 절차, 합병증, 환자 상태, 검사결과, 주의관찰, 치료계획, 절개 시작시간, 봉합 완료시간, 작성일시, 작성의사 서명, 집도의 서명

8) 의시지시기록(doctor's orders)

주치의사는 환자의 진단 및 치료를 위해 전공의, 간호사, 의료기사에게 검사, 처치, 투약 등의 다양한 필요 사항을 지시하고 이를 기록으로 남겨야 한다. 이때 원활한 의사 전달을 위해 공식약어나 기관 내에서 승인된 약어를 사용해야 한다. 착오를 방지하기 위해 구두지시는 가급적 하지 않아야 한다. 만일 구두지시가 내려오면 간호사가 이를 기록하여 서명하고, 구두지시를 내린 의사는 24~48시간 이내에 공동 서명을 해야 한다.

또한, 환자 퇴원 전에는 반드시 퇴원지시가 있어야 한다. 의사의 퇴원지시 없이 환자가 자의로 퇴원하기를 희망할 경우 환자 또는 보호자(직계가족)가 서명한 자의퇴원서를 작성해야 하며, 경과기록의 최종경과기록과 간호기록에도 첨부 및 언급되어야 한다(서식 4-8 참조).

● 기록 항목

지시 날짜 및 시간, 지시 의사의 서명, 지시 이유, 지시에 대한 세부지침 등

9) 간호일지(nurse record)

각 병실을 순회하며 환자의 통증 정도, 환자 확인, 수면 여부, 근력, 상처, 의식수준 변화, 체위변경 여부, 피부손상 유무, 보행 관찰, 욕창 관찰, 두통 양상 확인, 침상 안정 여부 등의 상황을 관찰하고 확인하여 간호일지(회복간호기록)를 작성한다. 이때 환자에게는 필요시 도움을 요청하도록 격려한다(서식 4-9 참조).

서식 4-7 수술기록①

등록번호 : (　　　　　)　　성명 : (　　　　)　　성별/나이 : (남 / 58세)

수술기록　　성형외과(성형외과) *(2020-09-03)*

수술명
- Open reduction of mandibular Fracture (right)

수술 전 진단명
- Fracture of symphysis of mandible closed

수술 후 진단명
- Fracture of mandible, body

마취종류: General
수술일자: 2020-09-03 **구분 :** 정규
수술시작시간: 2020-09-03 12:50
수술종료시간: 2020-09-03 14:50
집도의:

수술요약
Position : supine position
Complication : 무
Drains : 무
Biopsy : 무
수술중 특이사항 : 부
출혈유무 : 무
잔달사항(관찰사항) : IMF fixation state

수술관찰소견(수술 중 특이사항)
Pre-Op. findings
Fx. mandible, ,Parasymphysis Rt. : simple linear fracture line
Fx subcondyle Lt : no displacement
multiple laceration on lower lip

pseudomotion :(+)
crepitation :(+)

서식 4-7 수술기록②

등록번호 : (   )   성명 : (   )   성별/나이 : (남 / 58세)

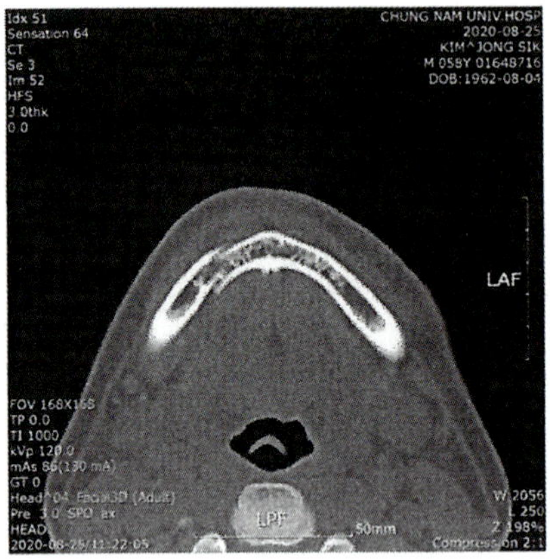

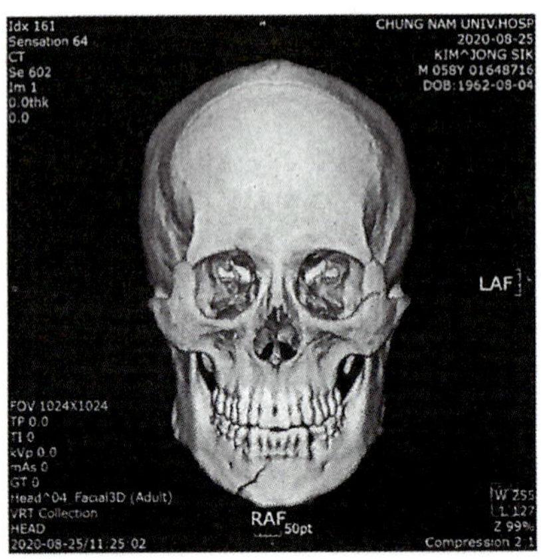

수술소견

Fx. mandible, ,Parasymphysis Rt. : simple linear fracture line

Fx subcondyle Lt : no displacement

multiple laceration on lower lip

서식 4-7 수술기록③

등록번호 : ( )	성명 : ( )	성별/나이 : (남 / 58세)

pseudomotion : (+)
crepitation : (+)

방법 및 절차

Operative precedure

환자를 supine position으로 눕히고 routine manner로 painting and drape 하였다. arch bar를 apply 한 후 lidocaine mixed 1:100,000 epinephrine을 Lt. lower gingivolabial sulcus 주변에 infiltration 하였다. Lower gingivolabial sulcus에 4cm정도 transverse incision을 가하고 degloving technique으로 submucosal and subperiosteal dissection하여 fracture site를 exposure하였다. Fracture site에 끼어 있는 granulation ts.를 제거하고 fracture의 lower part의 fragmented bone을 reduction하고 4-hole miniplate and 4-hole miniplate와 8,10 mm 각각 3개씩 총 6개의 screws로 rigid fixation하였다. copious irrigation을 실시한 후에 4/0 Safil로 mentalis muscle 및 mucosa를 suture하고. Intermaxillary fixation 한 후 미리 준비한 facial bandage를 apply하여 compression하고 수술을 마쳤다

Post operative finding

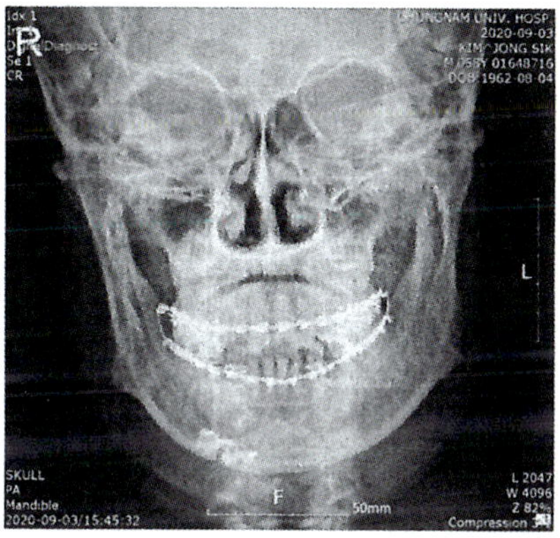

자성지

서식 4-7 수술기록④

등록번호 : (   ) 성명 : (   ) 성별/나이 : (남 / 58세)

입원경과 (수술(시술) 후 환자상태) 성형외과(성형외과) (2020-09-03)

합병증
무

환자상태
General condition Stable

검사결과
EKG
  Normal
Radiology
  Non specific X-xay finding
Lab
  CBC
    Normal
  Chemistry
    Normal

주의관찰
Bleeding 유무 확인

치료계획
Op site management

작성자

서식 4-8 의사지시기록①

등록번호 : (   )   성명 : (   )   성별/나이 : (남 / 58세)

작성일자 : 2020-08-25

정규 오더 >

Brain CT 3D(응급실) [희망의:응급일반] [급여사유] 3. 급성외상(뇌, 흉부, 복부, 골반강, 척추 등)
Facial CT 3D [희망의:] [급여사유] 3. 급성외상(뇌, 흉부, 복부, 골반강, 척추 등)
Chest PA or AP(1회) [희망의:응급일반]
Pelvis AP (1매) [희망의:]
L- Spine AP & Lat(2매) [희망의:]
C-Spine AP,Lat,Open Mouth(3회) [희망의:]: C7 보이게 찍어주세요
Lt Humerus AP & lat (2회) [희망의:응급일반]
Lt Elbow AP,Lat,Obl(4회) [희망의:응급일반]
Lt Forearm AP,Lat,Oblique(4회) [희망의:응급일반]
Rt Knee AP,Lat,Obl(4회) [희망의:응급일반]
(1) (근육주사)Hyper-Tet 250unit (Human antitetanus immunoglobuli 1VI [IM] 1일 1회 주사하세요 08-25
(2) Meta-kit 1g (Cefmetazole) 2 KIT [IV] 1일 1회 주사하세요 08-25
(3) 티디백신예방접종 1 SYRN [예방접종] 1일 1회 주사하세요 [본인100] 08-25
BR
NPO
SpO2 monitoring

(12) Perdipine 10mg (Nicardipine) 2mg [IV] 1일 1회 주사하세요 08-25
(13) Perdipine 10mg (Nicardipine) 2mg [IV] 1일 1회 주사하세요 08-25
(14) Perdipine 10mg (Nicardipine) 2mg [IV] 1일 1회 주사하세요 08-25
(4) Sodium chloride 0.9% 1000ml/PA 1PA [IV] 1일 1회 주사하세요 20gtt 08-25
(5) Muteran 600mg/6ml(Acetylcysteine) 1AM [IV] 1일 1회 주사하세요 [본인100] 08-25
(6) Pantoloc 40mg (Pantoprazole) 1VI [IV] 1일 1회 주사하세요 적정용량 용해가능 [본인100] 08-25
(7) Sodium chloride 0.9% 20ml (생리식염주사액) 1AM [IV] 1일 1회 주사하세요 적정용량 용해가능 08-25

(15) Sodium chloride 0.9% 100ml/PA 1PA [IV] 1일 1회 주사하세요 08-25
(16) Perdipine 10mg (Nicardipine) 4AM [IV] 1일 1회 주사하세요 08-25
Emergency CBC & Differential Count(6종) [Blood, whole][희망의:응급일반]
aPTT(Activated Partial Thromboplastin Time):응급검사실 [Blood, plasma][희망의:응급일반]
PT(Prothrombin Time):응급검사실 [Blood, plasma][희망의:응급일반]
D-dimer Test(정량) [Blood, plasma][희망의:응급일반]
E-ADM3(Emergency Admission 15종) [Blood, serum][희망의:응급일반]
Osmolality(Serum):응급검사실 [Blood, serum][희망의:응급일반]
Ammonia:응급검사실 [Blood, plasma][희망의:응급일반]
Lactic Acid:응급검사실 [Blood, plasma][희망의:응급일반]
CK,CPK(Creatine Phosphokinase):응급검사실 [Blood, serum][희망의:응급일반]
CK-MB:응급검사실 [Blood, serum][희망의:응급일반]
r-GT(gamma-GTP):응급검사실 [Blood, serum][희망의:응급일반]
LDH(Lactate Dehydrogenase):응급검사실 [Blood, serum][희망의:응급일반]
Total Amylase:응급검사실 [Blood, serum][희망의:응급일반]
Lipase:응급검사실 [Blood, serum][희망의:응급일반]
Mg(Magnesium) [Blood, serum][희망의:응급일반]
iCa(Ionized Ca):응급검사실 [Blood, serum][희망의:응급일반]
CRP(C-Reactive Protein)(정량):응급검사실 [Blood, serum][희망의:응급일반]
Troponin I:응급검사실 [Blood, serum][희망의:응급일반]
Neutrophil Gelatinase-Associated Lipocalin Quantitative test [Blood, plasma][희망의:응급일반] [선별80]
ABGA(자체검사 시행 지시) : VBGA

서식 4-8 의사지시기록②

등록번호 : ( ) 성명 : ( ) 성별/나이 : (남 / 58세)

```
PCL XL ERROR

    VERSION:     V11.00.87 11-08-2016

    ERROR:       Incomplete Session by time out

    OPERATOR:    ReadImage

    POSITION:    10823

    ERROR CODE:  11-1312


    JOB INFO:

    [2021-02-18 13:38:43.911] ERROR:;JOBID:6023;
```

서식 4-9 간호일지①

등록번호 : (   )   성명 : (   )   성별/나이 : (남 / 58세)

간호일지 *(작성일자 : 2020-08-31)*

00:25
E 통증 감소함 (통증 정도(NRS) : 0).

작성자

02:00
I 병실 순회함. I 환자확인(이름,등록번호,인식표) 시행함.

작성자

04:01
O 수면 중임. O Glasgow Coma Scale : 4/5/6 . O 근력 : 전신 G5. O ABR 중임. O 상처 dressing 상태임. I 의식수준 변화가 있는지 관찰함. I 사지근력 평가함. I 필요시 도움을 요청하도록 격려함. I 2시간마다 체위변경의 중요성을 설명하고 격려함.

작성자

08:00
I 병실 순회함. I 환자확인(이름,등록번호,인식표) 시행함.

작성자

10:30
S 괜찮아요. O Glasgow Coma Scale : 4/5/6. O 근력 : 전신G5. O ABR 중임. O 상처 dressing 상태임. A 피부손상의 위험. P 피부손상이 없다. I 의식수준 변화가 있는지 관찰함. I 사지근력 평가함. I 필요시 도움을 요청하도록 격려함. I 2시간마다 체위변경의 중요성을 설명하고 격려함. I 절대안정 유지하도록 교육함. E 피부손상 없음.

작성자

16:00
I 병실 순회함. I 환자확인(이름,등록번호,인식표) 시행함.

작성자

16:45
I prof 절대안정 해제함. I 화장실정도 가는 ambulation 하도록 격려함. I 욕창 재사정 시행함.

작성자

19:00
O Glasgow Coma Scale : 4/5/6. O 근력 : 전신 G5. O 상처 dressing 상태임. O 통증 감소함 밤에 통증 심해진다고 함. O ambulation 잘함. O 보호자 환자 옆에 상주하고 있음. I 의식수준 변화가 있는지 관찰함. I 사지근력 평가함. I ambulation시 보호자 동반하도록 설명함 . I 두통 양상 확인함. I 침상안정시 침대 난간을 올리고 있도록 교육함. I 필요시 도움을 요청하도록 격려함.

작성자

서식 4-9 간호일지②

등록번호 : (   )   성명 : (   )   성별/나이 : (남 / 58세)

회복간호기록(작성일: 2021-00-00)

수술진료과

상병명

수술명

마취종류

회복실 입실 및 퇴실

입 실 시 간		퇴 실 시 간	
인 계 자		퇴실 지시의	
인수 간호사		퇴실 간호사	
회복 간호사			

임상관찰

항목	구분	time								
활 력 징 후 (vital sing)	SBP(mmHg)									
	DBP(mmHg)									
	MBP(mmHg)									
	ISBP(mmHg)									
	IDBP(mmHg)									
	IMBP(mmHg)									
	PR(회/min)									
	RR(회/min)									
	BT(˚C)									
	SpO2 (%)									
산 소 요 법	O2 Mask (L/min)									
낙 상 예 방 활 동	Side Rail 적용									
	침대 바퀴 고정									
	바닥 물기 제거									
의 식 수 준 (LOC)	의식수준									
통 증 평 가 (NRS/FPS)	강도(NRS): 의사소통 가능 및 수 개념을 이해하는 12세 이상 환자									
진 정 척 도	BIS									
position	position									
말초정맥관	IV 위치 1									
	IV 상태 1									
기 도 유 지	입실시 기도 유지									
PAR score	활동									
	호흡									
	순환									
	의식									
	산소포화도									
	총점									
P O N V	PONV									
Block level	Motor_ LT									
	Motor_ RT									
	sensory									
P C A	Start/Stop									
	총용량									

● 기록 항목

> 수술 진료과, 상병명, 수술명, 마취 종류, 회복실 입실 및 퇴실(입실시간, 퇴실시간, 인계자, 퇴실 지시 의사, 인수 간호사, 퇴실 간호사, 회복 간호사), 임상 관찰(활력징후, 산소요법, 낙상 예방활동, 통증평가, 의식 수준, 진정척도, 체위, 말초정맥관, 기도유지, PAR score, PONV, black level, PCA 등)

10) 간호정보조사기록

담당 간호사가 환자 입원 후 24시간 이내에 초기 평가하여 진료에 도움되도록 환자나 보호자로부터 정보를 얻어 기록한다. 성인 및 특수환자(산모, 소아, 정신질환자, 신생아 등)는 별도의 서식을 이용하여 각각 기록한다(서식 4-10 참조).

● 기록 항목

> 환자의 일반정보(직업, 교육 정도, 종교, 영적 요구, 결혼상태, 경제상태, 문화적 · 종교적 특수성), 입원과 관련된 정보(진단명, 입원일자, 입원시간, 입원경로, 입원방법, 입원 시 동반자, 입원 동기 및 병에 대한 인식), 기호 정보(흡연 정보, 금연상담 여부, 음주 정보, 기호식품, 수혈부작용), 기본신체정보(혈압, 맥박, 호흡, 체온, 신장, 체중, SPO_2, 혈액형), 신체사정(기형상태, 통증 유무, 식욕 및 체중변화, 수면상태, 의식상태, 계통별 이상 유무), 기타(최근 투약상태, 알레르기 유무, 폐렴구균 예방접종 여부, 사생활 보호 요청, 특이사항 등)

11) 진단검사의학 결과보고서(laboratory medicine report)

주치의사의 지시에 따라 환자에게서 채취한 혈액, 소변, 객담 등을 진단의학과 전문의사의 감독 하에 분석하여 기록한다. 전자의무기록에서는 검사의 종류와 날짜순으로 정리되어 검사 결과를 비교 분석하기 쉽다(서식 4-11 참조).

● 기록 항목

> 진찰권번호(등록번호), 환자명, 성별, 나이, 병실, 검사명, 검사 대상물명(검체명), 검사 날짜, 도착시간과 종료시간, 검사자 서명 등

서식 4-10 간호정보조사기록①

등록번호 : (　　　　) 성명 : (　　　) 성별/나이 : (여 / 36세)

초기간호정보

산과 *(작성일 :2020-09-01 11:58)*

입원정보

일반정보

도착시간 :2020-09-01 11:50
작성시간 :2020-09-01 11:50
정보제공자 :본인
국적 :대한민국
언어 :한국어
종교 :기독교
결혼 상태 :기혼
결혼 연령 :34
음주 여부 :아니오
흡연 여부 :아니오
배우자 이름 :
배우자 주민등록앞자리 :
배우자 혈액형 :B
배우자 Rh type :RH+
배우자 교육정도 :대졸
배우자 직업 :기타 분류불능
음식 Allergy 유무 :무
약물 Allergy 유무 :무
기타 Allergy 유무 :무
혈액형 :A
혈액형 Rh type :RH+
교육정도 :대졸
직업 :주부(65세미만)
배우자 정보 :유
배우자 직업 기타상세 :용접

입원정보

입원경로 :기타
입원경로 기타상세 :문의 전화 후 직접 내원
입원방법 :도보
입원동기(주증상) :preg at 35+2 일 parity 0-0-0-0 IUI 산모로 질출혈 있어 문의 전화 후 직접 내원함
분만실 도착시간 :2020-09-01 11:30
최종 음식물 섭취일시 :2020-09-29 20:00
최종 섭취 음식물 종류 :밥
외관상 건강상태 :보통

과거력

서식 4-10 간호정보조사기록②

등록번호 : (　　　　　) 　성명 : (　　　) 　성별/나이 : (여 / 36세)

산모병력 :무
배우자 병력 :무
입원력 :무
수술력 :무
최근투약상태 :무
임신중 약물 복용 유무 :무
지참의약품 :무

산과정보
임신 기간 :35+2
분만 예정일 :2020-10-04
산전 진찰 여부 :예
산전 방문 의료기관 :모태 산부인과 ---본
정기 진찰 여부 :예
최종 진찰일 :2020-10-04
보조생식술 :인공수정
예정 수유방법 :모유수유
제대혈 신청 :무

부인과 정보
월경 주기 :규칙
출산력 만삭 자녀수 :0
출산력 조산 횟수 :0
출산력 유산 횟수 :0
출산력 생존자녀수 :0

산모상태
이슬 :무
파수 :무
진통 :무
태아심음 :유
부종 :무
단백뇨 :무

성장발달력
배우자 국적 :대한민국

가족력
부 병력 유무 :무
부 암병력 유무 :무
모 병력 유무 :유
모 병력 종류 :고혈압
모 암병력 유무 :무
형제/자매 병력 유무 :무
형제/자매 암병력 유무 :무
자녀 병력 유무 :무
자녀 암병력 유무 :무

신체사정
활력징후
SBP(mmHg) :119
DBP(mmHg) :79

서식 4-10 간호정보조사기록③

등록번호 : ( ) 성명 : ( ) 성별/나이 : (여 / 36세)

PR(회/min) :82
RR(회/min) :18
BT(℃) :37.1
SpO2(%) :99

신체계측
신장(cm) :164.0
체중(kg) :79.1
임신 전 체중 :72
체중변화기간(개월) :9
체중변화상세(kg) :7
체중변화증감 :증가

영양상태
체중변화 :유
식욕 :보통
연하곤란 :무

전반적 상태
수면장애 :무
신체증상 :질출혈

의식상태
의식상태 :명료
통증에 대한 반응 :유
지남력 사람 :intact
지남력 시간 :intact
지남력 장소 :intact
의사소통 :원만함

소화기계
대변 횟수(회/일) :1/1

비뇨기계
배뇨장애 유무 :무

정서상태
정서상태 :안정

입원 시 간호 및 교육내용
교육 내용

환자의 권리 :진료받을 권리, 알권리 및 자기결정권, 비밀을 보호받을 권리, 상담 · 조정을 신청할 권리
환자의 의무 :의료인에 대한 신뢰 · 존중 의무, 부정한 방법으로 진료를 받지 않을 의무, 병원 내 관련 규정 준수 의무
병실내 시설 :간호사호출기, 야간등, 전화기, 침대, 침상등, 사물함, 냉장고, 화장실 비상벨 , 응급시 호출 방법
병동내 편의시설 :휴게실, 배선실, 샤워실
병원 편의시설 :편의점, 식당, 은행, 종교실, 도서대여, 코인세탁실, 의료용품점, 무인민원발급기
병원 생활 :손위생, 입원준비물품, 환자확인팔찌 착용, 시트 환자복 교환, 침상이동 제한, 보호자 상주 및 간병인 안내, 퇴원안내, 식사시간, 회진시간, 감염성폐기물 분리 수거, 제증명 발급, 병상간 커튼사용 자제
낙상 예방 :미끄럽지 않은 신발, 바닥 미끄럼주의, 야간등, 주변물품 정리, 침상난간 올려진 상태유지, 이동보조기구 바퀴 고정후 사용
기타 교육사항 :불만 및 고충처리 절차 안내, 도난예방, 주차안내, 화재발생시 행동 및 대피방법, 전열기구 사용금지, 금연, 사생활보호를 위한 환자의 요구 절차 확인, 입원생활안내문 제공, 진정함 안내
안내 받은 환자(보호자) 성명 :서지혜
환자와의 관계 :본인

작성자

서식 4-11 진단검사의학 결과보고서①

등록번호 : (   ) 성명 : (   ) 성별/나이 : (여 / 5개월)

검체검사결과 (진단검사의학과)
의뢰처/진료과 : NICU / PED 의뢰의사 :
(의뢰일시 : 2020-08-31 / 접수일시 : 2020-08-31 08:56 / 보고일시 : 2020-08-31 09:40)

검사명 :

일반진단검사-CBC

검체명 :

Blood, whole

항목명	검사결과	H/L	참고치	결과비고
WBC Count	8.56		5.0 ~ 19.5 10^3/uL	
RBC Count	2.64	▼	3.0 ~ 5.4 10^6/uL	
Hb(Hemoglobin) [Spectrophotometry]	9.6	▼	10.0 ~ 18.0 g/dL	
Hct(Hematocrit)	27.0	▼	31 ~ 55 %	
Platelet Count	556	▲	130 ~ 400 10^3/uL	
MCV	102.7	▲	80 ~ 99.5 fL	
MCH	36.5		26 ~ 38 pg	
MCHC	35.6		32 ~ 37 g/dL	
MPV	8.8		6.5 ~ 12.0 fL	
Segmented Neutrophil(%)	26.0	▼	35 ~ 74 %	
Lymphocyte(%)	68.0	▲	20 ~ 51 %	
Monocyte(%)	3.0		3 ~ 11 %	
Eosinophil(%)	3.0		0 ~ 10 %	
Basophil(%)	0.0		0 ~ 2.0 %	
Segmented Neutrophil(#)	2.23		10^3/uL	
Lymphocyte(#)	5.82		10^3/uL	
Monocyte(#)	0.26		10^3/uL	
Eosinophil(#)	0.26		10^3/uL	
Basophil(#)	0.00		10^3/uL	
NRBC(%)	0.0		0 ~ 0 /100WBC	
NRBC(#)	0.00		0 ~ 0.1 10^3/uL	

보고자: / 확인자:

서식 4-11 진단검사의학 결과보고서②

등록번호 : (　　　　) 성명 : (　　　) 성별/나이 : (여 / 5개월)

검체검사결과 (진단검사의학과)

의뢰처/진료과 : NICU / PED 의뢰의사 :

(의뢰일시 : 2020-08-31 / 접수일시 : 2020-08-31 09:43 / 보고일시 : 2020-08-31 11:00)

검사명 :

일반화학검사-간기능

검체명 :

Blood, serum

항목명	검사결과	H/L	참고치	결과비고
AST(SGOT,GOT)	25		13 ~ 33 U/L	
ALT(SGPT,GPT)	11		6 ~ 27 U/L	
ALP,AP(Alkaline Phosphatase)	157		48 ~ 406 U/L	
TB(Total Bilirubin)(정량)	4.75	▲	0.22 ~ 1.2 mg/dL	
TP(Total Protein)(정량)	4.8	▼	6.5 ~ 8.0 g/dL	
Albumin	3.3	▼	4.0 ~ 5.0 g/dL	
UN,BUN(Urea nitrogen, NPN 포함)	12.9		8 ~ 20 mg/dL	
Cr(Creatinine)	0.31	▼	0.60 ~ 0.90 mg/dL	
eGFR(CKD-EPI Creatinine)	계산불가			
eGFR(MDRD)	계산불가			
TCa(Total Calcium)	9.2		8.7 ~ 10.6 mg/dL	
P(Phosphorus)	6.9	▲	2.5 ~ 4.7 mg/dL	
UA(Uric Acid)	2.1		1.7 ~ 5.1 mg/dL	
Glucose(정량)	94		74 ~ 127 mg/dL	
Na(Sodium)	139.0		135 ~ 150 mEq/L	
K(Potassium)	5.19	▲	3.4 ~ 5.0 mEq/L	
Cl(Chloride)	110.2	▲	98 ~ 110 mEq/L	

보고자:　　　　　/ 확인자:

서식 4-11 진단검사의학 결과보고서③

등록번호 : ( )	성명 : ( )	성별/나이 : (여 / 5개월)

기능검사결과

진료과/병동(의뢰처) : 소아청소년과 (NICU)

(의뢰일: 2020-08-31 / 검사일: 2020-08-31 / 판독일시: / 결과보고일시: 2020-08-31 09:40)

임상진단명 :

Low birth weight infant

임상소견 및 병력 :

검사명 :

EKG (병동Portable 심전도)

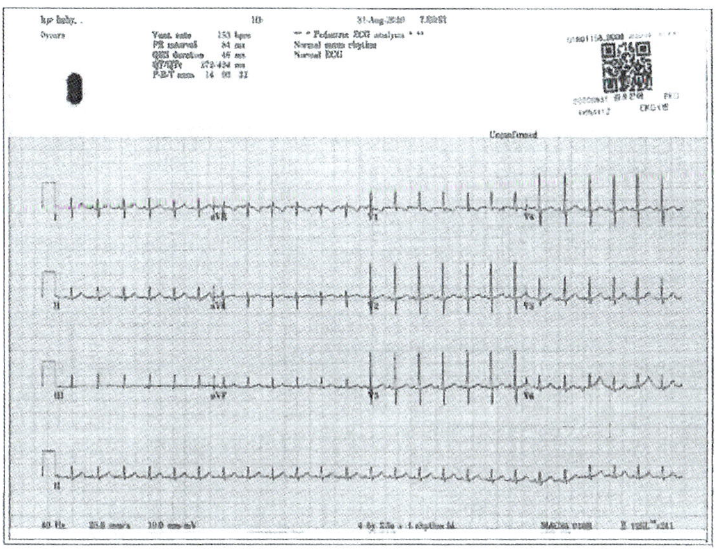

검체검사결과 (진단검사의학과)

의뢰처/진료과 : NICU / PED 의뢰의사 :

(의뢰일시 : 2020-08-31 / 접수일시 : 2020-08-31 11:06 / 보고일시 : 2020-09-03 11:30)

검사명 :

감염검사-일반미생물

검체명 :

Nasal/MRSA

Culture,ID,Sensitivity(MRSA)

No Methicillin resistant staphylococcus aureus isolated

보고자: / 확인자:

12) 영상의학검사보고서(X-ray report)

영상의학검사보고서에는 영상의학기록과 방사선치료기록 등이 있으며, 각 서식에 맞게 작성자 의무자가 작성하고 서명해야 한다(서식 4-12 참조).

(1) 영상의학기록

진단을 위하여 방사선 촬영을 한 결과가 의료영상저장전송시스템(picture archiving and communication system, PACS)에 저장된 것을 영상의학과 전문의사가 판독하고 그 내용을 기록한다.

(2) 방사선치료기록

방사선 치료를 시행한 경우 광선의 종류, 양, 치료받은 부위 등을 자세히 기록하여 방사선종양학과 전문의사가 서명한다.

13) 산과기록(obstetric record)

산과에서는 일반서식과 다른 특수서식을 사용하며, 산전기록, 진통 및 분만기록, 산후기록 등이 있다.

(1) 산전기록(prenatal record)

임신 초기에 산과외래를 방문한 때부터 분만 전까지 기본적 산전관리를 받을 때마다 정기적으로 기록된다. 분만 시에 참고하며 분만 후에는 입원기록에 포함시켜 보관한다.

● 기록 항목

> 가족력, 월경력, 병력, 현재 임신, 이전 임신력(GPLDA; G-임신횟수, P-출산횟수, L-생존아수, D-사망수, A-유산횟수), 신체조사, 골반검사, 임상병리검사, 연속적 산전관리기록

(2) 진통 및 분만기록(labor and delivery)

진통 및 분만기록에는 병력, 신체조사의 결과, 진통과 분만과정을 기록한다. 진통단계는 제1기(진통 시작부터 자궁경이 완전히 열릴 때까지), 제2기(자궁경이 완전히 열린 후부터 태아 분만까지) 제3기(태아 분만부터 태반이 나올 때까지)로 구분한다.

서식 4-12 영상의학검사보고서

등록번호 : (　　　　) 성명 : (　　　) 성별/나이 : (여 / 5개월)

영상검사결과

진료과/병동 (의뢰처) : 소아청소년과 (NICU)

검사일 : 2020-08-21 09:46:26

임상진단명 :

Low birth weight infant

임상소견 및 병력 :

검사명 :

PED Kidney, Adrenal, Bladder US

[Finding]

[Conclusion]

RK - 3.9 cm LK - 3.9 cm

Mild dilatation of renal pelvis, Lt.

Normal shape and echotexture of both kidneys.

No abnormalities in the bladder.

No ascites.

판독의 :

최종 판독의

● 기록 항목

> 진통 시작시간, 양수막 파열양상(자연적 혹은 인위적), 체온, 맥박, 호흡, 태아의 심음, 자궁수축, 및 자궁경의 확장, 1 · 2 · 3기에 소요되는 시간, 태위, 분만방법, 집게 사용 여부, 신생아의 성별, 체중, 상태 및 아프가점수(Apgar score)[3], 태반과 제대의 상태, 회음 외측절개 또는 파열, 파열 방향과 정도, 파열 부위의 봉합 · 진통제 · 마취제 · 자궁수축제 등의 사용 약물, 출혈량(정상 분만에서는 500cc 이상, 제왕절개에서는 1,000cc 이상이면 과다출혈로 간주), 합병증 또는 기형 등

(3) 산후기록(postpartum record) (서식 4-13 참조)

① **산후경과기록**(obstetric record)

정상 산모인 경우 별도로 기록하지 않으며, 재왕절개를 했거나 분만 합병증 또는 산후 합병증이 심한 경우에 기록한다.

② **산후퇴원요약기록**(obstetric discharge summary)

모든 산모의 의무기록에 포함되어야 한다. 수술을 했거나 합병증이 심한 산모인 경우에는 이러한 간단한 산후퇴원요약기록 대신 일반퇴원요약을 기록해야 한다.

③ **산후간호기록**(nurse's postpartum record)

산후 재원기간 동안 산모의 상태를 간호사가 그래프로 그린 기록으로, 이 서식을 별도로 사용하지 않는 병원에서는 이러한 내용을 일반 환자용 그래프 기록과 간호기록에 요약할 수 있다.

● 기록 항목

> - **산후 경과기록 및 퇴원요약기록** : 입 · 퇴원 날짜, 산전 상태, 진통과 분만, 산후경과, 신생아의 상태 등
> - **산후간호기록** : T.P.R 섭취량과 배설량, 유방과 유두의 상태, 외부 회음부의 상태 등

14) 신생아기록(newborn record)

신생아에 관한 기록은 엄마의 기록과 분리하여 보관하며, 특수서식으로서 분만 시 신생아기록(birth history 또는 delivery room observation of the neonate), 신생아 검진기록(infant record, physical examination), 신생아 확인기록(newborn identification form)을 작성한다(서식 4-14 참조).

---

3 아프가점수(Apgar score) : 신생아의 신체 상태를 측정한 점수로, 분만 후 1분과 5분에 심박동, 호흡, 피부색, 근육의 긴장 상태 및 자극에 대한 반응을 각각 0, 1, 2점으로 나누어 측정하며 10점이 만점이다. 아프가점수가 높을수록 건강한 아이이다.

서식 4-13 산과기록①

등록번호 : (　　　　　　)　　성명 : (　　　　)　　성별/나이 : (여 / 36세)

입원초진　산과(산부인과) *(2020-09-01)*

Chief Complaint

1. amenorrhea, pregnancy- 해당없음

현병력

상기분 무월경 35주 2일 IUI 단태아 초산모 (0-0-0-0) 로 PI previa with bleeding 으로 내원함

내원일 새벽 5시 5분 경 변기 빨갛게 될 정도의 vaginal bleeding 있었다고 하며, 정확한 양은 모른다고 하며
아침 7시 반 경 중형패드 1/3 정도 적실 정도의 선홍색 질출혈 있어 분만실로 내원함

진료 당시에는 묻어나는 정도라고 하며, 새벽에 mild abd discomfort 있었으나 진료 당시 완화된 상태라고 함
기타 호소증상 없음
fever , fever sx, 코로나 접촉력 없음

- 산모 내과적 과거력 특이소견 없음
- 태아 산전진찰 상 특이소견 없음
- parity : 0-0-0-0
- EFW : 2580 gm

OB exam>
Cx closed
Cx erosive : to[illegible] bleeding +
V/D : 손가락 1개 정도 검붉은 clot 나온 후 no active bleeding

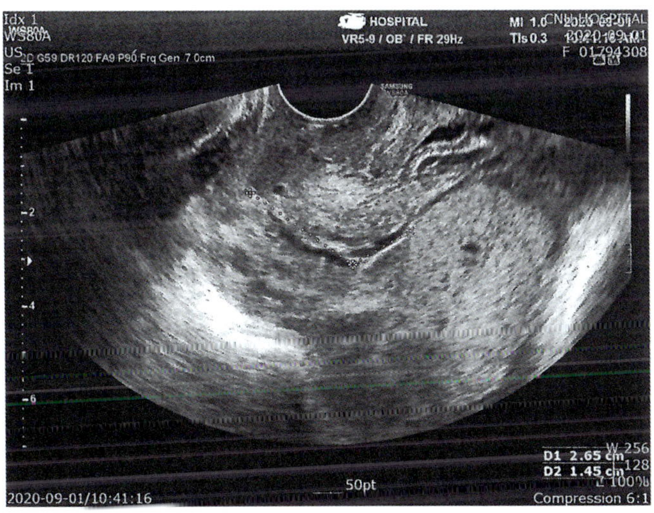

서식 4-13 산과기록②

등록번호 : (   )   성명 : (   )   성별/나이 : (여 / 36세)

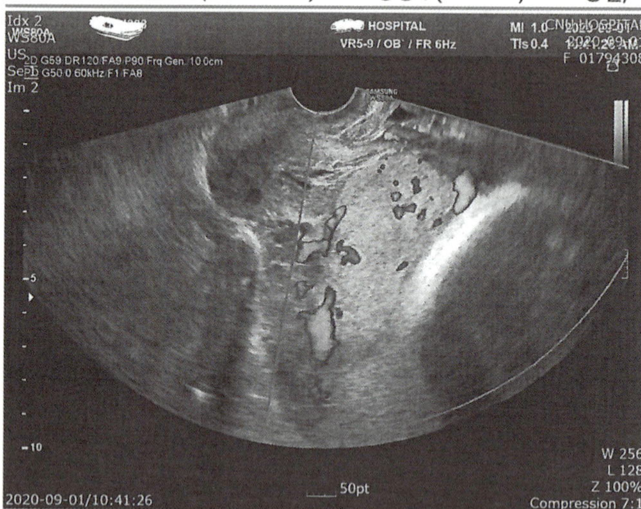

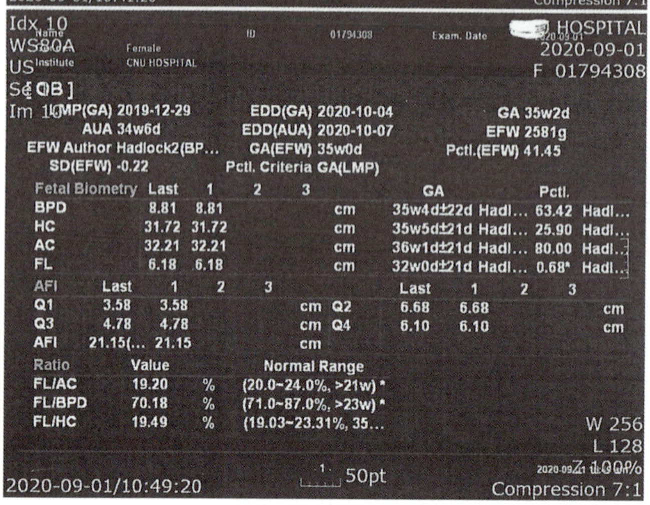

Idx 10 HOSPITAL
WS80A Name Female ID 01794308 Exam. Date 2020-09-01
US Institute CNU HOSPITAL
F 01794308
[OB]

LMP(GA) 2019-12-29 EDD(GA) 2020-10-04 GA 35w2d
AUA 34w6d EDD(AUA) 2020-10-07 EFW 2581g
EFW Author Hadlock2(BP… GA(EFW) 35w0d Pctl.(EFW) 41.45
SD(EFW) -0.22 Pctl. Criteria GA(LMP)

Fetal Biometry	Last	1	2	3		GA		Pctl.	
BPD	8.81	8.81			cm	35w4d±22d	Hadl…	63.42	Hadl…
HC	31.72	31.72			cm	35w5d±21d	Hadl…	25.90	Hadl…
AC	32.21	32.21			cm	36w1d±21d	Hadl…	80.00	Hadl…
FL	6.18	6.18			cm	32w0d±21d	Hadl…	0.68*	Hadl…

AFI	Last	1	2	3			Last	1	2	3	
Q1	3.58	3.58			cm	Q2	6.68	6.68			cm
Q3	4.78	4.78			cm	Q4	6.10	6.10			cm
AFI	21.15(…	21.15			cm						

Ratio	Value		Normal Range
FL/AC	19.20	%	(20.0~24.0%, >21w) *
FL/BPD	70.18	%	(71.0~87.0%, >23w) *
FL/HC	19.49	%	(19.03~23.31%, 35…

W 256
L 128
Z 100%
Compression 7:1
50pt
2020-09-01/10:49:20

Duration (weeks) 35+2wks
EDC 2020년10월04일
Number of fetus Singleton

과거력

DM No
HT No
Thyroid diseases No

서식 4-13 산과기록③

등록번호 : ( ) 성명 : ( ) 성별/나이 : (여 / 36세)

산과력
Menses
  EDC 2020년10월04일
Parity
  T 0
  P 0
  A 0
  L 0

사회력
Alcohol No
Smoking No

가족력
Nonspecific

계통문진
Normal

신체검사
GA
  General state of health Well

검사결과
2. 3 trimester USG
  PP Vx
  Baby
    FHT Positive
    EFW (g/percentile) 2580 gm
    AFI Adequate
      Q1 3.58
      Q2 6.68
      Q3 4.78
      Q4 6.10
      합계 21.14
    Placental location post previa intact
    BPP
      Movement 2점
      Tone 2점
      Breathing 2점
      AF 2점
      NST 2점
      Total 10 / 10
    Umbilical a. Doppler
      S/D 2.8
    Cervical length 40mm
NST
  Ut contraction : tonus 50 1회
  FH var : moderate reactive 130-180 bpm

서식 4-13 산과기록④

등록번호 : (   )   성명 : (   )   성별/나이 : (여 / 36세)

추정진단

Impression
  Preg at 36 wks
  Pl previa with bleeding
  Rt Vulava cyst

초기퇴원계획

진단계획
  sono
  NST
  lab
치료계획
  C/S
초기퇴원계획
  OPD fu
  퇴원 예정지
    불확실
  퇴원예상
    예측불가
  퇴원시 예상되는 요구내용
    해당없음

통증평가

1) 통증의 유무 : 무

약물이상반응정보

1) 약물이상반응 : 무

작성자

서식 4-14 신생아기록①

등록번호 : (   ) 성명 : (   ) 성별/나이 : (여 / 5개월)

입원초진 소아청소년과(소아청소년과) *(2020-08-13)*

Chief Complaint

1. birth weight, low

현병력

GA 36+4 wks, Bwt 1930g, Twin 1st(Natural twim, DCDA) 13:18 출생

Initial crying, activiy 확인 되지 않았으며 HR 100회/분 이상으로
tactila stimulation 시행하였고 생후 5분 전신 pinkish 하여
NICU로 이동함. NICU 도착시 Sp02 82% 확인됨.

Neonatal history
Birth date 2020년08월13일 PM 13시 18분
Birth place inborn
Apgar score

Apgar	1분	5분
Appearance	1	2
Pulse rate	2	2
Grimace	2	2
Activity	2	2
Resp. effort	2	2
Total	9	10

Gestation age 36wks 4days
Nuchal cord
No
Meconium-stained amniotic fluid
No
Neonatal Resuscitation
Only provide initial steps of newborn care

과거력

산모 A+ Rh+
CBC 5910-13.6-286K
FGR
Medical disease or drug medication history
Disease No
Drug No
Radiologic exposure No

임신/분만 문세

Problem during pregnancy or delivery
분만형태
C section
Amniotic fluid
Normal
Singletone/Multiple gestation
Singleton
Order of birth

서식 4-14 신생아기록②

등록번호 : (　　　　　)　성명 : (　　　)　성별/나이 : (여 / 5개월)

1st
Pregnancy
자연임신

산과력
Maternal history
산모이름
산전진찰 본원
분만장소 본원
Age 만 31세
Gravida 1회
Parity
T 0 P 0 A 0 L 0
Blood type ABO A RH positive
DM -
HTN -

사회력
직업 아빠 회사원 엄마 주부
교육 아빠 대졸이상 엄마 대졸이상
국적
아빠 대한민국
엄마 대한민국
결혼상태
결혼

가족력
Nonspecific

계통문진
Uncheckable

신체검사
기본정보
BWt 1930 g 10-25p
HT 42 cm 3p
HC 32.8 cm 50p
TPR 36.6 ℃
전신소견
Physical activity Good
Crying Vigorous
Muscle tone Good
피부소견
Color Pinkish
두경부
Normocephaly
흉부소견
Expansion Symmetric
Breathing sound Clear
Heart beat Regular
복부소견
Soft

서식 4-14 신생아기록③

등록번호 : ( )	성명 : ( )	성별/나이 : (여 / 5개월)

제대
  Artery 2개 Vein 1개
외부성기
  여자
항문
  Perforate
반사
  Moro Good
  Rooting Good
  Sucking Good

추정진단

Impression
  Preterm, AGA
  Twin First(Natural, DCDA)
  LWBI

초기퇴원계획

진단계획
  CBC, ADM, CRP, B/C
  CXR
치료계획
  Respiratory support(PRN)
  IV Fluid therapy
  Feeding
초기퇴원계획
  증상 호전시 퇴원
  출생체중 회복
  황달 위험 없음.
  수유 양호시
  퇴원 예정지
    자택
  퇴원예상
    1주이내
  퇴원시 예상되는 요구내용
    가정간호

통증평가

1) 통증의 유무 : 무

약물이상반응정보

1) 약물이상반응 : 무

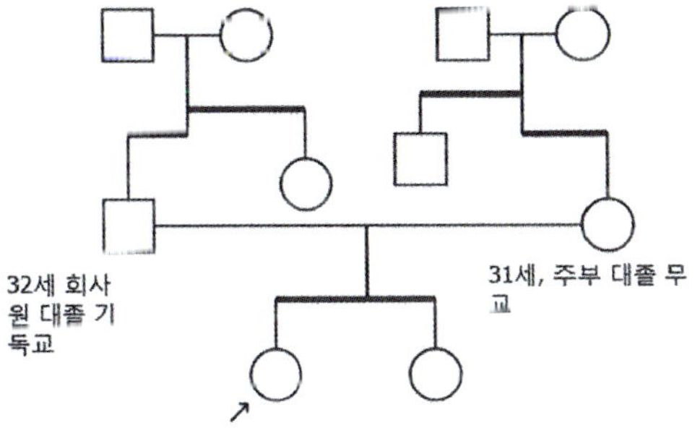

작성자

서식 4-14 신생아기록④

등록번호 : (　　　　　)　　성명 : (　　　　)　　성별/나이 : (여 / 5개월)

초기간호정보

신생아 *(작성일 :2020-08-13 13:50)*

입원정보

일반정보

도착시간 :2020-08-13 13:35

작성시간 :2020-08-13 13:40

정보제공자 :부

종교 :무

음식 Allergy 유무 :무

약물 Allergy 유무 :무

기타 Allergy 유무 :무

입원정보

입원동기(주증상) :8/13 13:19:46, preg at 36+4wks. parity 0-0-0-0, natural Twin 1st Female, C/S, apgar 9/10, 1930g 으로 출생 한 아기로 출생 직후 SpO2 detect 되지 않았으나 crying&activity 양호하였으며 color pinkish한 상태로 premature care위해 NICU 입실하였으며 입실 시 SpO2 83 체크됨.

과거력

입원력 :무

수술력 :무

최근투약상태 :무

지참의약품 :무

출생정보

출생정보

신생아 성별 :여아

출생일시 :2020-08-13 13:18:50

분만장 출발시간 :2018-08-13 13:30

재태기간(주/일) :36+4

출생당시 체중(g) :1930

분만 의사 :

분만참여 간호사 :

소아청소년과 참여유무 :유

소아청소년과 이름 :

유도분만 유무 :무

기형/선천성 이상 :무

출산형태 :C/S

출생구분 :원내출생

첫대변 유무 :무

첫소변 유무 :무

태변착색 유무 :무

Apgar Score

1분 Apgar Score Pulse Rate :2

1분 Apgar Score Resp. Effort :2

1분 Apgar Score Muscle Tone :2

1분 Apgar Score R. Irritability :2

1분 Apgar Score Skin Color :1

1분 Total Apgar Score :9

5분 Apgar Score Heart Rate :2

서식 4-14 신생아기록⑤

등록번호 : (　　　　　)	성명 : (　　　)	성별/나이 : (여 / 5개월)

5분 Apgar Score Resp. Effort :2
5분 Apgar Score Muscle Tone :2
5분 Apgar Score R. Irritability :2
5분 Apgar Score Skin Color :2
5분 Total Apgar Score :10

신체사정

활력징후
PR(회/min) :142
RR(회/min) :62
BT(℃) :36.6

신체계측
신장(cm) :42
체중(g) :1930
두위(cm) :32.8
흉위(cm) :27.2

신생아 신체사정
제대동맥 개수 :2
제대정맥 개수 :1
제대출혈 유무 :무
활동 및 울음정도 :좋음
머리천문 :열림
안면기형 :정상
비뇨생식기 :정상
사지/몸통 :정상

순환기계
순환기장애 유무 :무

호흡기계
호흡기장애 유무 :무

피부계
피부 상태 :정상

도착전 신생아 간호
제대 간호 :유
눈 간호 :유
체온유지간호 :유
흡인 유무 :무

입원 시 간호 및 교육내용

교육 내용
환자의 권리 :진료받을 권리, 알권리 및 자기결정권, 비밀을 보호받을 권리, 상담 · 조정을 신청할 권리
환자의 의무 :의료인에 대한 신뢰 · 존중 의무, 부정한 방법으로 진료를 받지 않을 의무, 병원 내 관련 규정 준수 의무
병원 생활 :불만 및 고충처리 절차 안내, 아기 면회 및 면회시간 안내 , 감염 방지, 입실 지침, 담당의, 회진시간, 면담시간 , 각종 서류 및 진단서 발급 절차 안내, 사생활보호를 위한 환자의 요구 절차 확인
유괴예방 :소아(영유아) 유괴 예방 교육
수유방법 :모유수유, 인공수유, 모유 저장 방법
퇴원 시 준비 :보호자 신분증, 아기용 물품
환자와의 관계 :부

서식 4-14 신생아기록⑥

등록번호 : (　　　　) 　성명 : (　　　) 　성별/나이 : (여 / 5개월)

환자

작성일시 : 2020 년 09 월 02 일 13 시 48 분

설명 의사 서명 :

원장 귀하

● 기록 항목

- **분만 시 신생아기록** : 산모의 병력(출산력, 연력, 혈액형, 질병 유무, 임신합병증, 임상검사 및 x-ray 결과)
- **신생아기록** : 출생일, 체중, 아프가점수, 호흡 개시
- **신체조사기록** : 몸무게, 키, 머리둘레, 양두정골, 측면, 영양상태, 피부색, 피부, 림프절, 얼굴, 눈, 코, 입, 목구멍, 숨구멍, 심장, 폐, 복부, 간, 비장, 외부생식기, 고환, 항문, 사지, 반사, 위, 열망, 코드관리, 기력 보호, 기타
- **신생아 확인기록** : 출생에 관한 내용(출생일시, 성별, 부모 성명), 아기의 손바닥 또는 발바닥 도장, 엄마의 엄지손가락 지문, 아기를 확인한 의사와 간호사 서명

15) 동의서(consent form)

법적 문제 발생 시 병원과 의사를 보호하는 서식으로, 개인정보보호법에서도 개인정보 사용에 대한 정보 주체의 동의를 받도록 되어있으므로 동의서의 작성과 관리가 중요하다(서식 4-15 참조).

● 기록 항목

- **수술/시술환자, 마취/진정환자, 혈액제제 투여 환자, 고위험 의약품(항암화학요법 등) 투여 환자 및 조영제 사용 등이 대상인 경우** : 동의서 내용, 환자상태 또는 특이사항, 예정된 의료행위의 종류, 예정된 의료행위의 목적, 필요성 및 방법, 회복과 관련하여 발생할 수 있는 문제, 예정된 의료행위 의외의 시행 가능한 다른 방법, 예정된 의료행위가 시행되지 않았을 때의 결과, 설명 의사의 서명, 동의권자의 서명, 환자가 아닌 보호자나 법적 대리인이 서명을 하는 경우 이에 대한 합당한 이유, 동의서 작성일시 등
- **진료기록의 사본발급 신청 시** : 용도, 복사를 원하는 부분, 신청인과 환자의 관계, 신청인 주소, 신청인 주민등록번호, 신청인 성명 및 서명, 신청인 휴대전화번호, 담당의사 서명 및 서명, 발급신청 연월일, 발급 시행자, 발급 확인자, 사본 수령자, 사본수령 연월일 등

16) 회복실기록(recovery room record)

수술 후 환자는 수술실을 출발하여 병실에 도착할 때까지의 환자 상태가 모두 기록되어야 한다. 회복실 도착 당시의 상태, 회복실 내에서의 환자 상태, 치료 내용, 회복실에서 병동으로 옮겨질 때의 상태 등을 기록한다(서식 4-16 참조).

서식 4-15 동의서①

전자 동의서 응급의학과 2020-09-02

아래턱뼈 골절 수술 동의서

등록번호		성명		성별	남	나이	58세
진료과/병동	성형외과			담당의(주치의)			
참여의료진	집도의1			◉ 전문의	○ 일반의	신경외과	
	집도의2			○ 전문의	○ 일반의		
발생하거나 발생가능한 증상의 진단명			아래턱뼈골절				
수술명			개방적정복술				
시행예정일			2020-09-03				

1. 환자의 현재상태(검사결과 및 환자의 고지에 따라 유/무/미상으로 나누어 기재)

해당사항	유	무	미상	해당사항	유	무	미상
과거병력 (질병, 상해, 전력)	○	◉	○	알레르기	○	◉	○
특이체질	○	◉	○	당뇨병	○	◉	○
고, 저혈압	○	◉	○	마약사고	○	◉	○
복용약물	○	◉	○	기도이상 유무	○	◉	○
흡연여부	○	◉	○	출혈소인	○	◉	○
심장질환 (심근경색증 등)	○	◉	○	호흡기질환 (기침, 가래 등)	○	◉	○
신장질환 (부종 등)	○	◉	○	기타			

2. 수술의 목적 및 효과(필요성 및 단점)

아래턱뼈 골절의 증상은 열상, 개구장애, 부정교합, 치아손상, 구강내 출혈, open-bite ,아래턱 부위의 감각이상이 보일 수 있습니다. 뼈가 노출된 경우 염증에 의해 골수염이 올 수 있으며 얼굴의 변형과 기능장애가 남을 수 있으므로 신속한 수술적 치료가 요구됩니다. 특히 아래턱뼈의 경우 음식을 섭취 할 수 없기 때문에 수술적 치료가 필요합니다. 위에 이야기한 증상의 해소가 목적이며 흉터 및 개구장애가 남을 수 있는 것이 단점입니다.

- 플레이트의 종류

① absorbable type : 제거수술이 필요하지 않다. 그러나 가격이 비싸며 금속성에 비해 약하다.

서식 4-15 동의서②

② non-absorbable type : 경제적이고, 비금속성에 비해 지지력이 강하다. 그러나 제거 수술가능성이 있다.(염증 및 불편감 호소시)

3. 수술 방법 및 내용, 수술 부위 및 추정 소요시간

1) 방법 및 내용
절개창 : 입안절개는 필수적이며, 피부 절개는 상황에 따라 필요할 수도 있습니다. 절개창을 통하여 골절편에 접근하여 플레이트를 이용해 골절편을 고정 및 환원하고 다시 봉합합니다.

2) 추정 소요시간 : 2시간 30분 ~ 3시간 소요 (환자의 상태에 따라 다를 수 있습니다)

4. 수술에 따라 전형적으로 발생이 예상되는 후유증 또는 부작용(내용,정도,대처방법)

1) 부정유합 및 불유합

2) 입벌림 장애

3) 안면 비대칭

4) 혈종 발생

5) 아래턱뼈 부위의 감각이상

6) 염증 및 감염 (만성위턱굴염 등)

7) 수술 부위 반흔

5. 수술 전후 환자가 준수하여야 할 사항(건강관리에 필요한 사항)

1) 수술 전 금식 및 절대안정이 필요합니다

2) 현재 복용하는 약물이나 주사가 있을 때, 복용중단여부를 의사와 상담합니다.

3) 수술 후 1~3일은 물만, 4~5일은 미음, 6~7일은 죽, 8일째부터 밥, 양치질은 8일 이후부터 가능 그전에는 가글링을 충분히 해야 함. 허나, 골절이 심하여 악간 고정을 하는 경우 30일 정도 유동식 섭취해야 할 수도 있음.

6. 수술방법의 변경 또는 수술범위의 추가 가능성
수술과정에서 환자의 상태에 따라 부득이하게 수술방법이 변경되거나 수술범위가 추가

서식 4-15 동의서③

될 수 있습니다. 이 경우, 환자 또는 대리인에게 추가로 설명하여야 하는 사항이 있는 경우에는 수술의 시행 전에 이에 대하여 설명하고 동의를 얻도록 합니다. 다만, 수술의 시행 도중에 환자의 상태에 따라 미리 설명하고 동의를 얻을 수 없을 정도로 긴급한 수술방법의 변경 또는 수술범위의 추가가 요구되는 경우에는 이에 따른 수술의 시행 후에 지체 없이 그 변경 또는 추가의 사유 및 수술의 시행결과를 환자 또는 대리인에게 설명하도록 합니다.

7. 주치의(집도의)의 변경 가능성
수술과정에서 환자의 상태 또는 의료기관의 사정에 따라 부득이하게 주치의(집도의)가 변경될 수 있습니다. 이 경우 수술의 시행 전에 환자 또는 대리인에게 구체적인 변경사유를 설명하고 서면 동의를 얻도록 합니다. 다만, 수술의 시행 도중에 환자의 상태에 따라 미리 설명하고 동의를 얻을 수 없을 정도로 긴급한 집도의의 변경이 요구되는 경우에는 이에 따른 수술의 시행 후에 지체 없이 구체적인 집도의의 변경사유 및 수술의 시행결과를 환자 또는 대리인에게 설명하도록 합니다.

* 수술 전 주치의(집도의)가 바뀌었을 경우 주치의(집도의) 변경 동의서를 추가로 받아야 합니다.

8. 기타사항

1) 예정된 의료행위 이외의 시행 가능한 다른 방법
수술 외에 골절된 뼈를 수복하는 방법은 없음. 경과관찰 및 약물치료를 통한 통증 및 부종 감소를 기대해 볼 수 있음.

2) 예정된 의료행위가 시행되지 않았을 때의 결과
① 가장 흔한 결과 : 안면부 비대칭, 부정교합
② 수술을 시행하더라도 100% 수술 전과 같은 상태로 돌아갈 수 없음. 그러므로 수술을 시행하지 않으며 안면부 비대칭의 확률이 더 높아짐. 수술의 적기(약 2주)를 넘기게 되면 수술이 어려울 뿐 아니라 좋은 결과를 얻기도 힘듦

3) 수술 성공 가능성
대부분 별 문제없이 회복되나 환자의 기저 질환 및 개인적 특성에 따라 변동이 있을 수 있습니다.

나는 다음의 사항을 확인하고 동의합니다.

1. 나(또는 환자)에 대한 수술의 목적, 효과, 과정 발생할 수 있는 문제점, 수술 후 발생 가능한 합병증 및 후유증·수술 이외의 시행 가능한 다른 치료 방법, 치료를 하지 않을 경우의 결과 등에 대한 설명(필요 시 별지 포함)을 의사로부터 들었음을 확인합니다.

서식 4-15 동의서④

2. 이 수술로서 불가항력으로 야기될 수 있는 합병증 또는 환자의 특이체질로 예상치 못한 사고가 생길 수 있다는 점을 위 1.의 설명으로 이해했음을 확인합니다.

3. 이 수술에 협력하고, 이 동의서 제1조의 환자의 현재 상태에 대해 성실하게 고지할 것을 서약하며, 이에 따른 의학적 처리를 주치의의 판단에 위임하여 이 수술을 하는 데에 동의합니다.

4. 수술방법의 변경 또는 수술범위의 추가 가능성에 대한 설명을 이 수술의 시행 전에 의사로부터 들었음을 확인합니다.

5. 주치의(집도의)의 변경 가능성과 사유에 대한 설명을 이 수술의 시행 전에 의사로부터 들었음을 확인합니다.

6. 수술 중 수혈이 필요할 수도 있습니다.

7. 나(또는 환자)는 수술 중 예정된 수술에 변동사항이 생길 경우 보호자에게 설명할 수 있음을 충분히 이해하였습니다.

* 의사의 상세한 설명은 추가작성서식을 사용할 수 있습니다.

* 환자(또는 대리인)는 이 동의서 또는 별지 사본에 대한 교부를 요청할 수 있으며, 이 요청이 있을 경우 지체 없이 교부하도록 합니다. 단, 동의서 또는 별지 사본 교부 시 소요되는 비용을 청구할 수 있습니다.

* 수술 후 보다 정확한 진단을 위하여 추가로 특수 검사를 시행할 수 있으며, 이 경우 추가비용을 청구할 수 있습니다.

* 이 동의서는 전자의무기록으로 설명이 녹음으로 저장되어 있을 수 있음을 알고 있으며 정보를 충분히 이해하여 본인의 자발적인 이해에 근거하여 이 동의서에 서명합니다.

환자와의 관계	본인		
환자 이름 (본인)		집전화	
주민등록상의 생년월일		휴대전화	
주소			
설명 의사 이름		설명 의사 소속	성형외과

환자 서명 전자로 서명 하시기 바랍니다.

서식 4-15 동의서⑤

전자 동의서 신경외과 2020-08-25

조영제 사용 검사 동의서
(CT, 초음파, 혈관조영술, 특수촬영 등)

등록번호		성명		성별	남	나이	58세
진료과/병동	신경외과			담당의(주치의)			
참여의료진	집도의1			◉ 전문의	○ 일반의	신경외과	
	집도의2			○ 전문의	○ 일반의		

발생하거나 발생가능한 증상의 진단명	뇌출혈
검사명	두부혈관단층촬영
시행예정일	2020-08-25

1. 예정된 의료행위 종류

☑CT ☐초음파 ☐혈관조영술 ☐특수촬영

2. 환자의 현재상태(검사결과 및 환자의 고지에 따라 유/무/미상으로 나누어 기재)

해당사항	유	무	미상	해당사항	유	무	미상
과거병력 (질병, 상해, 전력)	○	◉	○	알레르기	○	◉	○
특이체질	○	◉	○	당뇨병	○	◉	○
고, 저혈압	○	◉	○	마약사고	○	◉	○
복용약물	○	◉	○	기도이상 유무	○	◉	○
흡연여부	○	◉	○	출혈소인	○	◉	○
심장질환 (심근경색증 등)	○	◉	○	호흡기질환 (기침, 가래 등)	○	◉	○
신장질환 (부종 등)	○	◉	○	기타			

* CT gastrography의 경우 진경제를 주사하여 실시하므로 다음과 같은 병력이 있는 경우 검사의 제한이 있으니 병력을 기재하여 주시기 바랍니다.

해당사항	유	무	미상	해당사항	유	무	미상
전립선 비대증	○	◉	○	중증 근무력증	○	◉	○
녹내장	○	◉	○	마비성 장폐색	○	◉	○
유문협착	○	◉	○	거대 결장증	○	◉	○

서식 4-15 동의서⑥

3. 검사의 목적 및 효과 (필요성 및 단점)
본 검사는 병변의 종류, 크기, 위치 및 주변조직의 확산 정도 등 병변에 대한 보다 정확한 진단을 위해 조영제를 주입하여 시행하는 검사입니다.

4. 검사 방법 및 내용, 검사 부위 및 추정 소요시간

1) 방법 및 내용, 부위
정맥주사를 통하여 조영제를 주입하는 경우, 팔이나 다리의 정맥에 바늘(18G~24G)을 위치시키며 이 바늘을 통해서 조영제를 주입합니다.
척수강이나 관절강에 조영제를 주입하는 경우, 천자바늘을 관절강이나 척수강 내에 위치한 후 적정량의 조영제를 주입합니다.

2) 추정 소요시간 : 검사의 종류에 따라 소요시간은 매우 상이하나 30분에서 1시간 내외의 시간이 소요됩니다. (CT 검사는 5분 내외의 시간이 소요됩니다.)

5. 검사에 따라 전형적으로 발생이 예상되는 후유증 또는 부작용(내용,정도,대처방법)
- 조영제 주입 시 아래와 같은 증상이 발생할 수 있습니다. 대개는 의사의 치료로 문제없이 해결되지만 약 십만명에 한명 정도 심한 증세가 나타나기도 합니다. 이 경우 치료기간이 길어질 수가 있습니다.
① 조영제 주입 중 약간의 화끈거림을 느낄 수 있습니다.
② 오심이나 구토 증세가 나타날 수 있습니다.
③ 조영제 주입 후 가려움증, 두드러기, 재채기 등 알레르기 반응이 있을 수 있습니다.
④ 아주 드물게는 호흡곤란, 쇼크, 신부전증, 심장마비 등의 부작용이 발생할 수 있습니다.
⑤ 검사 전 정맥주사 부위의 개통을 확인 하였어도 검사 중 조영제가 기계로 부터 주입되는 과정에서 불가항력으로 혈관 외 유출이 발생할 수 있으며 이로 인해 통증, 부종, 수포, 피부 변색이 생길 수 있고 심할 경우 피부이식이 필요할 수도 있습니다.
->경미한 온열감이나 가려움증, 두드러기의 증상 발생 시는 수분 섭취를 증가하여 빠르게 조영제를 체내에서 배출하도록 합니다.
증상이 지속되거나 통증, 호흡곤란, 저혈압, 쇼크 등의 심각한 부작용이 발생한 경우에는 즉시 병원으로 내원하도록 합니다.

6. 조영제 부작용 관련 사항

1) 과거에 조영제를 사용한 검사를 받으신 적이 있습니까?

○ 예

◉ 아니오

서식 4-15 동의서⑦

2) 조영제 사용 검사 시 부작용이 있었습니까?

○ 예

◉ 아니오

3) 현재 복용 중인 약물을 체크하여 주십시오

☐ 항응고제

☐ 항혈전제

☐ 메포민

☐ 당뇨약

☐ 기타

☑ 없음

7. 검사 전후 환자가 준수하여야 할 사항(건강관리에 필요한 사항)

1) 이전에 조영제 부작용이나 과민반응을 경험한 적이 있거나 평소 특이체질인 경우, 반드시 검사 전에 이를 의료진에게 알리도록 합니다.

2) 조영제 사용 검사를 마친 후에 조영제가 빠르게 체내에서 배출되도록 하기 위해서 1.5~2L 정도의 물을 섭취하도록 합니다.

3) 또한 24시간 이내에는 격렬한 운동이나 음주, 사우나는 삼가도록 합니다.

8. 검사방법의 변경 또는 검사범위의 추가 가능성

검사과정에서 환자의 상태에 따라 부득이하게 검사방법이 변경되거나 검사범위가 추가될 수 있습니다. 이 경우, 환자 또는 대리인에게 추가로 설명하여야 하는 사항이 있는 경우에는 검사의 시행 전에 이에 대하여 설명하고 동의를 얻도록 합니다. 다만, 검사의 시행 도중에 환자의 상태에 따라 미리 설명하고 동의를 얻을 수 없을 정도로 긴급한 검사방법의 변경 또는 검사범위의 추가가 요구되는 경우에는 이에 따른 검사의 시행 후에 지체 없이 그 변경 또는 추가의 사유 및 검사의 시행결과를 환자 또는 대리인에게 설명하도록 합니다.

9. 주치의(집도의)의 변경 가능성

검사과정에서 환자의 상태 또는 의료기관의 사정에 따라 부득이하게 주치의(집도의)가 변경될 수 있습니다. 이 경우 검사의 시행 전에 환자 또는 대리인에게 구체적인 변경사유를 설명하고 서면 동의를 얻도록 합니다. 다만, 검사의 시행 도중에 환자의 상태에 따라 미리 설명하고 동의를 얻을 수 없을 정도로 긴급한 집도의의 변경이 요구되는 경우에는

서식 4-15 동의서⑧

이에 따른 검사의 시행 후에 지체 없이 구체적인 집도의의 변경사유 및 검사의 시행결과를 환자 또는 대리인에게 설명하도록 합니다.

* 검사 전 주치의(집도의)가 바뀌었을 경우 주치의(집도의) 변경 동의서를 추가로 받아야 합니다.

10. 기타사항

1) 예정된 의료행위 이외의 시행 가능한 다른 방법
본 검사를 시행하지 않을 경우 환자의 정확한 진단을 위해 다른 검사(CT, 초음파, 혈관조영술, 특수촬영, 핵의학 등)를 시행 할 수 있습니다.

2) 예정된 의료행위가 시행되지 않았을 때의 결과
조영증강 검사는 진단을 위해 보통 다른 검사를 시행 한 후 추가정보를 얻기 위해 시행하는 검사로, 검사를 시행하지 않을 경우 정확한 진단이 어려울 수 있으며, 효과적인 치료가 진행되지 않을 수도 있습니다.

3) 검사 성공 가능성
일부의 경우를 제외한 대부분의 경우에서 검사의 성공 가능성은 매우 높습니다.

* 본인은 상기인에게 행하여질 조영제 사용검사의 예상 가능한 위험과 합병증에 대하여 자세한 설명을 듣고, 환자의 특이체질로 인한 사고가 발생할 수 있음을 이해하며 본 검사에 협력하고 부작용 발생 시 의학적 처리 등 제반문제를 충남대학교병원 귀 과에 위임하기로 서약하며 상기 검사를 신청합니다.

나는 다음의 사항을 확인하고 동의합니다.

1. 나(또는 환자)에 대한 검사의 목적, 효과, 과정 발생할 수 있는 문제점, 검사 후 발생 가능한 합병증 및 후유증, 검사 이외의 시행 가능한 다른 방법, 검사를 하지 않을 경우의 결과 등에 대한 설명(필요 시 별지 포함)을 의사로부터 들었음을 확인합니다.

2. 이 검사로서 불가항력으로 야기될 수 있는 합병증 또는 환자의 특이체질로 예상치 못한 사고가 생길 수 있다는 점을 위 1.의 설명으로 이해했음을 확인합니다

3. 이 검사에 협력하고, 이 동의서 제1조의 환자의 현재 상태에 대해 성실하게 고지할 것을 서약하며, 이에 따른 의학적 처리를 주치의의 판단에 위임하여 이 검사를 하는 데에 동의합니다.

4. 검사방법의 변경 또는 검사범위의 추가 가능성에 대한 설명을 이 검사의 시행 전에 의사로부터 들었음을 확인합니다.

서식 4-15 동의서⑨

5. 주치의(집도의)의 변경 가능성과 사유에 대한 설명을 이 검사의 시행 전에 의사로부터 들었음을 확인합니다.

6. 검사 중 수혈이 필요할 수도 있습니다.

7. 나(또는 환자)는 검사 중 예정된 검사에 변동사항이 생길 경우 보호자에게 설명할 수 있음을 충분히 이해하였습니다.

* 의사의 상세한 설명은 추가작성서식을 사용할 수 있습니다.

* 환자(또는 대리인)는 이 동의서 또는 별지 사본에 대한 교부를 요청할 수 있으며, 이 요청이 있을 경우 지체 없이 교부하도록 합니다. 단, 동의서 또는 별지 사본 교부 시 소요되는 비용을 청구할 수 있습니다.

* 검사 후 보다 정확한 진단을 위하여 추가로 특수 검사를 시행할 수 있으며, 이 경우 추가비용을 청구할 수 있습니다.

* 이 동의서는 전자의무기록으로 설명이 녹음으로 저장되어 있을 수 있음을 알고 있으며 정보를 충분히 이해하여 본인의 자발적인 이해에 근거하여 이 동의서에 서명합니다.

환자와의 관계	본인		
환자 이름 (본인)		집전화	
주민등록상의 생년월일		휴대전화	
주소			
설명 의사 이름		설명 의사 소속	응급의학과

환자 서명 _ 정자로 서명 하시기 바랍니다.

환자

작성일시 : 2020 **년** 08 **월** 25 **일** 14 **시** 28 **분**

설명 의사 서명 :

서식 4-16 회복실기록①

회복간호기록(작성일: 2021-00-00)

수술진료과

상병명

수술명

마취종류

회복실 입실 및 퇴실

입 실 시 간		퇴 실 시 간	
인 계 자		퇴실 지시의	
인수 간호사		퇴실 간호사	
회복 간호사			

임상관찰

항목	구분	time								
활 력 징 후 (vital sing)	SBP(mmHg)									
	DBP(mmHg)									
	MBP(mmHg)									
	ISBP(mmHg)									
	IDBP(mmHg)									
	IMBP(mmHg)									
	PR(회/min)									
	RR(회/min)									
	BT(℃)									
	SpO2 (%)									
산 소 요 법	O2 Mask (L/min)									
낙 상 예 방 활 동	Side Rail 적용									
	침대 바퀴 고정									
	바닥 물기 제거									
의 식 수 준 (LOC)	의식수준									
통 증 평 가 (NRS/FPS)	강도(NRS): 의사소통 가능 및 수 개념을 이해하는 12세 이상 환자									
진 정 척 도	BIS									
position	position									
말초정맥관	IV 위치 1									
	IV 상태 1									
기 도 유 지	입실시 기도 유지									
PAR score	활동									
	호흡									
	순환									
	의식									
	산소포화도									
	총점									
P O N V	PONV									
Block level	Motor_ LT									
	Motor_ RT									
	sensory									
P C A	Start/Stop									
	총용량									

서식 4-16 회복실기록②

체온유지	Forced-air warming device									
섭취량	경구 (cc)									
	NSS1 (cc)									
	HS1 (cc)									
	Plasma (cc)									
소변량	foley catheter(cc)									
배설량	대변회수 (회)									
배액량	J-P drain Rt.1 (cc)									

작성자 /

17) 조직병리검사보고서(pathology report)

병리학 전문의사가 수술 시 적출된 조직을 생검할 때 작성하는 보고서로, 작성 후 수기 또는 전자서명을 해야 한다. 부검 시에도 마찬가지로 작성한다(서식 4-17 참조).

● 기록 항목

> 적출된 조직이나 장기의 이름, 임상적 진단명, 육안적 검사 내용, 현미경적 검사 내용, 병리학적 진단명, 작성일, 병리 슬라이드 번호

18) 수혈기록(transfusion record)

수혈기록에는 혈액 청구 및 혈액 적합성에 대해 기록하는 부분과 수혈 및 그 부작용을 기록하는 부분이 있다. 수혈은 위험이 따르기 때문에 이와 관련하여 법적 문제가 발생할 가능성이 있으므로 이에 대비하여 수혈기록을 정확하게 작성해야 한다(서식 4-18 참조).

● 기록 항목

> 환자의 인적사항, 환자의 공여자의 혈액형과 Rh형, 교합성 검사 시행자의 확인 서명, 공여자 및 혈액번호 확인 체크 및 확인자 서명, 수혈기록(수혈 시작과 종료시간, 수혈량, 부작용 유무), 수혈 의사의 서명

19) 외래기록(outpatient record or ambulatory care record)

외래기록은 외래초기평가기록(외래초진기록)과 외래재진기록으로 나뉜다. 외래초기평가기록은 외래진료과의 초진 환자에 대해 환자의 상태 및 내원 사유 등을 담당의사가 계통문진 및 신체조사 후 작성한다. 외래재진기록은 재진환자에 대해 환자 상태 및 치료 내용을 담당의사가 작성한다(서식 4-19 참조).

● 기록 항목

> - **외래초기평가기록** : 외래진료 시 일사, 수호소, 병력, 신체조사, 검사명, 검사결과, 치료명, 진료의사의 서명
> - **외래재진기록** : 환자 상태, 검사 및 치료 내용, 통증평가, 추후관리, 담당의사 서명

서식 4-17 조직병리검사보고서

등록번호 : (　　　　　) 성명 : (　　　) 성별/나이 : (여 / 74세)

병리검사결과 (S202018360)
진료과/병동(의뢰처) : 소화기내과(1 W)
(의뢰일 : 2020-09-25 / 검사일 : 2020-09-26 / 판독일 : 2020-09-29)

임상진단명 :

Adenocarcinoma of stomach

임상소견 및 병력 :

검사명 :

조직병리검사

◎ 육 안 소 견

Specimen consists of a fragment of submucosectomized tissue, measuring 2x1.7cm in size.
Serial sections are embedded in toto (Park,JM/Yeo,MK).

◎ 병 리 진 단
Stomach, endoscopic submucosal dissection (ESD):
Tubular adenocarcinoma, moderately differentiated, with

1) Gross and micro type: Early gastric cancer (EGC) Type IIc
2) Tumor size (or greatest dimension): Carcinoma: 6 x 4 mm
3) Tumor site: antrum
4) Histologic type (WHO classification): Tubular adenocarcinoma
5) Tumor differentiation: moderately (G2)
6) Lauren classification: Intestinal type
7) Extent of tumor invasion: Confined into the mucosa (muscularis mucosae)
8) Margins:
   - Basal resection margin: Uninvolved, 0.7 mm free from the closest carcinoma
   - Lateral resection margins: Uninvolved, 6 mm free from the closest carcinoma
9) Lympho-vascular invasion: Absent
10) Perineural invasion: Absent
11) Subepithelial lateral spreading: Absent

* Giemsa stain for H.pylori: (+).

◈ 1차 추가진단　　진단일자:2020-10-06 13:14　　진단의사:

* Immunohistochemical stain results:
  1) CD31 (-)
  2) D2-40 (-)

◈ 검사항목

1	-	C5605	조직병리검사[1장기당]-Level D-파라핀블록:1~9개
2	*	C55622	CD31
3	*	C55677	D2-40
4	*	C55307	Giemsa

전문의:

서식 4-18 수혈기록

수혈간호기록(작성일: 2021-00-00)

진료기간 : 2021-01-26-2021-02-03　　주치의:　　병실:　　[입원]

혈 액 번 호	1221007769	혈 액 명	F-RBC 400CC(적십자혈액원)[Irr]	혈 액 형	AB+
수 혈 시 작 일 시	2021-01-26 20:09	수 혈 종 료 일 시	2021-01-26 22:38	전 원	N
수혈시작 간호사		수혈종료간호사		성분채집실 수혈	N
수 혈 부 작 용	없음			검 사 및 시 술	N
부 작 용 기 타		전 달 사 항			
수 혈 중 단	N	소 량 수 혈		1pint 투여량	250
수 혈 중 단 사 유		사 유 기 타			
수 혈 기 록	환자 확인함, 혈액종류 및 혈액형 확인함 수혈 부삭용에 대해 설명함 수혈이 완료될 때까지 30분 마다 환자 상태 관찰함				

Vital Sign

NO	측정일시	구분	혈압	맥박	호흡	체온
1	2021-01-26 20:09	수혈시작	127/75	74	20	36.0
2	2021-01-26 20:24	수혈15분후	124/77	82	20	36.2
3	2021-01-26 20:39	수혈30분후	125/80	84	20	36.5
4	2021-01-26 22:38	수혈종료	129/80	62	20	36.9

작성자　　/

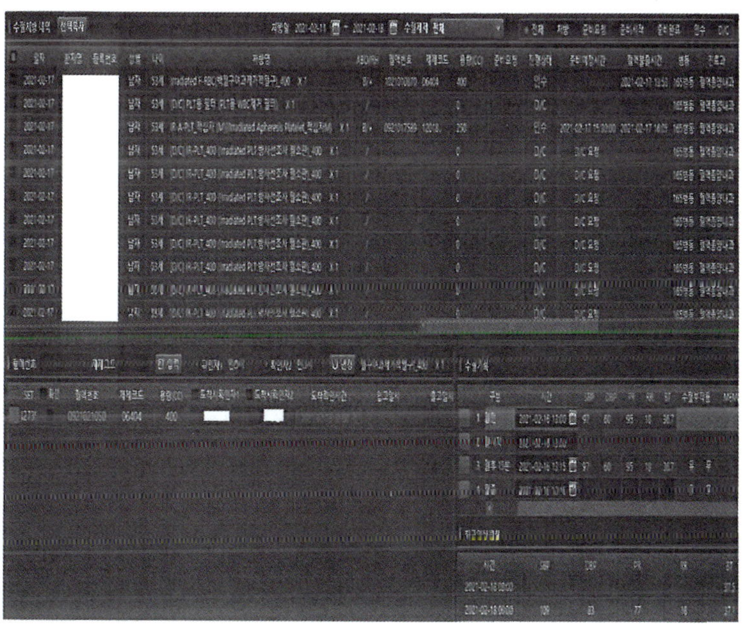

서식 4-19 외래기록①

등록번호 : (   )   성명 : (   )   성별/나이 : (남 / 65세)

응급초진   응급의학과(응급의학과) *(2021-02-17)*

응급실 도착시각: 2021-02-17 14:48
SBP: 168 (mmHg) DBP: 68 (mmHg) PR: 87 (회/min) RR: 32 (회/min) BT: 36.8 (℃)
의식상태: Alert
내원경로: 직접내원 내원방법: 기타자동차
내원사유: 질병 사고종류:

Chief Complaint

1. pain, chest- 1일전 07:00(2021-02-16 07:00:00)

현병력

상기환자 내원 1일전부터 발생한 cough, chest pain이 있어 Local 진료 후 본원 응급실에 내원함

ROS>
chest pain(정중앙 및 Both lateral side)
동일 방향 부위 back pain
hemoptysis
C/S/R +/-/-

PEx>
chest Td -
both lung sound clear

과거력

DM +
HT +

신체검사

VS
  Systolic BP 168mmHg Body temperature 36.8℃
  Diastolic BP 68mmHg Respiration Rate 32/min
  Pulse rate 87/min
GA
  General state of health Well

진단

Impression
  r/o malignancy
  r/o Aortic dissection

계획

진단계획
  Lab X-ray
치료계획
  Sx control

통증평가

1) 통증의 유무 : 별도기록지

서식 4–19 외래기록②

등록번호 : (　　　　　) 성명 : (　　　　) 성별/나이 : (남 / 65세)

응급경과　응급의학과(응급의학과) (2021-02-17)

관찰(O)

EM sono>
B-line observed
No definite pericariac effusion
No definite RWMA
EF about 50%

Chest CT>
pleural effusion in BLL
GGO pattern near bronchus
-> 추후 정식 판독 확인필요

Lab>
CBC 13300-11.6-317k
CRP 19.4

NGAL 213.1
NT-ProBNP 34493
Procalcitonin(n) 0.26
D-dimer(n) 399

BUN 62.0
Cr 3.16

Na 131.7
K 4.69
Cl 101.3

AST(GOT) 54
ALT(GPT) 96
ALP 72

Chest PA>
r/o plueral effusion in BLL

EKG>
NSR HR 87

환자 과거 OO대학교병원에서 Cardio Surgery 시행하였다고 하나 정확한 수술명 질환명은 모른다고 함.

진단(A)

Impression
r/o NSTEMI
r/o HF
r/o pneumonia
r/o AKI

계획(P)

서식 4-19 외래기록③

등록번호 : ( ) 성명 : ( ) 성별/나이 : (남 / 65세)

응급의학과_과별_중증환자 진료기록지 응급의학과(응급의학과) (2021-02-17)

과별서식기본

중증환자 진료기록지

KTAS level 3

V/S

SBP 168mmHg DBP 97mmHg PR 84/min RR 30/min

BT 37.2℃ SpO2 82%

C/C chest pain

P/I

어제 발생한 발생한 cough, chest pain이 있어 Local 진료 후 본원 응급실에 내원함

chest pain(정중앙 및 Both lateral side)

동일 방향 부위 back pain

hemoptysis

P/MHx

DM +

HT +

open heart surgery

P/Ex

chest Td -

both lung sound clear

Imaging study

ECG:NSR

Impression

r/o malignancy

r/o pneumonia

r/o Aortic dissection

작성자

서식 4-19 외래기록④

등록번호 : ( ) 성명 : ( ) 성별/나이 : (여 / 6세)

외래초진 소아청소년과(소아청소년과) (2021-02-17)

Chief Complaint
1. pituitary microadenoma

현병력
Breast budding, : 1 yr ago -> spontaneous regression
-> re-budding, 후 재내원 GnRH ST : peak LH 6.28
PRL 49.3 ng/mL
Brain MRI (Sella) : pituitary microadenoma (3mm)

부모 178/164, 중3

124.5cm 21.5kg 13.87kg/m² 0.86m²

Goiter (-)
Tanner B II, both
no hepatomegaly

과거력
Birth history
3.39 kg, fulltetrm, NSVD
Past illness
NS

신체검사
V/S
Body weight 21.5
Height 124.5
Body temperature 36.7 ℃ BMI 13.87
GA
General state of health Well

진단
Impression
CPP
Pituitary microadenoma (3 mm)

계획
치료계획
기타
OPD F/U 1 주 후
GnRHST 결과 가시고 오세요,
Other
2022.02 Brain MRI (sella) f/u

통증평가
1) 통증의 유무 : 무

작성자

서식 4-19 외래기록⑤

등록번호 : (　　　　　) 　성명 : (　　　) 　성별/나이 : (여 / 81세)

외래경과 　외과(외과) *(2021-02-17)*

호소(S)

6 month later

관찰(O)

[본원] Liver & GB US-정밀
1> Liver
; normal echogenicity of liver parenchyma
; about 1.4cm sized round shaped hypoehoic nodule with peripheral subtle echoic rim in S4
- 2020-02-05 USG와 비슷한 양상으로 보이나, 2020-07-29 CT에서는 확인되지 않는 병변임.
-> DDx) psuedolesion
but true lesion such as atypical hemangioma or metastasis, less likely

AST(GOT)	87
ALT(GPT)	90

진단(A)

Impression
malignant polyp, rectum (Tis)

계획(P)

치료계획
1 yr later

작성자

학습문제

1. 의료법의 규정에 따라 작성하는 보건의료정보 기본 서식의 종류를 나열하시오.

2. 보건의료정보 서식별 기록 항목을 기술하시오.

3. 각 보건의료정보 서식의 작성 기한을 구분하여 기술하시오.

제5장

전자의무기록 관리

학습목표

- 전자의무기록(EMR)의 개념과 발전단계를 이해한다.
- 전자의무기록의 관리방법을 이해한다.
- 전자의무기록의 전자서명과 전자인증에 대하여 설명할 수 있다.
- 전자의무기록 환경에서의 개인정보보호 및 보안 관리에 대하여 설명할 수 있다.
- 전자의무기록 관련 법규를 이해한다.
- 전자의무기록의 기대효과와 향후 전망을 예측할 수 있다.

제5장 전자의무기록 관리

1. 전자의무기록의 정의

의무기록, 즉 진료기록을 과거 종이에 기록하던 시대에는 의무기록이라는 명칭으로 사용되었으나, 정보화 시대로 접어들어 전자의무기록을 작성할 수 있는 환경이 갖추어지면서 의무기록은 의료정보라는 명칭과 함께 활용 및 관리의 범위와 영역이 확대되었다.

의료기관에서 생성되는 임상 데이터는 유전체 정보나 생활습관 정보 등과 결합하고, 최신의 정보기술을 활용하여 모든 질환의 원인을 찾아 궁극적으로는 개개인에게 맞춤형 의료서비스를 제공하는 정밀의료(precision medicine)의 근간이 되었다. 이는 전자의무기록의 도입이 계기가 되었다고 할 수 있다.

1) 일반적 개념

의무기록은 의사나 간호사 등의 의료인이 진료의 전반적인 내용을 기록하여 작성한 서류를 말하며, 보통 차트(chart)로 통용된다.

1990년대에 들어서 각 의료기관에 처방전달시스템(order communication system, OCS)이 도입되어 진료를 위한 모든 처방이 전산으로 전달되었으며, 이후 처방뿐만 아니라 환자의 진료기록을 전산으로 작성하는 전자의무기록시스템(electronic medical record system, EMR)이 도입되었다. 전자의무기록이란 진료기록을 전자적으로 입력하여 작성하고 전자서명 후 저장하는 시스템을 말한다.

예전에는 투약 등의 처방에 관련된 내용만 전산 데이터로서 활용할 수 있었다면 지금은 전자의무기록시스템의 도입으로 진료기록을 전산 데이터로서 활용할 수 있게 되었다.

2) 법적 개념

의료법에는 의무기록을 진료기록부, 진료에 관한 기록, 전자의무기록 등으로 명시하고 있으며, 제22조에는 진료기록부에 대하여 다음과 같이 정의하였다.

'의료인은 각각 진료기록부, 조산기록부, 간호기록부, 그 밖의 진료에 관한 기록(이하 '진료기록부 등'이라 한다)을 갖추어 두고 환자의 주된 증상, 진단 및 치료 내용 등 보건복지부령으로 정하는 의료행위에 관한 사항과 의견을 상세히 기록하고 서명하여야 한다.'

의료법 시행규칙 제15조(진료에 관한 기록의 보존)에는 진료에 관한 기록에 환자명부, 진료기록부, 처방전, 수술기록, 검사소견기록, 방사선사진 및 소견서, 간호기록부, 조산기록부, 진단서 등 부본, 적출물 소각, 보존 및 재활용에 관한 기록부 등을 포함하며, 그 보존기간을 명시하였다.

또한, 전자의무기록이 도입됨에 따라 의료법 제23조(전자의무기록)에는 '의료인이나 의료기관 개설자는 제22조의 규정에도 불구하고 진료기록부 등을 전자서명법에 따른 전자서명이 기재된 전자문서'라고 정의하였다. 즉, 전자의무기록은 의료인이 작성하는 진료기록부, 간호기록부, 조산기록부, 그 밖에 진료에 관한 기록을 전자적으로 입력하여 작성한 후 전자서명을 한 문서를 말한다.

의료법 시행규칙 제16조에는 전자의무기록을 안전하게 관리 및 보존하기 위하여 여러 가지 시설과 장비를 갖추어야 하며, 그중 전자서명을 검증할 수 있는 장비와 전자의무기록의 변경 여부 확인 등 전자의무기록의 이력을 관리할 수 있는 장비를 갖추어야 한다고 규정되어 있다.

2. 전자의무기록의 발전단계

1) 전자의무기록의 도입 배경

우리나라의 의료정보화는 70년대 후반부터 시작되었다. 70년대 말 전 국민의 건강보험시내를 낮이하면서 보험청구가 시작되었고, 80년대 말 종이 청구에서 전산시스템인 EDI 청구시스템이 노입뇌었다. 이는 의료기관의 사무자동화시스템 도입으로 이어졌다.

전자의부기록을 도입한 초창기에는 주로 환자 접수, 수납, 보험청구 등의 원무 중심이었던 것이 점차 진료에도 확대 적용되어 임상 진료의 지원기능을 수행하는 처방전달시스템(order communication system, OCS)으로 발전하였다. OCS는 의료기관에서 환자를 중심으로 의료진과 지원부서 간의 신속하고 정확한 처방 전달과 정보 전송을 목적으로 하였다. 이때는 의료정보화의 발전에도 불구하고 전자서명의 법적 제약 때문에 디지털 형태로 저장된 각종 진료기록을 프린터로 출력한 후 자필서명을 하고 다시 이미지로 보관해야 했다.

이러한 불편함과 비효율적 업무를 없애는 전자서명의 법적 효력이 2003년의 의료법 개정을 통해 마련되었고, 이후 각 의료기관에서는 전자의무기록이 활성화되었다. 전자서명의 법제화는 진료 정보의 위·변조 가능성을 보완할 수 있었고, 또 데이터 보관에 관련된 장비의 설치를 의무화함으로써 전자의무기록이 기존 종이 차트를 대신할 수 있게 되었다.

또한, 정보화 환경을 갖춘 디지털 병원은 다양한 정보기술을 활용하여 병원 내의 차트, 필름, 슬립, 종이를 없애는 4Less(chartless, filmless, slipless, paperless)를 지향하였으며 전자의무기록은 디지털 병원을 구축하는 기본이 되었다. 전자의무기록의 장점은 환자의 진료 대기시간 감소, 의료기관의 수작업 최소화 및 문서 관리비용 절감, 정보저장의 편의성 증대, 환자기록에 대한 의료인의 접근용이, 정보의 다양한 활용 등이다. 그중에서도 특히 환자 진료기록의 방대한 임상 사례를 저장하고 의료진은 필요시 정확하고 빠르게 접근할 수 있다. 이를 통해 연구와 진료 목적의 다면적 분석이 가능해졌으며, 방대한 진료 자료와 축적된 지식과 정보를 활용한 의학연구가 극대화되었다. 또한, 정보기술과 활용을 통해 진료의 안전성과 효율성이 최대화되었으며 의료기관의 경영 자료로도 활용이 가능해졌다(그림 5-1).

고객 측면	의료진 측면	정보화 측면	경영적 측면
• 대기시간 최소화 • 신속하고 정확한 검사결과 • 양질의 의료서비스 제공 • 병원에 대한 신뢰성 증가 • 편리한 병원 이용환경 제공	• 업무 표준화를 통한 진료프로세스 정립 • 인력의 전문화 및 고급화 • 진료시간의 효율적 활용 • DB화를 통한 지식과 경험 축적 • 정보교류 활성화를 통한 진료의 질 개선	• 정보화를 통한 병원 경쟁력 확보 • 업무개선을 통한 유지비 절감 • 정보화를 통한 진료 프로세스 개선 • 진료의 질 개선에 필요한 의료정보 제공 • 병원경영 개선에 필요한 통계정보 제공	• 경영정보의 통합성 확보 • 업무 효율성 및 생산성 향상 • 통합성과 관리체계 구축 • 진료서비스 강화에 따른 수익 증대 • 디지털병원 위상 확립

그림 5-1 디지털병원의 도입 배경

2) 전자의무기록의 발전단계

환자에 관한 기록 역시 정보화시대로 접어들면서 의무기록(medical record)에서 의료정보(health information)로 재정의되고 있다. 의료정보는 의료 이용자의 질병 진단과 치료에 관한 기록뿐만 아니라 건강에 관한 모든 자료 즉, 출생기록, 예방접종기록, 신체검진기록 등이 포함된 평생의 건강기록(longitudinal health record)으로 정의할 수 있다. 이처럼 시대적 흐름에 따라 건강의 범위와 환자에 관한 기록의 범위 및 개념이 바뀌면서 전자의무기록도 5단계에 나뉘어 발전하고 있다(표 5-1).

표 5-1 전자의무기록의 발전단계

발전단계		설 명
1단계	AMR	• 입 · 퇴원 및 전과 업무 등 원무 업무의 전산화 • 진료비 자료와 임상 자료의 연계 • 처방입력, 결과보고의 전산화 등 단순 업무처리 형태
2단계	CMR	• 의무기록 영상시스템(document image system) • 의무기록의 보관문제를 해결하기 위해 기존의 종이 의무기록을 스캔하여 이미지 형태로 저장함으로써 서명을 포함한 의무기록 정보구조를 그대로 유지하는 형태
3단계	EMR	• 의료기관 내에서 환자 정보를 공유하는 전자의무기록시스템 • 병원정보시스템을 구축하여 네트워크 환경에서 의무기록 정보를 검색하고 입력하는 형태 • 전산적 보안시스템 중요
4단계	EPR/CPR	• 환자의 진료 정보를 어느 병원이나 보건기관에서 사용할 수 있도록 국가적으로 의무기록정보시스템을 구축하는 단계 • 모든 진료 정보는 텍스트(text) 형태로 입력하고 표준화 정보시스템이 필요 • 정보보호 및 보안시스템 강화 필요
5단계	EHR	• 환자의 모든 의료정보 이외에 평생 건강 관련 정보 즉, 식습관, 흡연습관, 예방접종 등과 같은 한 사람의 정보를 검색할 수 있어 언제 어디서나 환자 진료에 도움을 줄 수 있는 정보제공시스템 • 표준화 정보시스템과 정보보호 및 보안시스템 강화 필요

(1) 1단계

사무자동화 시대(automated medical record, AMR)이다. 환자를 원활하게 관리하고 보험심사청구 등의 행정업무를 간편화하기 위한 병원 업무의 사무자동화에서 출발하였다. 단순하고 반복적인 업무와 행정 업무의 자동화를 통해 환자의 진료기록을 컴퓨터에 저장 및 관리할 수 있는 방향으로 발전하였다.

(2) 2단계

의무기록영상시스템 시대(computerized medical record, CMR)이다. 종이 차트를 스캔하여 이미지 형태로 저장 및 보관하였다. 이에 따라 방대한 양의 진료기록을 손쉽게 저장 및 관리할 수 있게 되었을 뿐만 아니라 쉽게 검색하고 활용할 수 있게 되었다. 이러한 이미지 형태의 진료 정보를 저장하는 방식을 통해 의료기관은 종이 기록을 보관하기 위한 공간 확보 문제를 해결하였다.

(3) 3단계

전자의무기록 시대(electronic medical record, EMR)이다. 전자적으로 작성한 의무기록의 모든 항목을 세분화하고 각 항목을 텍스트 또는 이미지 등의 다양한 형태로 구분하여 저장 및 관리하는 단계로 발전하였다. 이 방식을 통해 의료기관은 전자의무기록을 다양한 형태로 분석할 수 있게 되면서 더 정확한 진료에 활용 가능해졌다.

(4) 4단계

환자기록시스템 시대(electronic patient record system/computer based patient record system, EPR/CPR)이다. 기존 EMR보다 광범위한 시스템으로 환자 정보를 의료기관 간 혹은 국제적으로 호환 가능하도록 한 단계이다.
병원의 범위를 넘어서 의료기관 간, 국가 간에 진료 정보를 교환하고 이를 공동으로 활용하는 시대로 발전하면서 기록과 용어의 표준화가 필요해졌다.

(5) 5단계

보건의료정보 시대(electronic health record, EHR)이다. 여러 의료기관에 저장 및 관리되고 있는 개개인의 진료 기록뿐만 아니라 흡연, 운동, 식이습관 등 개인의 건강기록을 포함한 모든 데이터를 관리하는 단계로 발전하였다. 전자의무기록이 추구하는 궁극적인 단계라 할 수 있다.

3) 전자의무기록의 도입 현황

보건복지부가 발표한 보도자료(2019년)에 따르면 국내 의료기관의 92.1%가 전자의무기록을 도입한 것으로 파악되고 있다.

의료기관의 정보화 수준을 측정하는 평가지표는 미국보건의료정보관리시스템협회(HIMSS)의 EMRAM(electronic medical record adoption model)이다. HIMSS에서는 EMRAM으로 EMR(전자의무기록)의 기능과 구축 내용을 파악하여 그 수준을 평가하며, 최저 수준인 0단계부터 최고 수준인 7단계로 나눈다(표 5-2, 그림 5-2).

일부 상급병원은 7단계인 최고 수준을 유지하고 있으나 대부분의 병원은 의료기관의 형태 및 규모, 투자 여력, 사용자의 수준 등에 따라 사용하는 시스템에 큰 편차가 있다. 이러한 편차를 최소화하고 전자의무기록시스템 기능의 국가적 표준과 적합성 검증을 통해 진료의 연속성 확보와 품질 향상을 위해 2020년부터 전자의무기록시스템 인증제도의 운영이 고시되었다.

표 5-2 EMR 수준 평가지표(EMRAM)

수준	EMR 구축 및 기능
0단계	• 진료지원시스템 미구축
1단계	• 진단검사 정보시스템(laboratory information system, LIS), 영상검사 정보시스템(radiology information system, RIS), 투약 정보시스템(pharmacy information system, PIS) 등의 진료지원시스템 구축
2단계	• 처방 시 충돌 확인 기능(임상의사 결정지원 기능) • 영상의무기록시스템(CMR)의 이미지 기록을 전자의무기록시스템과 연계하여 조회 기능 • 의료진들의 전자의무기록 조회 기능 • 기본적 보안시스템
3단계	• 전자 간호기록(임상관찰기록, 활력징후, 섭취/배설, 간호기록, 약물투여 등) 작성 기능 • PACS 시스템을 활용하여 영상 및 판독 조회 기능 • 처방과 입력의 오류 확인이 가능한 상호 운용성의 임상의사 결정지원 기능 • 전자 투약관리시스템(e-MAR) 기능 : DUR, 처방전 전송시스템 등 • 권한별 보안시스템
4단계	• 처방 입력과 임상의사결정지원시스템(프로토콜) • CPOE(computerized physician order entry) : 전산 처방 시스템인 OCS와 임상 의사결정 지원시스템인 CDS를 결합한 기능

표 5-2 EMR 수준 평가지표(EMRAM)(계속)

수준	EMR 구축 및 기능
5단계	• 구조화된 템플릿을 사용한 전자의무기록 • RFID 및 바코드를 사용한 안전한 투약관리시스템 • 방어(방화벽)시스템
6단계	• 완전한 임상의사결정지원시스템(CDSS) • 완전한 의료영상저장전송시스템을 통하여 의사들의 진료 지원 • 구조화된 템플릿 기반의 전자의무기록시스템으로 각종 기록의 문제 및 진단 목록
7단계	• 완전한 전자의무기록시스템(OCS, PACS, CDS, 의무기록 등) • 표준화 기반의 진료정보교류를 통한 의료기관 간 진료 정보 공유 • 데이터 웨어하우스(DW) • 진료과 간 데이터의 연속성 보장 • 재난복구시스템 • 개인정보보호 및 보안시스템

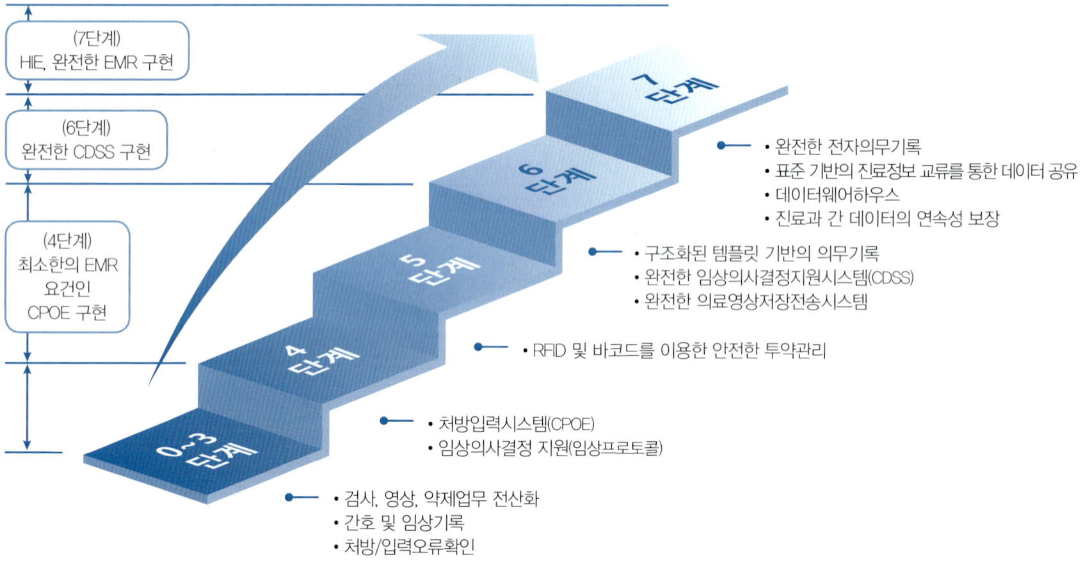

그림 5-2 EMR 수준 평가지표(EMRAM)

3. 전자의무기록의 기능 및 관리방법

1) 전자의무기록의 기능

① 진료 정보의 입력 및 조회

전자의무기록시스템 인증제의 기능성 평가항목으로 전자의무기록의 입력과 조회 기능이 포함되며, 환자의 기본정보를 생성하고 환자의 진료 정보를 입력하고 조회할 수 있다.

환자의 기본정보는 환자를 식별할 수 있는 정보를 말하며 이름, 성별, 생년월일, 주민등록번호, 전화번호, 주소 등이 포함되는데, 이를 기반으로 환자의 진료 정보를 작성한다.

진료 정보를 작성하는 방법에는 경과기록과 같은 기록은 텍스트(text) 형식으로 입력하고, 심전도나 초음파와 같은 검사는 그림 정보인 이미지(image) 형식으로 입력하며, 진단명과 검사결과는 구조화된 텍스트(structured text) 형식으로 입력한다. 전자의무기록을 입력한 후에는 전자서명이 필요하다.

② 자료(진료 정보)의 저장

입력된 전자의무기록의 내용을 저장하고 보관할 수 있다. 자료를 여러 장소에 분리 보관하거나 백업할 수도 있으며, 이는 전자의무기록시스템 인증제의 기능성 평가항목에 포함된다.

③ 진료 정보의 처리

전자의무기록은 종이의무기록을 단순하게 자동화한 형태가 아니라 다양한 저장매체로 저장하기 때문에 저장된 자료를 필요한 형태로 가공 및 분석하여 사용할 수 있다. 전자의무기록시스템 인증제의 기능성 평가항목에 포함된다.

④ 진료 정보의 교환 및 의사소통

전자의무기록의 진료 정보를 타 의료기관 및 국가 보건의료기관과 교류하고 의사소통할 수 있다. 전자의무기록시스템 인증제의 상호 운용성에 관한 평가항목에 포함되며, 진료 정보를 교류하려면 환자의 동의와 보안이 필요하다.

⑤ 보안

전자의무기록시스템의 신뢰성, 안전성, 연속성을 보장할 수 있다. 사용자에 따른 계정 관리, 접근 및 접근 통제, 전자인증, 모니터링, 비식별 조치, 암호화, 백업 및 복구기능 등이 필요하며 안전을 위하여 외부에 보관하는 기능을 갖추어야 한다.

전자의무기록의 보안성을 위해서는 정보의 기밀성, 무결성, 가용성을 확보해야 한다.

⑥ 진료 정보의 제공 및 제시

저장된 진료 정보 및 자료를 이용자가 원하는 형태로 제공 및 제시할 수 있다. 단순 통계자료, 기록의 내용을 활용한 분석자료, 임상 자료를 활용한 연구용 자료 등 다양한 기법으로 집계하고 분석하여 제공 및 제시할 수 있다.

2) 전자의무기록의 관리 영역

(1) 전자의무기록의 기능성에 따른 관리

① 환자 정보

환자의 기본정보, 진료를 위한 행정 정보(진료 예약 일정 등), 동의서 및 사전의사결정서 등의 정보를 관리한다. 입력, 수정, 조회가 가능하도록 관리해야 하며, 이 경우 모든 이력을 관리할 수 있어야 한다.

② 처방 정보

처방 정보는 의무기록 서식 중 의사지시기록에 해당하며 OCS 혹은 CPOE 시스템이라고 한다. OCS/CPOE는 임상정보시스템(clinical information system, CIS)의 일부로, 단순히 전자적 처방만을 의미하는 것이 아니라 임상결정지원시스템(clinical decision support system, CDSS)과 연동하여 운영되도록 관리한다.

의사의 지시사항에는 약물처방, 비약물처방, 진단 및 영상검사, 수혈 및 백신, 타과 협의 진료 등이 포함된다. 진료과정에서 의사의 지시는 환자의 초기평가나 재평가 후 이루어지며, 의사의 지시 결과에 따라 투약, 검사 결과, 협의 진료 회신, 처치, 기타 지시사항이 수행되도록 관련 기록의 작성을 관리한다.

처방 정보는 6개의 영역으로 구분하여 관리한다(표 5-3).

표 5-3 처방 정보의 관리 영역

분류	세부 항목
약품정보 관리	• **약품 마스터 관리** : 약품명, 약품코드, 약제 계열 등 • **약품정보관리** : 약품명, 약품코드, 약제 계열 등에 따른 약품 조회 기능
약물처방	• 투약처방 기록, 수정, 조회 기능 • 투약처방 시 약물명, 투여용량, 투여경로, 횟수, 일수를 입력할 수 있는 기능 • 투약처방 시 속성 지정 기능 : 조건부, 응급, 자가복용 등 • 이전 투약 정보 조회 기능
약물처방 관리	• 투약처방 시 검사결과 조회 기능 • 투약처방 반납 시 사유 입력 기능
약물처방 지원	• 약물명 오입력 방지 기능 • 투여경로 명시 또는 부적절한 투여경로 경고 기능 • 체중 기반 약물 투여량 처방 기능 • 소아 및 항암제 약물 투여량 계산 기능 • 투약 및 약물처방 시 약물 부작용 유무 알림 기능 • 약물-약물 상호작용 경고 및 처방 시 예외 사유 입력 기능 • 특정 진료과 승인이 필요한 약물처방 지원 기능
약물처방 수행	• 투약처방 조회 기능 • 특정 약물 투약 조회 기능 • 약물 투여속도 계산 기능 • 투약의 기본 5R 원칙(환자, 약, 용량, 투여경로, 시간)을 준수하여 기록하는 기능과 조회 기능 • 미투여 시 사유 기록 기능 • 바코드 혹은 RFID를 사용하여 정확한 투약 기능
약물 외 처방	• 검사 처방의 기록, 조회, 수정 기능(전자서명) • 검사 또는 처치처방 시 검사 및 처치 관련 참조 정보의 입력 기능 • 식이처방 기능 • 지시처방 기능 • 미래처방 기능 • 세트처방 기능

③ 임상 정보

처방 전 환자 상태를 평가하고 처방 후 환자 상태를 재평가하는 진료 과정에서 발생하는 모든 환자의 진료 정보를 임상 정보로서 관리한다. 이때 구조화된 의무기록 서식 형태로 저장할 수 있어야 하며, 내용에 따라 미완결 관리를 한다.

임상 정보는 5개의 영역으로 구분하여 관리한다(표 5-4).

표 5-4 임상 정보의 관리 영역

분류	세부 항목
의무기록 관리	• 작성된 의무기록에 대하여 수정 이력 관리(ID, 일시, 수정 전 · 후 변경 기록내용) 가능 여부 • 외래(초진, 재진), 입원(입원, 퇴원, 경과, 의사지시, 수술, 투약, 간호 기록), 응급 환자 기록으로 구분하여 관리 가능 여부 • 구조화된 형태로 데이터를 입력할 수 있는 템플릿 서식의 제공 여부 • 하나의 의무기록에 두 명 이상의 동반 전자서명 가능 여부
의무기록 작성관리	• 의무기록을 전자서명이 기재된 법적 의무기록으로서 작성, 수정, 조회 가능 여부 • 권한을 가지고 있는 사용자만 수정 가능한지의 여부 • 의무기록 작성 중 특히 병력, 과거력, 협진의뢰, 사망원인이 포함된 사망기록에 대한 작성, 수정, 조회, 이력 관리 가능 여부
환자임상 정보관리	• 환자 진단명의 기록, 수정, 조회, 이력 관리 가능 여부 • 환자의 약물알레르기 및 과민반응 정보를 원인 약물명, 증상, 심각도 등을 구분하여 기록하고 기록한 내용에 대한 경고 가능 여부 • 약물명을 텍스트로 작성하면 경고 기능을 사용할 수 없음을 알려주는 알림 기능 가능 여부 • 환자의 과거 수진 일자별 약물목록 조회 가능 여부
임상측정 관리	• 환자의 활력징후(수축기 및 이완기혈압, 맥박, 체온, 호흡)의 구분 작성(입력) 가능 여부 • 활력징후는 전자서명이 기재되어야 하며, 장비와 연계된 정보는 예외. • 신체계측 데이터를 작성(입력)할 수 있어야 하며 전자서명 기재 가능 여부
검사결과 관리	• 각종 임상 검사결과(수치형, 비수치형, 텍스트) 조회 가능 여부 • 참고치를 기반으로 한 검사결과의 정상 여부 구분 가능 여부 • 검사결과값의 추이를 표 또는 그래프 조회 가능 여부 • 영상검사결과 조회 시 판독결과를 이미지와의 연결 가능 여부 • 임상적으로 중요한 이상 결과와 판독결과를 긴급하게 알려주는 기능(CVR, POCT 등) 가능 여부

④ 정보제공 및 연계

전자의무기록시스템은 의료기관 내에서뿐만 아니라 국가의 보건의료관리를 위해 필요로 하는 정보를 제공할 수 있어야 한다. 국가예방접종 데이터베이스와 연동하여 개인의 예방접종 정보를 관리하고, 질병 관리를 위해 법정감염병 발생 보고서 및 신고서를 질병관리청에 전송할 수 있도록 관리한다.

환자 개인의 건강관리를 위하여 환자의 진료 정보를 맞춤형 서비스와 연계하여 제공할 수 있고, 환자에게는 진단서, 증명서, 처방전 등 각종 서식을 출력하여 발급할 수 있도록 관리한다.

정보제공 및 연계는 2개의 영역으로 구분하여 관리한다(표 5-5).

표 5-5 정보제공 및 연계의 관리 영역

분류	세부 항목
공공정보 연계	• 예방접종 정보를 등록할 수 있도록 질병관리청 질병보건통합관리시스템과의 연동 가능 여부 • 예방접종 내용을 기록(입력)할 때 예방접종 정보의 조회 가능 여부 • 법정감염병 발생신고를 위한 질병관리청 질병보건통합관리시스템과 연동 가능 여부 • 질병관리청의 해외여행력 정보제공 프로그램(ITS)을 연계하여 감염병 의심환자의 해외여행력을 전자의무기록시스템에의 정보 표시 가능 여부 • 법정감염병 의심환자의 진료기록 요약지의 생성과 조회 가능 여부
환자정보 제공	• 법정서식인 진단서, 상해진단서, 사망진단서, 출생증명서, 사산증명서, 처방전 등의 제공 가능 여부 • 환자의 진료기록을 구분한 서식 종류별, 진료일자별 사본 발급 가능 여부 • 환자의 질병관리 목적으로 한 맞춤형 교육자료 제공 가능 여부(인적사항, 진단명, 약물명, 약물부작용, 검사 및 검사결과, 수술/처치명, 임신, 수유부 등) • 환자의 건강관리를 위한 알림 정보 제공 가능 여부

(2) 전자의무기록의 상호운용성에 따른 관리

전자의무기록시스템의 상호운용성이란 진료의 연속성을 보장하여 단절된 의료서비스를 개선하고, 고령화에 따른 보건의료의 사회현상에 대처하며, 의료 정보를 광범위하게 공유하고 활용할 수 있도록 전자의무기록을 상호 호환하여 운용하는 것을 말한다. 상호 운용에는 환자의 동의가 있어야 하며, 식별체계, 진료 정보의 교류, 영상 정보의 교류, 전송 기능, 교류를 위한 보안이 필요하다.

① 교류 환자의 동의

진료 정보의 교류를 위해 동의서를 생성하여 환자에게 동의를 받아 관리한다.

② 교류 식별체계

진료 정보의 교류를 위해 동의서 생성 시 환자의 주민등록번호 대신 환자식별정보(master patient index, MPI)가 부여되도록 관리한다.

③ 교류 진료 정보

환자의 진료 의뢰 및 회송서, 진료기록 요약지를 생성하고 조회할 수 있도록 관리한다.

④ 교류 영상 정보

환자의 영상 정보인 판독소견을 전송하고 영상 정보를 뷰(view)를 통하여 조회할 수 있도록 관리한다.

⑤ 교류 전송 및 확인

진료 의뢰 및 회송서 등 정보의 교류시스템 등록 여부를 확인할 수 있고 진행 상태 값을 관리할 수 있도록 관리한다.

⑥ 교류 보안

진료정보교류시스템을 활용하여 진료 의뢰 및 회송서 전송 시 감사로그(audit trail node authentication, ATNA)가 생성될 수 있도록 관리한다.

(3) 전자의무기록의 보안성에 따른 관리

시스템 구조의 안전성과 연속성을 보장하기 위해 전자의무기록시스템에 접근 가능한 권한별로 관리하여 통제함으로써 진료 정보와 데이터를 보호한다. 이를 위해서는 기밀성, 무결성, 가용성을 고려한 보안 기능이 갖추어져 있어야 한다.

① 계정관리

전자의무기록시스템의 사용자별 필요 계정이 발급될 수 있도록 관리한다. 계정은 사용자가 퇴사하거나 권한이 종료되는 시점에 삭제되고, 부서 이동 및 보직 변경 시에도 계정관리와 이력관리가 가능하여야 한다. 계정관리를 위한 사용자의 비밀번호는 영문, 숫자, 특수기호의 3종류를 모두 조합하여 8자리 이상, 2종류를 조합하여 10자리 이상이 되도록 설정하여 관리하며, 6개월마다 강제적으로 변경하도록 관리한다.

② 접근권한

전자의무기록시스템을 사용자별, 업무별로 권한을 관리하고, 주어진 권한 이외의 접근을 통제하고 관리한다. 업무가 변경되거나 퇴사하게 되는 경우 권한관리를 수정이나 삭제하고 변경된 내용으로 이력관리를 한다. 잘못된 접근 시도는 5회까지 제한하며, 알림 창으로 관리한다.
시스템을 일정 시간 사용하지 않을 경우 자동으로 로그아웃되도록 설정하여 관리한다.

③ 감사

전자의무기록시스템의 사용자 감사기록을 관리한다. 사용자의 계정별, IP별, 기록종류별 수정 · 조회 · 열람과 사유별 출력 · 다운로드 등 수행 업무별로 감사하여 관리한다.

감사에서 비정상적인 열람과 수정이 이루어진 경우 내규에 따라 처리한다.

전자의무기록시스템은 의무기록 작성 후 전자서명을 하는 시간이 서버로부터 가져온 시간과 정확하게 맞아야 하며 이를 저장하여 관리한다.

④ 비식별 조치

전자의무기록시스템에서 환자 고유의 식별정보(주민등록번호, 여권번호, 운전면허번호, 외국인 등록번호 등)가 조회되는 경우 선별적으로 마스킹 처리하여 비식별 조치가 이루지도록 관리한다.

⑤ 암호화

사용자의 비밀번호는 일방향 암호화로 저장되어 복호화할 수 없도록 관리하고, 고유 식별정보를 안전한 암호화 방식(대칭키 암호화 방식)으로 저장하도록 관리한다.

⑥ 전자인증

전자의무기록이 법적 문서로 인정받으려면 전자인증 즉, 전자서명의 기능을 갖추어야 한다.

전자서명한 의무기록은 사용자의 계정, 서명, 서명일시 등이 함께 저장 및 표시되어야 하고 이력을 조회하고 관리할 수 있어야 한다.

⑦ 백업 및 복구

전자의무기록시스템은 백업 및 복구가 가능한 구조로 설계된 장비를 갖추어야 한다.

하드웨어 혹은 소프트웨어의 장애, 사용자의 실수, 천재지변 등으로 인하여 진료 정보 및 데이터의 손실을 방지하기 위하여 백업 장비를 갖추고 주기적으로 백업할 수 있어야 한다.

⑧ 외부보관

한국인터넷진흥원의 클라우드 보안인증(CSAP)을 받으면 외부 서버인 클라우드에 전자의무기록을 보관할 수 있다.

3) 의료기관에서의 전자의무기록 관리

(1) 서식 관리

① 서식생성

전자의무기록은 서식을 생성하는 것에서부터 시작된다. 서식 생성은 전자의무기록시스템의 내부프로그램인 서식생성도구(program tool)를 활용한다(그림 5-3).

서식의 종류에는 일반적으로 문서 형식인 document record, 임상관찰기록지와 같이 그래프로 나타내어 진료의 연속적인 흐름을 표현하는 형식인 graph record, 마취기록지와 같이 문서 형식과 그래프 형식이 함께 공존하는 hybrid record가 있다. document record는 다시 구조화된 기록을 작성하는 structure text와 자유롭게 기술하고 작성하는 free text로 나뉜다.

각종 동의서 역시 서식 중 하나이며, 법적으로 작성하여야 하는 필수 항목을 고려하여 신중하게 생성하고 사용하여야 한다. 전자동의서의 도입으로 생성하는 도구(program tool)가 조금씩 변하고 있으나 이 역시 서식의 한 분류이다.

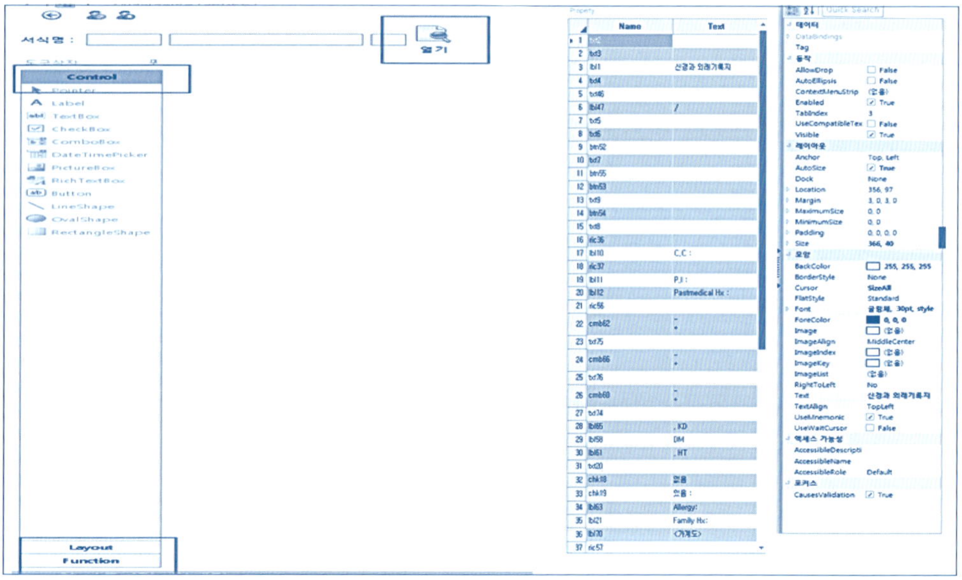

그림 5-3 서식 관리(서식생성도구)

② 서식사용 지원

전자의무기록시스템에서 서식을 사용할 때는 환자의 내원 형태와 진료 흐름에 따라 해당 기록을 작성할 수 있도록 의무기록 작성 창에 자동으로 해당 서식이 열리도록 설정할 수 있다.

예를 들어 환자가 입원한 경우 담당의사가 환자 정보를 확인하고 처음 전자의무기록을 열면 입원기록이 작성 창에 열리고, 입원 다음날 환자의 기록을 열면 경과기록이 자동으로 열리게 설정 가능하다. 사용자가 간호사인 경우 처음에는 간호초기평가기록이 열리고 입원 다음날부터는 간호경과기록이 열리도록 설정 가능하다. 수술, 전과, 협진 등 환자의 특별한 이벤트가 있을 경우에도 해당 기록을 선택하여 사용하도록 설정할 수 있다.

또 간호사와 의사가 같은 내용을 작성하는 경우 먼저 작성된 수치를 나중에 기록을 열 때도 자동으로 불러오는 기능이 활용할 수 있어 환자에게 이중으로 질문하거나 확인하지 않아도 되는 편리한 설정이 지원된다.

모든 서식의 자동설정은 진료의 흐름과 패턴을 정확하게 알고 있는 의무기록팀에서 서식을 생성할 때 설정하는 경우가 많다.

(2) 용어 관리

용어에는 서식 생성 시 사용하는 서식용어, 진단명인 상병용어, 의료행위에 사용하는 수술처치용어, 간호기록에 사용하는 간호용어, 영상의학용어 등 다양한 용어가 있다. 전자의무기록시스템에서는 서식용어를 제외한 모든 용어를 표준화하여 사용하며, 이는 진료 정보의 교류를 위한 선행 작업이라 할 수 있다.

서식용어는 현재까지 각 의료기관마다 조금씩 다르게 사용 및 관리되고 있으며, 서식 생성을 위한 신규 용어가 발생하는 경우 각 병원의 용어관리규정에 따라 관리한다.

상병 및 증상용어에는 일반적으로 한국질병사인분류(KCD) 및 국제질병분류(ICD)의 상병명과 상병코드를 사용하며, 용어의 사용 목적과 병원의 특성에 따라 참조용어로서 SNOMED-CT(systematized nomenclature of medicine clinical terms)와 UMLS(unified medical language system)를 사용하기도 한다.

수술 및 처치 등의 의료행위에 사용하는 용어는 일반적으로 ICD-9-CM이며, 영상의학용어는 LOINIC이나 DICOM을 주로 사용한다.

간호서식과 간호진단에 주로 사용하는 용어는 NANDA이며 그 밖에도 ICNP, NIC, NAC를 사용하고 있다. 이 모든 용어에 대해서는 변경, 수정, 추가, 삭제 등의 관리를 하고 있다.

(3) 접근권한 관리

전자의무기록 환경에서는 업무별, 목적별로 접근권한과 절차를 규정함으로써 환자의 개인정보와 병원의 정보자산을 보호하고 있다. 접근권한을 관리하기 위해 진료에 가담하는 모든 직종에게 각 역할에 적합한 사용자 계정(ID)을 부여하고 비밀번호를 사용하게 하는데, 이때 입력(작성), 조회(열람), 수정, 삭제, 출력의 권한으로 나누어 관리한다(그림 5-4).

작성 · 수정 · 조회 권한은 진료에 가담하는 의료진에게 부여되며, 진료를 통해 생성되는 진료 경과 내용을 작성하고 수정할 수 있다. 이때 의사, 간호사, 진료지원 등 진료영역별로 접근할 수 있는 서식과 종류를 구분하여 관리하도록 한다. 출력 권한은 일반적으로 사본 발급과 진료 정보를 최종적으로 관리하는 의무기록팀과 진료비 청구 관련 업무를 하는 보험심사팀, 원무팀 담당 직원에게 제한적으로 부여한다. 이는 미완성 기록 혹은 미완결 기록이 출력 및 발급되어 발생할 수 있는 다양한 문제를 방지하고, 환자의 개인정보 관리와 유출 방지를 하기 위함이다. 삭제 권한은 해당 기록의 작성자와 규정상 권한이 부여된 자에게 제한적으로 부여된다. 이때 삭제는 표면적인 삭제를 의미하며 전산의 서버와 DB에는 삭제 내용이 남아 있도록 관리한다. 수정 권한은 해당 기록의 작성자와 권한이 부여된 자에게 제한적으로 부여되며, 수정 내역은 시스템적으로 이력 관리가 이루어진다.

접근권한은 각 의료기관이 법적 기준과 인증 및 각종 평가기준에 적합하게 규정하여 관리하며, 직종별과 업무영역별로 권한을 다르게 부여하고 정기적인 모니터링을 통하여 부당한 접근을 관리하여야 한다.

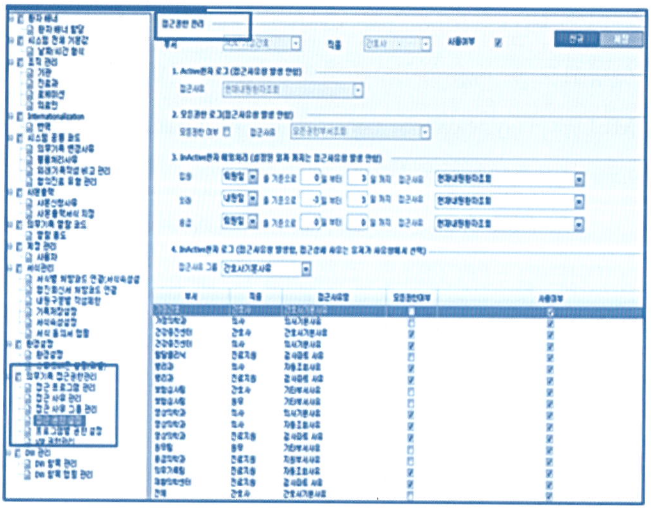

그림 5-4 접근권한 관리

(4) 열람 관리

열람 관리란 종이의무기록 환경에서는 대출 관리를 말하고, 전자의무기록 환경에서는 환자의 내원 및 진료가 종료된 후 환자 기록의 열람 신청이 있을 때 승인하거나 반려하는 업무를 말한다.

각 의료기관마다 정해진 지침과 규정에 따라 열람의 승인 조건이 다르며, 다양한 인증 및 평가기준에 적합하게 설정하여 관리하도록 한다.

일반적으로 환자의 진료가 종료된 이후 환자 기록을 열람하고자 하는 경우 열람신청 프로그램을 통하여 신청하며, 접근권한을 관리하는 부서 혹은 의무기록팀에서 열람 승인을 처리한다(그림 5-5).

열람 신청자는 열람하고자 하는 대상과 그 사유를 입력하여 요청하면 관리부서에서 승인한 경우 각 병원의 지침에 정해진 기간 동안 열람이 가능하다.

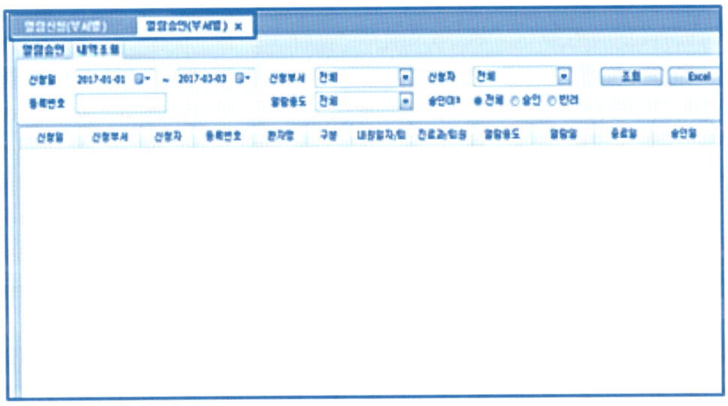

그림 5-5 열람 관리

4. 전자의무기록의 전자서명/인증

1) 개념

의사들의 기록이 전자의무기록(EMR)으로 작성되면서 종이 기록에서 사용하던 수기서명을 전자서명으로 저장하게 되었는데, 이때 서명에 대한 공인인증을 부여하여 사실의 확인을 증명하는 것을 전자서명/인증이라고 한다.

전자서명법에는 전자서명에 대해 다음과 같이 정의하고 있다.

제2조(정의) 이 법에서 사용하는 용어의 뜻은 다음과 같다.

1. '전자문서'란 정보처리시스템에 의하여 전자적 형태로 작성되어 송신 또는 수신되거나 저장된 정보를 말한다.
2. '전자서명'이란 다음 각 목의 사항을 나타내는 데 이용하기 위하여 전자문서에 첨부되거나 논리적으로 결합된 전자적 형태의 정보를 말한다.
   가. 서명자의 신원
   나. 서명자가 해당 전자문서에 서명하였다는 사실
3. '전자서명생성정보'란 전자서명을 생성하기 위하여 이용하는 전자적 정보를 말한다.
4. '전자서명수단'이란 전자서명을 하기 위하여 이용하는 전자적 수단을 말한다.
5. '전자서명인증'이란 전자서명생성정보가 가입자에게 유일하게 속한다는 사실을 확인하고 이를 증명하는 행위를 말한다.
6. '인증서'란 전자서명생성정보가 가입자에게 유일하게 속한다는 사실 등을 확인하고 이를 증명하는 전자적 정보를 말한다.
7. '전자서명인증업무'란 전자서명인증, 전자서명인증 관련 기록의 관리 등 전자서명인증서비스를 제공하는 업무를 말한다.
8. '전자서명인증사업자'란 전자서명인증업무를 하는 자를 말한다.
9. '가입자'란 전자서명생성정보에 대하여 전자서명인증사업자로부터 전자서명인증을 받은 자를 말한다.
10. '이용자'란 전자서명인증사업자가 제공하는 전자서명인증서비스를 이용하는 자를 말한다.

제3조(전자서명의 효력)

① 전자서명은 전자적 형태라는 이유만으로 서명, 서명날인 또는 기명날인으로서의 효력이 부인되지 않는다.

② 법령의 규정 또는 당사자 간의 약정에 따라 서명, 서명날인 또는 기명날인의 방식으로 전자서명을 선택한 경우 그 전자서명은 서명, 서명날인 또는 기명날인으로서의 효력을 가진다.

의료기관에서는 각 의료기관이 협약을 맺은 공인인증평가기관을 통하여 의료진들에게 공동인증서를 부여하고 수기서명에 공동인증을 적용하여 전자서명을 관리한다. 공동인증서는 일반적으로 연 1회 갱신 관리하며 전자의무기록에 대한 최종 책임을 부여하는 수단이며 이로써 기록에 대한 법적 효력이 부여된다.

전자서명 관련 법규에는 전자서명법(법률), 전자서명법 시행령(대통령령), 전자서명법 시행규칙(과학기술정보통신부령)이 있다.

2) 전자의무기록시스템에서 전자서명 관리

전자의무기록시스템에서는 전자서명의 방법을 설정하여 관리할 수 있는데, 작성자별로 전자의무기록(EMR) 중 공인인증이 되지 않는 기록들을 불러와서 기록 내용을 확인한 후 서명 관리도 가능하다(그림 5-6).

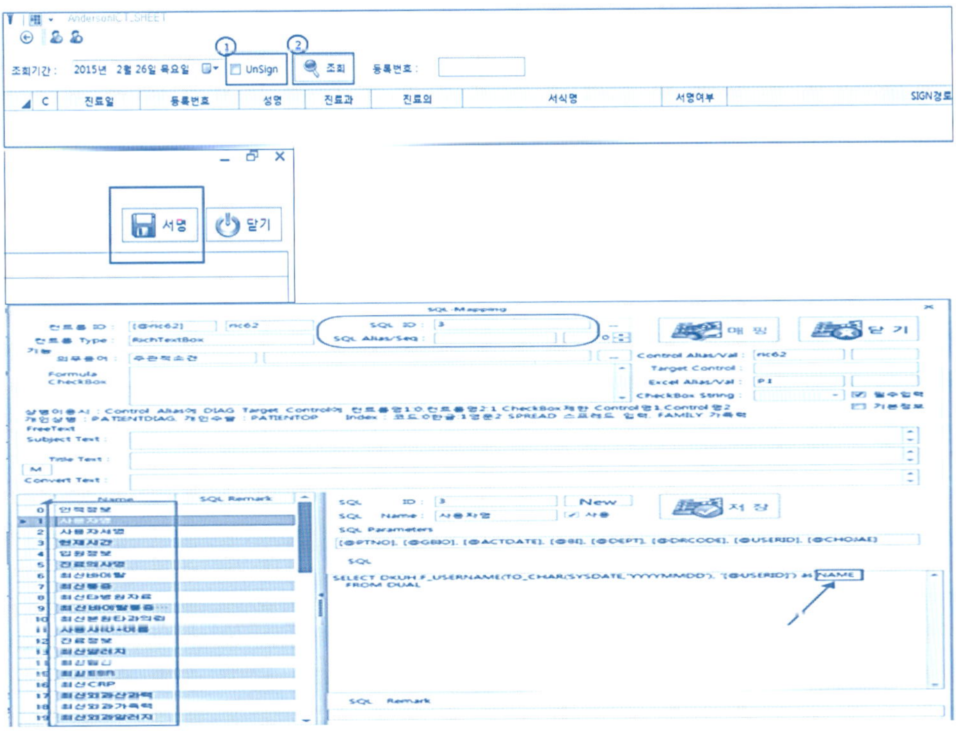

그림 5-6 전자서명 관리

5. 개인정보보호 및 보안 관리

1) 관리적 측면

의료기관은 환자의 개인정보를 보호하기 위하여 관련 법률인 의료법, 개인정보보호법, 정보통신망법에 근거하여 의료기관의 규정 및 지침을 제·개정하고 관리해야 한다. 또한, 개인정보보호에 대한 인식을 고취하기 위하여 관리부서 및 관리자는 전체 직원을 대상으로 정기적인 필수교육을 실시하고 관리해야 한다.

2) 기술적 측면

전자의무기록을 안전하게 보호하려면 기술적인 측면에서도 확실한 시스템을 구축하여 관리해야 한다. 이때 전자의무기록시스템 인증제에서 평가항목으로 제시하는 보안성 항목을 적용하여 기밀성(confidentiality), 무결성(integrity), 위조방지(non forgery), 신원확인(user authentication), 부인방지(non repudiation) 등의 보안 기능이 갖추어져야 한다(표 5-6).

또한, 앞에서도 설명했듯이 전자의무기록시스템의 보안성을 위해 계정관리, 접근권한, 감사, 비식별 조치, 암호화, 전자인증, 백업 및 복구, 외부보관 등의 구체적인 항목도 관리해야 한다.

표 5-6 전자의무기록시스템이 갖추어야 할 보안 기능

항목	설명
기밀성	환자 진료 정보 및 개인정보의 누출 위험을 방지하기 위하여 암호화 기술로 보호
무결성	환자 진료 정보 및 개인정보의 위·변조 위험을 방지하기 위하여 메시지 인증으로 불변성을 확보
위조방지	서명 위조를 방지하기 위하여 메시지 인증을 통하여 전자서명의 위조를 방지
신원확인	서명자 인증으로 의료행위자인 기록 작성 서명자의 신원을 확인
부인방지	분쟁 발생 시 의료 내용을 부인하는 행위를 방지하기 위하여 메시지 인증 즉, 전자서명 생성키를 통하여 기록자의 부인을 방지

6. 전자의무기록 관련 법규

전자의무기록 및 관리와 관련된 법률에는 크게 의료법, 개인정보보호법, 감염병 예방 및 관리에 관한 법률, 마약류관리에 관한 법률 등이 있고 그 밖에도 해당 법률의 시행령이나 시행규칙, 규정이나 기준, 표준 등에 전자의무기록에 대한 규정이 포함되어 있다.

여기서는 전자의무기록의 관리 영역에 따라 적용되는 법규를 구분하여 정리하였다.

1) 기능성

영역	관련 법규	설명
환자정보 생성 및 관리	의료법	제22조(진료기록부 등) ① 의료인은 각각 진료기록부, 조산기록부, 간호기록부, 그 밖의 진료에 관한 기록(이하 '진료기록부 등'이라 한다)을 갖추어 두고 환자의 주된 증상, 진단 및 치료 내용 등 보건복지부령으로 정하는 의료행위에 관한 사항과 의견을 상세히 기록하고 서명하여야 한다. ② 의료인이나 의료기관 개설자는 진료기록부 등[제23조 제1항에 따른 전자의무기록(電子醫務記錄)을 포함하며, 추가기재 · 수정된 경우 추가기재 · 수정된 진료기록부 등 및 추가기재 · 수정 전의 원본을 모두 포함한다. 이하 같다]을 보건복지부령으로 정하는 바에 따라 보존하여야 한다. ③ 의료인은 진료기록부 등을 거짓으로 작성하거나 고의로 사실과 다르게 추가기재 · 수정하여서는 아니 된다. ④ 보건복지부장관은 의료인이 진료기록부 등에 기록하는 질병명, 검사명, 약제명 등 의학용어와 진료기록부 등의 서식 및 세부내용에 관한 표준을 마련하여 고시하고 의료인 또는 의료기관 개설자에게 그 준수를 권고할 수 있다. 제23조(전자의무기록) ① 의료인이나 의료기관 개설자는 제22조의 규정에도 불구하고 진료기록부 등을 「전자서명법」에 따른 전자서명이 기재된 전자문서(이하 '전자의무기록'이라 한다)로 작성 · 보관할 수 있다. ② 의료인이나 의료기관 개설자는 보건복지부령으로 정하는 바에 따라 전자의무기록을 안전하게 관리 · 보존하는 데에 필요한 시설과 장비를 갖추어야 한다. ③ 누구든지 정당한 사유 없이 전자의무기록에 저장된 개인정보를 탐지하거나 누출 · 변조 또는 훼손하여서는 아니 된다. ④ 의료인이나 의료기관 개설자는 전자의무기록에 추가기재 · 수정을 한 경우 보건복지부령으로 정하는 바에 따라 접속기록을 별도로 보관하여야 한다.
	의료법 시행규칙	제14조(진료기록부 등의 기재 사항) ① 법 제22조 제1항에 따라 진료기록부 · 조산기록부와 간호기록부(이하 '진료기록부 등'이라 한다)에 기록해야 할 의료행위에 관한 사항과 의견은 다음 각 호와 같다. 1. 진료기록부 가. 진료를 받은 사람의 주소 · 성명 · 연락처 · 주민등록번호 등 인적사항 나. 주된 증상. 이 경우 의사가 필요하다고 인정하면 주된 증상과 관련한 병력(病歷) · 가족력(家族歷)을 추가로 기록할 수 있다. 다. 진단결과 또는 진단명

영역	관련 법규	설명
환자 정보의 생성 및 관리	의료법 시행규칙	라. 진료경과(외래환자는 재진환자로서 증상 · 상태, 치료내용이 변동되어 의사가 그 변동을 기록할 필요가 있다고 인정하는 환자만 해당한다) 마. 치료 내용(주사 · 투약 · 처치 등) 바. 진료 일시(日時) 2. 조산기록부 가. 조산을 받은 자의 주소 · 성명 · 연락처 · 주민등록번호 등 인적사항 나. 생 · 사산별(生 · 死産別) 분만 횟수 다. 임신 후의 경과와 그에 대한 소견 라. 임신 중 의사에 의한 건강진단의 유무(결핵 · 성병에 관한 검사를 포함한다) 마. 분만 장소 및 분만 연월일시분(年月日時分) 바. 분만의 경과 및 그 처치 사. 산아(産兒) 수와 그 성별 및 생 · 사의 구별 아. 산아와 태아부속물에 대한 소견 자. 삭제 차. 산후의 의사의 건강진단 유무 3. 간호기록부 가. 간호를 받는 사람의 성명 나. 체온 · 맥박 · 호흡 · 혈압에 관한 사항 다. 투약에 관한 사항 라. 섭취 및 배설물에 관한 사항 마. 처치와 간호에 관한 사항 바. 간호 일시(日時) ② 의료인은 진료기록부 등을 한글로 기록하도록 노력하여야 한다. ③ 삭제
처방 정보	의약외품 분류번호에 관한 규정	**제2조(적용례)** 이 예규 시행 당시 「의약품 등 분류번호에 관한 규정」(식품의약품안전처 예규 제40호, 2013. 4. 5. 개정)에 따라 의약외품 제조판매 · 수입 품목허가(신고)를 신청한 자에 대해서도 이 규정을 적용한다. **제3조(경과조치)** ① 이 예규 시행 이전에 종전의 「의약품 등 분류번호에 관한 규정」에 따라 제조판매 · 수입 품목허가(신고)를 한 의약외품은 이 예규에 따라 제조판매 · 수입 품목허가(신고)를 한 것으로 본다. ② 식품의약품안전처장 또는 지방청장은 종전의 규정에 따라 부여된 의약외품의 분류번호에 대하여 2015년 6월 30일까지 이 예규에 따른 분류번호를 부여하여야 한다. **제4조(다른 규정의 개정)** 「의약품 등 분류번호에 관한 규정」(식품의약품안전처 예규 제40호, 2013. 4. 5.)을 다음과 같이 개정한다. 별표 의약품분류표 중 분류번호 '900 위생용품'을 삭제한다.

<table>
<tr><th>영역</th><th>관련 법규</th><th>설명</th></tr>
<tr><td rowspan="3">처방
정보</td><td>의약외품
분류번호에
관한 규정</td><td>제5조(다른 규정과의 관계)
이 예규 시행 당시 다른 규정에서 의약외품의 분류번호에 대하여 종전의 「의약품 등 분류번호에 관한 규정」을 인용하고 있는 경우, 종전의 규정에 갈음하여 이 예규의 의약외품 분류번호를 인용한 것으로 본다.</td></tr>
<tr><td>마약류
관리에
관한
법률</td><td>제11조(마약류 취급의 보고)
① 마약류취급자 또는 마약류취급승인자는 수출입 · 제조 · 판매 · 양수 · 양도 · 구입 · 사용 · 폐기 · 조제 · 투약하거나 투약하기 위하여 제공 또는 학술연구를 위하여 사용한 마약 또는 향정신성의약품의 품명 · 수량 · 취급연월일 · 구입처 · 재고량 · 일련번호와 상대방(마약 또는 향정신성의약품의 조제 또는 투약의 대상이 동물인 경우에는 그 소유자 또는 관리자를 말한다)의 성명 등에 관한 사항을 식품의약품안전처장에게 보고하여야 한다. 이 경우 마약류취급자 또는 마약류취급승인자가 마약류 취급의 상대방일 때에는 취급범위, 허가 · 승인번호 및 허가 · 취급승인일을 함께 보고하여야 한다.
② 마약류취급의료업자와 마약류소매업자는 제1항에서 정한 사항 외에 다음 각 호의 사항을 식품의약품안전처장에게 보고하여야 한다.
1. 마약 또는 향정신성의약품을 조제 또는 투약 받거나 투약하기 위하여 제공받은 환자의 주민등록번호(외국인인 경우에는 여권번호 또는 외국인 등록번호를 말한다. 이하 같다) 및 「통계법」 제22조 제1항 전단에 따라 작성 · 고시된 한국표준질병 · 사인분류에 따른 질병분류기호(마약 또는 향정신성의약품의 조제 또는 투약의 대상이 동물인 경우에는 그 종류, 질병명과 소유자 또는 관리자의 주민등록번호를 말한다)
2. 마약 또는 향정신성의약품을 투약하거나 투약하기 위하여 제공하거나 제32조 제2항에 따라 이를 기재한 처방전을 발급한 자의 업소명칭, 성명 및 면허번호
③ 마약류관리자가 있는 의료기관의 경우 그 의료기관에서 마약류취급의료업자 또는 마약류관리자가 투약하거나 투약하기 위하여 제공하는 마약 또는 향정신성의약품에 대하여는 제1항과 제2항에도 불구하고 해당 마약류관리자가 식품의약품안전처장에게 보고하여야 한다.</td></tr>
<tr><td>의료법</td><td>제18조의2(의약품정보의 확인)
① 의사 및 치과의사는 제18조에 따른 처방전을 작성하거나 「약사법」 제23조 제4항에 따라 의약품을 자신이 직접 조제하는 경우에는 다음 각 호의 정보(이하 '의약품정보'라 한다)를 미리 확인하여야 한다.
1. 환자에게 처방 또는 투여되고 있는 의약품과 동일한 성분의 의약품인지 여부
2. 식품의약품안전처장이 병용금기, 특정연령대 금기 또는 임부금기 등으로 고시한 성분이 포함되는지 여부
3. 그 밖에 보건복지부령으로 정하는 정보
② 제1항에도 불구하고 의사 및 치과의사는 급박한 응급의료상황 등 의약품정보를 확인할 수 없는 정당한 사유가 있을 때에는 이를 확인하지 아니할 수 있다.
③ 제1항에 따른 의약품정보의 확인방법 · 절차, 제2항에 따른 의약품정보를 확인할 수 없는 정당한 사유 등은 보건복지부령으로 정한다.</td></tr>
</table>

영역	관련 법규	설명
임상 정보	의료법	제17조(진단서 등) ① 의료업에 종사하고 직접 진찰하거나 검안(檢案)한 의사[이하 이 항에서는 검안서에 한하여 검시(檢屍)업무를 담당하는 국가기관에 종사하는 의사를 포함한다], 치과의사, 한의사가 아니면 진단서 · 검안서 · 증명서를 작성하여 환자(환자가 사망하거나 의식이 없는 경우에는 직계존속 · 비속, 배우자 또는 배우자의 직계존속을 말하며, 환자가 사망하거나 의식이 없는 경우로서 환자의 직계존속 · 비속, 배우자 및 배우자의 직계존속이 모두 없는 경우에는 형제자매를 말한다) 또는 「형사소송법」 제222조 제1항에 따라 검시(檢屍)를 하는 지방검찰청검사(검안서에 한한다)에게 교부하지 못한다. 다만, 진료 중이던 환자가 최종 진료 시부터 48시간 이내에 사망한 경우에는 다시 진료하지 아니하더라도 진단서나 증명서를 내줄 수 있으며, 환자 또는 사망자를 직접 진찰하거나 검안한 의사 · 치과의사 또는 한의사가 부득이한 사유로 진단서 · 검안서 또는 증명서를 내줄 수 없으면 같은 의료기관에 종사하는 다른 의사 · 치과의사 또는 한의사가 환자의 진료기록부 등에 따라 내줄 수 있다. ② 의료업에 종사하고 직접 조산한 의사 · 한의사 또는 조산사가 아니면 출생 · 사망 또는 사산 증명서를 내주지 못한다. 다만, 직접 조산한 의사 · 한의사 또는 조산사가 부득이한 사유로 증명서를 내줄 수 없으면 같은 의료기관에 종사하는 다른 의사 · 한의사 또는 조산사가 진료기록부 등에 따라 증명서를 내줄 수 있다. ③ 의사 · 치과의사 또는 한의사는 자신이 진찰하거나 검안한 자에 대한 진단서 · 검안서 또는 증명서 교부를 요구받은 때에는 정당한 사유 없이 거부하지 못한다. ④ 의사 · 한의사 또는 조산사는 자신이 조산(助産)한 것에 대한 출생 · 사망 또는 사산 증명서 교부를 요구받은 때에는 정당한 사유 없이 거부하지 못한다. ⑤ 제1항부터 제4항까지의 규정에 따른 진단서, 증명서의 서식 · 기재사항, 그 밖에 필요한 사항은 보건복지부령으로 정한다. 제17조의2(처방전) ① 의료업에 종사하고 직접 진찰한 의사, 치과의사 또는 한의사가 아니면 처방전[의사나 치과의사가 「전자서명법」에 따른 전자서명이 기재된 전자문서 형태로 작성한 처방전(이하 '전자처방전'이라 한다)을 포함한다. 이하 같다]을 작성하여 환자에게 교부하거나 발송(전자처방전에 한정한다. 이하 이 조에서 같다)하지 못하며, 의사, 치과의사 또는 한의사에게 직접 진찰을 받은 환자가 아니면 누구든지 그 의사, 치과의사 또는 한의사가 작성한 처방전을 수령하지 못한다. ② 제1항에도 불구하고 의사, 치과의사 또는 한의사는 다음 각 호의 어느 하나에 해당하는 경우로서 해당 환자 및 의약품에 대한 안전성을 인정하는 경우에는 환자의 직계존속 · 비속, 배우자 및 배우자의 직계존속, 형제자매 또는 「노인복지법」 제34조에 따른 노인의료복지시설에서 근무하는 사람 등 대통령령으로 정하는 사람(이하 이 조에서 '대리수령자'라 한다)에게 처방전을 교부하거나 발송할 수 있으며 대리수령자는 환자를 대리하여 그 처방전을 수령할 수 있다. 1. 환자의 의식이 없는 경우 2. 환자의 거동이 현저히 곤란하고 동일한 상병(傷病)에 대하여 장기간 동일한 처방이 이루어지는 경우 ③ 처방전의 발급 방법 · 절차 등에 필요한 사항은 보건복지부령으로 정한다.

영역	관련 법규	설명
임상 정보	의료법	제23조의2(전자의무기록의 표준화 등) ① 보건복지부장관은 전자의무기록이 효율적이고 통일적으로 관리 · 활용될 수 있도록 기록의 작성, 관리 및 보존에 필요한 전산정보처리시스템(이하 이 조에서 '전자의무기록시스템'이라 한다), 시설, 장비 및 기록 서식 등에 관한 표준을 정하여 고시하고 전자의무기록시스템을 제조 · 공급하는 자, 의료인 또는 의료기관 개설자에게 그 준수를 권고할 수 있다. ② 보건복지부장관은 전자의무기록시스템이 제1항에 따른 표준, 전자의무기록시스템 간 호환성, 정보 보안 등 대통령령으로 정하는 인증 기준에 적합한 경우에는 인증을 할 수 있다. ③ 제2항에 따라 인증을 받은 자는 대통령령으로 정하는 바에 따라 인증의 내용을 표시할 수 있다. 이 경우 인증을 받지 아니한 자는 인증의 표시 또는 이와 유사한 표시를 하여서는 아니 된다. ④ 보건복지부장관은 다음 각 호의 어느 하나에 해당하는 경우에는 제2항에 따른 인증을 취소할 수 있다. 다만, 제1호에 해당하는 경우에는 인증을 취소하여야 한다. 1. 거짓이나 그 밖의 부정한 방법으로 인증을 받은 경우 2. 제2항에 따른 인증 기준에 미달하게 된 경우 ⑤ 보건복지부장관은 전자의무기록시스템의 기술 개발 및 활용을 촉진하기 위한 사업을 할 수 있다. ⑥ 제1항에 따른 표준의 대상, 제2항에 따른 인증의 방법 · 절차 등에 필요한 사항은 대통령령으로 정한다.
정보 제공 및 연계	감염병 예방 및 관리에 관한 법률	제5조(의료인 등의 책무와 권리) ①「의료법」에 따른 의료인 및 의료기관의 장 등은 감염병 환자의 진료에 관한 정보를 제공받을 권리가 있고, 감염병 환자의 진단 및 치료 등으로 인하여 발생한 피해에 대하여 보상받을 수 있다. ②「의료법」에 따른 의료인 및 의료기관의 장 등은 감염병 환자의 진단 · 관리 · 치료 등에 최선을 다하여야 하며, 보건복지부장관, 질병관리청장 또는 지방자치단체의 장의 행정명령에 적극 협조하여야 한다. ③「의료법」에 따른 의료인 및 의료기관의 장 등은 국가와 지방자치단체가 수행하는 감염병의 발생 감시와 예방 · 관리 및 역학조사 업무에 적극 협조하여야 한다. 제11조(의사 등의 신고) ① 의사, 치과의사 또는 한의사는 다음 각 호의 어느 하나에 해당하는 사실(제16조 제6항에 따라 표본감시 대상이 되는 제4급 감염병으로 인한 경우는 제외한다)이 있으면 소속 의료기관의 장에게 보고하여야 하고, 해당 환자와 그 동거인에게 질병관리청장이 정하는 감염 방지 방법 등을 지도하여야 한다. 다만, 의료기관에 소속되지 아니한 의사, 치과의사 또는 한의사는 그 사실을 관할 보건소장에게 신고하여야 한다. 제24조(필수예방접종) ① 특별자치도지사 또는 시장 · 군수 · 구청장은 다음 각 호의 질병에 대하여 관할 보건소를 통하여 필수예방접종(이하 '필수예방접종'이라 한다)을 실시하여야 한다.

영역	관련 법규	설명
정보 제공 및 연계	감염병 예방 및 관리에 관한 법률 시행규칙	제6조(의사 등의 감염병 발생신고) ① 법 제11조 제1항 각 호 외의 부분 단서, 제3항 및 제4항에 따라 같은 조 제1항 제1호 및 제3호에 해당하는 사실을 신고하려는 의사, 치과의사, 한의사, 의료기관의 장 또는 소속 부대장은 다음 각 호의 구분에 따른 신고서(전자문서로 된 신고서를 포함한다)를 질병관리청장에게 정보시스템을 이용하여 제출하거나 감염병 환자, 감염병 의사환자 또는 병원체보유자(이하 '감염병 환자 등'이라 한다) 또는 신고인의 소재지를 관할하는 보건소장에게 정보시스템 또는 팩스를 이용하여 제출해야 한다. 다만, 제1급 감염병의 경우에는 신고서를 제출하기 전에 질병관리청장 또는 관할 보건소장에게 구두, 전화 등의 방법으로 알려야 한다.
	의료법	제21조(기록 열람 등) ① 환자는 의료인, 의료기관의 장 및 의료기관 종사자에게 본인에 관한 기록(추가기재 · 수정된 경우 추가기재 · 수정된 기록 및 추가기재 · 수정 전의 원본을 모두 포함한다. 이하 같다)의 전부 또는 일부에 대하여 열람 또는 그 사본의 발급 등 내용의 확인을 요청할 수 있다. 이 경우 의료인, 의료기관의 장 및 의료기관 종사자는 정당한 사유가 없으면 이를 거부하여서는 아니 된다. 제21조의2(진료기록의 송부 등) ① 의료인 또는 의료기관의 장은 다른 의료인 또는 의료기관의 장으로부터 제22조 또는 제23조에 따른 진료기록의 내용 확인이나 진료기록의 사본 및 환자의 진료경과에 대한 소견 등을 송부 또는 전송할 것을 요청받은 경우 해당 환자나 환자 보호자의 동의를 받아 그 요청에 응하여야 한다. 다만, 해당 환자의 의식이 없거나 응급환자인 경우 또는 환자의 보호자가 없어 동의를 받을 수 없는 경우에는 환자나 환자 보호자의 동의 없이 송부 또는 전송할 수 있다.

2) 상호운용성

영역	관련 법규	설명
상호 운용성	진료정보 교류표준	제3조(적용범위) 의료인이 사용하고 있는 전자의무기록 시스템과 의료인 간 진료정보교류에 사용되는 시스템에 대하여는 다른 법령에 특별한 규정이 있는 경우를 제외하고는, 성질에 반하지 아니하는 한 이 고시가 정하는 바에 의한다. 제4조(진료의뢰서) 진료의뢰서란 환자의 적절한 진료를 위하여 의료인이 다른 의료인에게 진료 의뢰 시 송부하기 위한 서식을 말하며, 그 서식의 구성항목은 별표 1에 따른다. 제5조(진료회송서) 진료회송서란 환자의 진료를 의뢰받은 의료인이 진료를 의뢰한 의료인이나 적절한 다른 의료인에게 회송 시 송부하기 위한 서식을 말하며, 그 서식의 구성항목은 별표 2에 따른다.

영역	관련 법규	설명
상호 운용성	진료정보 교류표준	**제6조(진료기록요약지)** 진료기록요약지란 의료인이 생성한 진료기록부의 전체 또는 일부 내용을 환자의 진료를 목적으로 의료인 간에 교환하기 위한 서식을 말하며, 그 서식의 구성항목은 별표 3에 따른다. **제7조(영상의학판독소견서)** 영상의학판독소견서란 CT, MRI 등 영상의학 정보의 판독 결과를 다른 의료인에게 송부하기 위한 서식을 말하며, 그 서식의 구성항목은 별표 4에 따른다. **제8조(교류문서의 생성 및 교환)** ① 교류기관은 제2장에서 정한 서식의 종류 및 구성항목에 따라 교류문서를 생성한다. 이 경우 교류문서의 생성방식은 별표 5를 따른다. ② 교류기관은 교류시스템을 통하여 생성된 교류문서를 교환할 수 있으며, 교류시스템은 안전하고 신뢰할 수 있는 교류문서 교환을 위하여 다음 각 호의 사항을 포함하여야 한다. 1. 교류문서의 생성 및 열람 기능 2. 감사기록 및 보안정책 관리 기능 가. 교류문서 생성자 및 열람자의 인증 및 교류시스템 간 연결인증을 통한 교류문서 교환 기능 나. 교류문서의 생성 및 열람 시 감사기록 등의 보안정책 3. 환자의 교류문서 생성 및 열람에 대한 동의정책 관리 기능 가. 환자의 진료정보교류 동의 여부 확인 기능 나. 환자가 동의한 진료정보 사항에 대해서만 열람하는 기능 (중략) **제11조(환자의 동의 및 철회)** ① 교류기관은 진료정보교류를 희망하는 환자에 대해 의료법 제21조 제3항에 따라 환자나 환자보호자 동의를 받아야 하며, 이 경우 별지 제2호 서식의 동의서를 활용할 수 있다.
	개인정보 보호법	**제29조(안전조치의무)** 개인정보처리자는 개인정보가 분실·도난·유출·위조·변조 또는 훼손되지 아니하도록 내부 관리계획 수립, 접속기록 보관 등 대통령령으로 정하는 바에 따라 안전성 확보에 필요한 기술적·관리적 및 물리적 조치를 하여야 한다.
	개인정보 보호법 시행령	**제17조(동의를 받는 방법)** ① 개인정보처리자는 법 제22조에 따라 개인정보의 처리에 대하여 다음 각 호의 어느 하나에 해당하는 방법으로 정보주체의 동의를 받아야 한다. **제30조(개인정보의 안전성 확보 조치)** ① 개인정보처리자는 법 제29조에 따라 다음 각 호의 안전성 확보 조치를 하여야 한다. 1. 개인정보의 안전한 처리를 위한 내부 관리계획의 수립·시행 2. 개인정보에 대한 접근 통제 및 접근 권한의 제한 조치 3. 개인정보를 안전하게 저장·전송할 수 있는 암호화 기술의 적용 또는 이에 상응하는 조치

영역	관련 법규	설명
상호 운용성	개인정보 보호법 시행령	4. 개인정보 침해사고 발생에 대응하기 위한 접속기록의 보관 및 위조 · 변조 방지를 위한 조치 5. 개인정보에 대한 보안프로그램의 설치 및 갱신 6. 개인정보의 안전한 보관을 위한 보관시설의 마련 또는 잠금장치의 설치 등 물리적 조치
	개인정보의 안전성 확보 조치 기준	제8조(접속기록의 보관 및 점검) ① 개인정보처리자는 개인정보취급자가 개인정보처리시스템에 접속한 기록을 1년 이상 보관 · 관리하여야 한다. 다만, 5만 명 이상의 정보주체에 관하여 개인정보를 처리하거나, 고유식별정보 또는 민감정보를 처리하는 개인정보처리시스템의 경우에는 2년 이상 보관 · 관리하여야 한다. ② 개인정보처리자는 개인정보의 오 · 남용, 분실 · 도난 · 유출 · 위조 · 변조 또는 훼손 등에 대응하기 위하여 개인정보처리시스템의 접속기록 등을 월 1회 이상 점검하여야 한다. 특히 개인정보를 다운로드한 것이 발견되었을 경우에는 내부관리 계획으로 정하는 바에 따라 그 사유를 반드시 확인하여야 한다. ③ 개인정보처리자는 개인정보취급자의 접속기록이 위 · 변조 및 도난, 분실되지 않도록 해당 접속기록을 안전하게 보관하여야 한다.

3) 보안성

영역	관련 법규	설명
보안성	개인정보 보호법	제3조(개인정보 보호 원칙) (중략) 제24조(고유식별정보의 처리 제한) ① 개인정보처리자는 다음 각 호의 경우를 제외하고는 법령에 따라 개인을 고유하게 구별하기 위하여 부여된 식별정보로서 대통령령으로 정하는 정보(이하 '고유식별정보'라 한다)를 처리할 수 없다. (중략) 제29조(안전조치의무) 개인정보처리자는 개인정보가 분실 · 도난 · 유출 · 위조 · 변조 또는 훼손되지 아니하도록 내부 관리계획 수립, 접속기록 보관 등 대통령령으로 정하는 바에 따라 안전성 확보에 필요한 기술적 · 관리적 및 물리적 조치를 하여야 한다.
	개인정보 보호법 시행령	제21조(고유식별정보의 안전성 확보 조치) ① 법 제24조 제3항에 따른 고유식별정보의 안전성 확보 조치에 관하여는 제30조 또는 제48조의2를 준용한다. 이 경우 '법 제29조'는 '법 제24조 제3항'으로, '개인정보'는 '고유식별정보'로 본다. (중략)

<table>
<tr><th>영역</th><th>관련 법규</th><th>설명</th></tr>
<tr><td rowspan="2">보안성</td><td>개인정보
보호법
시행령</td><td>제21조의2(주민등록번호 암호화 적용 대상 등)
① 법 제24조의2 제2항에 따라 암호화 조치를 하여야 하는 암호화 적용 대상은 주민등록번호를 전자적인 방법으로 보관하는 개인정보처리자로 한다.
② 제1항의 개인정보처리자에 대한 암호화 적용 시기는 다음 각 호와 같다.
1. 100만 명 미만의 정보주체에 관한 주민등록번호를 보관하는 개인정보처리자 : 2017년 1월 1일
2. 100만 명 이상의 정보주체에 관한 주민등록번호를 보관하는 개인정보처리자 : 2018년 1월 1일
③ 보호위원회는 기술적 · 경제적 타당성 등을 고려하여 제1항에 따른 암호화 조치의 세부적인 사항을 정하여 고시할 수 있다.
(중략)
제30조(개인정보의 안전성 확보 조치)
① 개인정보처리자는 법 제29조에 따라 다음 각 호의 안전성 확보 조치를 하여야 한다.</td></tr>
<tr><td>개인정보의
안전성
확보조치
기준</td><td>제5조(접근 권한의 관리)
① 개인정보처리자는 개인정보처리시스템에 대한 접근 권한을 업무 수행에 필요한 최소한의 범위로 업무 담당자에 따라 차등 부여하여야 한다.
② 개인정보처리자는 전보 또는 퇴직 등 인사이동이 발생하여 개인정보취급자가 변경되었을 경우 지체 없이 개인정보처리시스템의 접근 권한을 변경 또는 말소하여야 한다.
③ 개인정보처리자는 제1항 및 제2항에 의한 권한 부여, 변경 또는 말소에 대한 내역을 기록하고, 그 기록을 최소 3년간 보관하여야 한다.
④ 개인정보처리자는 개인정보처리시스템에 접속할 수 있는 사용자계정을 발급하는 경우 개인정보취급자 별로 사용자계정을 발급하여야 하며, 다른 개인정보취급자와 공유되지 않도록 하여야 한다.
⑤ 개인정보처리자는 개인정보취급자 또는 정보주체가 안전한 비밀번호를 설정하여 이행할 수 있도록 비밀번호 작성규칙을 수립하여 적용하여야 한다.
⑥ 개인정보처리자는 권한 있는 개인정보취급자만이 개인정보처리시스템에 접근할 수 있도록 계정정보 또는 비밀번호를 일정 횟수 이상 잘못 입력한 경우 개인정보처리시스템에 대한 접근을 제한하는 등 필요한 기술적 조치를 하여야 한다.
⑦ [별표]의 유형 1에 해당하는 개인정보처리자는 제1항 및 제6항을 아니할 수 있다.
제6조(접근통제)
① 개인정보처리자는 정보통신망을 통한 불법적인 접근 및 침해사고 방지를 위해 다음 각 호의 기능을 포함한 조치를 하여야 한다.
1. 개인정보처리시스템에 대한 접속 권한을 IP(internet protocol) 주소 등으로 제한하여 인가받지 않은 접근을 제한
2. 개인정보처리시스템에 접속한 IP 주소 등을 분석하여 불법적인 개인정보 유출 시도 탐지 및 대응</td></tr>
</table>

영역	관련 법규	설명
보안성	개인정보의 안전성 확보조치 기준	② 개인정보처리자는 개인정보취급자가 정보통신망을 통해 외부에서 개인정보처리시스템에 접속하려 는 경우 가상사설망(virtual private network, VPN) 또는 전용선 등 안전한 접속수단을 적용하거나 안전한 인증수단을 적용하여야 한다. ③ 개인정보처리자는 취급중인 개인정보가 인터넷 홈페이지, P2P, 공유설정, 공개된 무선망 이용 등을 통하여 열람권한이 없는 자에게 공개되거나 유출되지 않도록 개인정보처리시스템, 업무용 컴퓨터, 모바일 기기 및 관리용 단말기 등에 접근 통제 등에 관한 조치를 하여야 한다. ④ 고유식별정보를 처리하는 개인정보처리자는 인터넷 홈페이지를 통해 고유식별정보가 유출 · 변조 · 훼손되지 않도록 연 1회 이상 취약점을 점검하고 필요한 보완 조치를 하여야 한다. ⑤ 개인정보처리자는 개인정보처리시스템에 대한 불법적인 접근 및 침해사고 방지를 위하여 개인정보취급자가 일정시간 이상 업무처리를 하지 않는 경우에는 자동으로 시스템 접속이 차단되도록 하여야 한다. ⑥ 개인정보처리자가 별도의 개인정보처리시스템을 이용하지 아니하고 업무용 컴퓨터 또는 모바일 기기를 이용하여 개인정보를 처리하는 경우에는 제1항을 적용하지 아니할 수 있으며, 이 경우 업무용 컴퓨터 또는 모바일 기기의 운영체제(operating system, OS)나 보안프로그램 등에서 제공하는 접근 통제 기능을 이용할 수 있다. ⑦ 개인정보처리자는 업무용 모바일 기기의 분실 · 도난 등으로 개인정보가 유출되지 않도록 해당 모바일 기기에 비밀번호 설정 등의 보호조치를 하여야 한다. ⑧ [별표]의 유형 1에 해당하는 개인정보처리자는 제2항, 제4항부터 제5항까지의 조치를 아니할 수 있다. 제7조(개인정보의 암호화) ① 개인정보처리자는 고유식별정보, 비밀번호, 바이오정보를 정보통신망을 통하여 송신하거나 보조저장매체 등을 통하여 전달하는 경우에는 이를 암호화하여야 한다. ② 개인정보처리자는 비밀번호 및 바이오정보는 암호화하여 저장하여야 한다. 다만, 비밀번호를 저장하는 경우에는 복호화되지 아니하도록 일방향 암호화하여 저장하여야 한다. ③ 개인정보처리자는 인터넷 구간 및 인터넷 구간과 내부망의 중간 지점(demilitarized zone, DMZ)에 고유식별정보를 저장하는 경우에는 이를 암호화하여야 한다. ④ 개인정보처리자가 내부망에 고유식별정보를 저장하는 경우에는 다음 각 호의 기준에 따라 암호화의 적용여부 및 적용범위를 정하여 시행할 수 있다. 1. 법 제33조에 따른 개인정보 영향평가의 대상이 되는 공공기관의 경우에는 해당 개인정보 영향평가의 결과 2. 암호화 미적용 시 위험도 분석에 따른 결과 ⑤ 개인정보처리자는 제1항, 제2항, 제3항, 또는 제4항에 따라 개인정보를 암호화하는 경우 안전한 암호알고리즘으로 암호화하여 저장하여야 한다.

영역	관련 법규	설명
보안성	개인정보의 안전성 확보조치 기준	⑥ 개인정보처리자는 암호화된 개인정보를 안전하게 보관하기 위하여 안전한 암호키 생성, 이용, 보관, 배포 및 파기 등에 관한 절차를 수립 · 시행하여야 한다. ⑦ 개인정보처리자는 업무용 컴퓨터 또는 모바일 기기에 고유식별정보를 저장하여 관리하는 경우 상용 암호화 소프트웨어 또는 안전한 암호화 알고리즘을 사용하여 암호화한 후 저장하여야 한다. ⑧ [별표]의 유형 1 및 유형 2에 해당하는 개인정보처리자는 제6항을 아니할 수 있다.
	의료법	제22조(진료기록부 등) ① 의료인은 각각 진료기록부, 조산기록부, 간호기록부, 그 밖의 진료에 관한 기록(이하 '진료기록부 등'이라 한다)을 갖추어 두고 환자의 주된 증상, 진단 및 치료 내용 등 보건복지부령으로 정하는 의료행위에 관한 사항과 의견을 상세히 기록하고 서명하여야 한다. ② 의료인이나 의료기관 개설자는 진료기록부 등[제23조 제1항에 따른 전자의무기록(電子醫務記錄)을 포함하며, 추가기재 · 수정된 경우 추가기재 · 수정된 신료기록부 등 및 추가기재 · 수정 전의 원본을 모두 포함한다. 이하 같다]을 보건복지부령으로 정하는 바에 따라 보존하여야 한다. ③ 의료인은 진료기록부 등을 거짓으로 작성하거나 고의로 사실과 다르게 추가기재 · 수정하여서는 아니 된다. ④ 보건복지부장관은 의료인이 진료기록부 등에 기록하는 질병명, 검사명, 약제명 등 의학용어와 진료기록부 등의 서식 및 세부내용에 관한 표준을 마련하여 고시하고 의료인 또는 의료기관 개설자에게 그 준수를 권고할 수 있다. 제23조(전자의무기록) ① 의료인이나 의료기관 개설자는 제22조의 규정에도 불구하고 진료기록부 등을 「전자서명법」에 따른 전자서명이 기재된 전자문서(이하 '전자의무기록'이라 한다)로 작성 · 보관할 수 있다. ② 의료인이나 의료기관 개설자는 보건복지부령으로 정하는 바에 따라 전자의무기록을 안전하게 관리 · 보존하는 데에 필요한 시설과 장비를 갖추어야 한다. ③ 누구든지 정당한 사유 없이 전자의무기록에 저장된 개인정보를 탐지하거나 누출 · 변조 또는 훼손하여서는 아니 된다. ④ 의료인이나 의료기관 개설자는 전자의무기록에 추가기재 · 수정을 한 경우 보건복지부령으로 정하는 바에 따라 접속기록을 별도로 보관하여야 한다. 제23조의2(전자의무기록의 표준화 등) ① 보건복지부장관은 전자의무기록이 효율적이고 통일적으로 관리 · 활용될 수 있도록 기록의 작성, 관리 및 보존에 필요한 전산정보처리시스템(이하 이 조에서 '전자의무기록시스템'이라 한다), 시설, 장비 및 기록 서식 등에 관한 표준을 정하여 고시하고 전자의무기록시스템을 제조 · 공급하는 자, 의료인 또는 의료기관 개설자에게 그 준수를 권고할 수 있다. ② 보건복지부장관은 전자의무기록시스템이 제1항에 따른 표준, 전자의무기록시스템 간 호환성, 정보 보안 등 대통령령으로 정하는 인증 기준에 적합한 경우에는 인증을 할 수 있다.

영역	관련 법규	설명
보안성	의료법	③ 제2항에 따라 인증을 받은 자는 대통령령으로 정하는 바에 따라 인증의 내용을 표시할 수 있다. 이 경우 인증을 받지 아니한 자는 인증의 표시 또는 이와 유사한 표시를 하여서는 아니 된다. ④ 보건복지부장관은 다음 각 호의 어느 하나에 해당하는 경우에는 제2항에 따른 인증을 취소할 수 있다. 다만, 제1호에 해당하는 경우에는 인증을 취소하여야 한다. 1. 거짓이나 그 밖의 부정한 방법으로 인증을 받은 경우 2. 제2항에 따른 인증 기준에 미달하게 된 경우 ⑤ 보건복지부장관은 전자의무기록시스템의 기술 개발 및 활용을 촉진하기 위한 사업을 할 수 있다. ⑥ 제1항에 따른 표준의 대상, 제2항에 따른 인증의 방법 · 절차 등에 필요한 사항은 대통령령으로 정한다.
	의료법 시행규칙	제16조(전자의무기록의 관리 · 보존에 필요한 시설과 장비 등) ① 의료인이나 의료기관의 개설자는 법 제23조 제2항에 따라 전자의무기록(電子醫務記錄)을 안전하게 관리 · 보존하기 위하여 다음 각 호의 시설과 장비를 갖추어야 한다. 1. 전자의무기록의 생성 · 저장과 전자서명을 검증할 수 있는 장비 2. 전자서명이 있은 후 전자의무기록의 변경 여부 확인 등 전자의무기록의 이력관리를 위하여 필요한 장비 3. 전자의무기록의 백업저장장비 4. 네트워크 보안에 관한 시설과 장비(제1호부터 제3호까지에 따른 장비가 유무선 인터넷과 연결된 경우에 한정한다) 5. 법 제23조의2 제1항에 따른 전자의무기록시스템(이하 '전자의무기록시스템'이라 한다) 보안에 관한 시설과 장비 6. 전자의무기록 보존장소에 대한 다음 각 목의 어느 하나에 해당하는 물리적 접근 방지 시설과 장비 가. 출입통제구역 등 통제 시설 나. 잠금장치 7. 의료기관(법 제49조에 따라 부대사업을 하는 장소를 포함한다) 외의 장소에 제1호에 따른 전자의무기록의 저장장비 또는 제3호에 따른 백업저장장비를 설치하는 경우에는 다음 각 목의 시설과 장비 가. 전자의무기록 시스템의 동작 여부와 상태를 실시간으로 점검할 수 있는 시설과 장비 나. 전자의무기록 시스템에 장애가 발생한 경우 제1호 및 제2호에 따른 장비를 대체할 수 있는 예비 장비 다. 폐쇄회로 텔레비전 등의 감시 장비 라. 재해예방시설 ② 의료인이나 의료기관 개설자는 법 제23조 제4항에 따라 전자의무기록에 추가기재 · 수정을 한 경우 제1항 제2호에 따른 장비에 접속 기록을 별도로 보관하여야 한다.

영역	관련 법규	설명
보안성	전자의무기록의 관리 보손에 필요한 시설과 장비에 관한 기준	제3조(전자의무기록의 생성 · 저장 장비 등) 전자의무기록 관리자는 전자의무기록의 안전성과 신뢰성 확보를 위하여 전자의무기록의 생성 · 저장과 전자서명을 검증할 수 있는 장비를 갖추어야 한다. 제4조(전자의무기록의 이력관리를 위하여 필요한 장비) 전자의무기록 관리자는 전자서명이 있은 후 전자의무기록의 추가 기재 · 수정 사항과 변경 어부를 확인 할 수 있게 하는 등 전자의무기록의 이력관리를 위하여 필요한 장비를 갖추어야 한다. 제5조(전자의무기록의 백업 저장장비) 전자의무기록 관리자는 전자의무기록의 분실 · 도난 · 유출 · 위조 · 변조 또는 훼손 등의 사고를 대비할 수 있도록 다음 각 호의 구분에 따른 장비와 장소를 확보하여야 한다. 1. 전자의무기록을 주기적으로 안전하게 백업할 수 있는 기능을 갖춘 백업 저장장비 2. 백업 저장장비에 대한 잠금장치가 구비된 보관장소

7. 전자의무기록의 향후 전망

1) 전자의무기록의 기대효과

의료기관에서 전자의무기록을 사용함으로써 사용자들이 얻을 수 있는 기대효과는 기능적 측면, 편의적 측면, 성능적 측면, 내용적 측면, 경영적 측면으로 나누어 생각해볼 수 있다.

(1) 기능적 측면

화면 배열을 통하여 작성과 조회, 편집이 편리하고 환자의 기록이나 검사결과에 대한 그래픽 조회와 누석 소회가 가능하다.

(2) 편의적 측면

구조화된 텍스트의 작성과 이전 기록의 조회가 쉬워 시간이 절약되고 데이터 입력에 즉시성과 편이성을 기대할 수 있다.

(3) 성능적 측면

① 자료의 질과 의료의 질 향상

전자의무기록의 보안성과 안전성을 갖춤으로써 개인정보보호를 기반으로 표준화된 환자 정보 및 데이터를 통합적으로 관리하여 자료의 질이 향상되어 양질의 의료를 기대할 수 있다.

② 임상 진료의 효율성 증가

시스템의 빠른 속도로 인한 진료 시간의 단축을 통해 임상 진료의 효율성을 증가시킬 수 있다.

③ 의학연구 수준 및 자료 이용도 향상

자료를 쉽고 효율적으로 검색할 수 있어 의학연구 자료의 지원 범위가 확대되고 이를 통하여 의학연구의 수준이 향상되면 자료의 이용도가 증가할 수 있다.

(4) 내용적 측면

① 의무기록의 충실성 향상

구조화된 전자의무기록 서식을 사용하여 기록하기 때문에 필수 항목의 누락이 없는 충실한 기록을 작성할 수 있다.

② 의료 질 평가 활동의 활성화

다양한 자료를 결합할 수 있기 때문에 진료, 간호, 행정 정보를 융합하여 의료의 질을 평가하는 지표를 생성할 수 있고 이를 통해 의료 질 평가 활동이 활성화될 수 있다.

(5) 경영적 측면

① 비용절감 및 관리의 효율성 증진

종이의무기록의 보관을 위한 공간 비용, 인력 비용, 진료비 청구비용을 절감할 수 있어 관리의 효율성 증진을 기대할 수 있다.

② 투자비용 회수(ROI) 효과

업무자동화를 통하여 중복업무를 감소하여 인력의 효율성을 증진할 수 있다. 의료의 질 향상 및 환자 맞춤형 정보를 제공함으로써 만족도 및 이용률이 증가된다. 또한,

의료 정보를 이용하여 다양한 통계와 분석을 수행하고 그 결과를 활용함으로써 병상 회전율 증가 및 의료자원의 효율적 배분과 사용이 가능해진다.

2) 전자의무기록의 향후 전망

전자의무기록 도입 초기에는 단순하게 의무기록 작성의 편의성, 정보의 활용성, 공간의 비용절감이 가장 높은 기대이자 성과였다. 그러나 점차 전자의무기록 시대를 지나 보건의료정보화 시대로 접어들면서 다양한 의료 및 정보기술이 발달하였다.

(1) 전자의무기록시스템 인증제의 시행

전자의무기록시스템 인증제가 법적 고시를 통하여 2020년 6월부터 본격적으로 시행됨에 따라 전자의무기록시스템의 표준화 및 인진화가 진행되고 있으며 이로써 전자의무기록시스템이 더욱 보편화될 전망이다.

국가보건의료기관에서는 정보를 인진하고 다양하게 활용함으로써 의료의 질 향상에 기여할 수 있으며, 안전한 정보 교류가 이루어짐에 따라 환자는 의료기관 간의 진료연계를 편리하게 제공받을 수 있을 것이다.

(2) 전자건강기록(EHR) 시대로의 발전

클라우드 서버나 계열 병원 간의 진료정보 교류를 통한 전자건강기록(electronic health record, EHR) 시대로의 발전, SNOMED-CT 등 다양한 표준용어의 개발과 사용은 4차 산업혁명시대에 의료계가 나아가야 할 모습이다. 이는 결국 전자의무기록이 보건의료정보화 시대로 나아가는 기반이 될 것이다.

(3) 원격진료와 유비쿼터스 헬스케어(ubiquitous healthcare)의 실현

진료정보의 교류 및 전송이 가능해짐에 따라 언제, 어디서나 진료를 받을 수 있는 원격진료가 활성화할 것으로 전망된다. 또한, 원격의료기술과 유비쿼터스를 활용한 유비쿼터스 헬스케어(ubiquitous healthcare)가 실현될 것이다. 이렇게 2000년대의 전자의무기록(EMR) 시대는 점차 전자건강기록(EHR)과 개인건강기록(PHR) 시대로 나아갈 것으로 예측된다.

참고문헌

1. 전진옥, 〈정책동향 vol12-3〉, HIRA, 2018
2. 홍준현 외, 〈의무기록정보관리학〉, 고문사, 2015
3. 〈2020년 전자의무기록시스템 인증제 보수교육자료〉, 한국보건의료정보원, 2020
4. 김지영 외, 〈전자의무기록시스템의 사용자 만족도와 관련 요인 분석〉, 대한의료정보학회지, 2002
5. 김승환 외, 〈스마트 헬스의 미래〉, 전자신문사, 2014
6. https://europe.himssanalytics.org

학습문제

1. 전자의무기록의 개념을 기술하시오.

2. 전자의무기록의 발전단계를 5단계로 나누어 설명하시오.

3. 미국보건의료정보관리시스템협회(HIMSS)에서 말하는 EMR 수준 평가지표를 설명하시오.

4. 전자의무기록이 갖추어야 하는 기능을 기술하시오.

5. 전자의무기록인증제에서 말하는 관리 영역별로 전자의무기록의 관리방법을 기술하시오.

6. 의료기관에서의 전자의무기록 관리방법을 나누어 기술하시오.

7. 전자서명의 의미와 그 관련 법규를 기술하시오.

8. 개인정보보호 및 보안 관리에 대해 관리적 측면과 기술적 측면으로 구분하여 설명하시오.

9. 전자의무기록의 보안성과 관련된 법규를 기술하시오.

10. 전자의무기록의 기대효과를 설명하시오.

11. 전자의무기록의 향후 전망을 기술하시오.

제6장

보건의료정보의 표준

학습목표

- 보건의료정보 표준의 정의 및 범위를 이해한다.
- 보건의료정보의 표준화기구에 대해 이해한다.
- 국내 · 외 보건의료정보 표준화에 대해 이해한다.
- 보건의료분야의 표준용어에 대해 이해한다.
- 보건의료정보 표준분류체계 및 국제표준에 대해 이해한다.

제6장 보건의료정보의 표준

1. 표준의 정의 및 범위

1) 표준의 정의

표준(standard)이란 사물의 정도를 정하는 목표나 기준으로, 무게 · 질량 · 범위 · 품질 등의 측정 원칙이나 공정 · 분석 방법 등의 기술 혹은 사회 · 문화적 관습이나 가치 등이 이해관계자들의 합의에 의해 결정된 것을 의미한다.

국가적 통념이라는 관점에서 표준은 관계되는 사람들 사이에서 이익이나 편리를 공정하게 얻을 수 있도록 통일화 및 단순화의 목적으로 물체 · 성능 · 능력 · 동작 · 절차 · 방법 · 수속 · 책임 · 의무 · 사고 방법 등에 대하여 정한 결정(국가기술표준원)이며, 공인된 표준기관에 의해 승인되거나 업계에서 사실상 표준으로 인정하는 정의나 형식을 말하기도 한다.

보건의료정보에서의 표준은 국가 내 또는 국가 간 보건의료 및 의료서비스 체계와 관련된 자료와 정보의 객관적이고 공정하며 신뢰성 있는 기준을 의미하며, 이는 시스템 간의 상호운용성을 확보하고, 보건의료정보의 호환성과 일관성을 유지하여 질병예방 및 건강증진, 공중보건, 보건의료통계 관리, 보건의료 관련 임상연구 등에 대한 지원을 할 수 있게 한다.

2) 표준의 범위

(1) 지역에 따른 구분

적용 지역에 따라 국제표준, 지역표준, 국가표준, 단체표준, 기업표준으로 구분할 수 있다(표 6-1).

국제표준은 국가가 회원으로 가입하는 표준화기구에 따르는 표준으로, 국제적으로 통용된다. 지역표준은 한정된 국가나 특정 지역에 소속된 국가들이 합의한 표준으로, 유럽표준이나 아시아표준 등이 있다. 국가표준은 국가 내에서 적용할 수 있도록 확정한 표준이다. 그 밖에 국가 내 표준화기구나 학회에서 정한 단체표준, 특정 기업이 자사의 서비스나 제품을 제공하기 위해 혹은 기기의 효율적인 제조를 위해 기업이 자체적으로 정한 기업표준이 있다.

표 6-1 표준의 지역에 따른 구분

구분	내용	사례
국제표준	국가가 회원으로 가입되어 있는 단체에 의한 표준으로, 국제적으로 통용	ISO
지역표준	특정 지역에 소속된 국가 또는 일정 국가들이 합의한 표준	유럽 CEN
국가표준	국가 자국 내에서 적용할 수 있도록 합의한 표준	KS(한국산업표준) 미국 ANSI
단체표준	국가 내 단체, 특정 기관, 학회 등에서 제정한 표준	ASTM, IEEE
기업표준	기업에서 제공하는 서비스나 기기의 효율적 제조 및 운영을 위해 기업 내에서 정한 표준	한국통신규약

(2) 개발 방법에 따른 구분

개발 방법에 따라 특수목적형 표준, 산업형 표준, 정부주도형 표준, 사용자 동의형 표준으로 구분할 수 있다.

특수목적형 표준은 특정 분야의 전문가 단체가 서비스나 제품 개발 등을 위해 표준안을 개발하는 것으로, 의료분야의 영상정보교환에 관한 표준으로 사용하는 DICOM(digital image communication in medicine)이 대표적인 예이다. 산업형 표준은 마이크로소프트사의 윈도우(window) 프로그램과 같이 사회 전반에 널리 보급된 것으로, 시장형 표준(market standard)이라고도 한다. 정부주도형 표준은 정부기관이나 연구소가 개발하여 공식적으로 보급한 것으로, 우리나라의 의료기관에서 건강보험심사평가원에 제출하는 건강보험청구 양식이 대표적이다. 사용자 동의형 표준은 정보 사용자 및 산업 관련자들의 자발적인 참여에 의해 개발된 개방형 표준으로, 의료정보교환의 표준인 HL7(Health Level 7)이 대표적인 예이다.

3) 보건의료정보의 표준화

표준화(standardization)란 기업활동을 중심으로 한 사회활동에서 당사자 간의 상호 이해, 사람 및 물자의 안전 확보, 제품의 품질과 성능 개선, 제품의 단순화, 공통성과 호환성 확립 등을 목적으로 물자의 특성, 동작이나 순서, 방법 및 이들과 관련된 기초적 사항에 관하여 통일적인 약속을 설정하는 것이다. 일반적으로 문장 및 그림, 표, 견본 등 구체적인 형식을 이용하여 표현한다. 또한, 데이터의 기술 양식, 내용, 처리방식, 문서화 양식 등을 규격화하는 것이며, 정보통신분야에서 컴퓨터시스템을 구성하는 많은 기능단위의 호환성을 보증하여 이용자에게 보안성과 경제성 등을 보장한다.

의료정보는 정보통신기술을 기반으로 발전하기 때문에 정보통신의 표준화 적용이 필수이다. 보건의료정보가 언제, 어디에서나 동일하게 적용되려면 상호운용성을 확보해야 하며, 보건의료와 정보통신기술을 융합한 스마트 헬스, 모바일 헬스, 개인건강기록, 원격의료 등 보건의료 융합 서비스의 발전을 위한 기반을 조성하기 위해서라도 보건의료정보의 표준화가 반드시 필요하다.

보건의료정보의 표준화를 통해 상호운용성을 확보함으로써 의료기관 간, 지역 간, 국가 간 보건의료정보의 교류가 가능해지고, 개인의 건강관리, 의료서비스의 질 관리, 공중보건관리, 정책분석, 국가 간 통계산출 등에 보건의료정보를 효율적으로 활용할 수 있다.

4) 보건의료정보 표준화의 필요성

보건의료정보가 어느 환경에서나 동일하게 적용되려면 표준화된 형태로 저장되고 관리되어야 한다. 보건의료정보의 표준화는 정확한 의학정보를 수집하고, 최적화된 정보를 검색하며, 의학정보를 교환하는 데 기본이 되며, 이를 통해 의료의 질 비교와 효율적인 임상의학 연구 등이 가능하다. 또한, 자료를 공유하고 상호 이해가 가능하려면 상호운용성을 필수적으로 확보해야 하는데, 보건의료정보에서의 상호운용성은 네트워크 간 또는 정보시스템 및 소프트웨어 간에 데이터를 일관성 있게 교환하는 것을 말한다.

상호운용성은 동일 기종 또는 다른 기종의 정보시스템 기기 및 서비스 간에 상호 원활한 통신이 가능하고, 정보교환이나 일련의 처리를 정확하게 실행할 수 있는 특성으로 적합성 시험을 성공적으로 마친 대상 간의 기능 연계 시 필요하다. 호환성이 동일한 규격의 제품 간의 대체성을 뜻한다면, 상호운용성은 서로 다른 기술로 이뤄진 제품이나 서비스가 상호 소통(커뮤니케이션)할 수 있는 능력을 뜻한다.

보건의료정보의 상호 교환과 전달이 지속적으로 증가하는 상황에서 전산화된 의료정보를 서로 다른 시스템에서 연계하여 공유하려면 정보의 표준화를 통하여 커뮤니케이션할 수 있는 기반과 근거가 필요하다. 이러한 보건의료정보의 표준화에 기반한 정보는 의료기관 간, 지역 간, 국가 간에 보건의료정보 교류가 가능해져 정확한 임상 의사결정에 따른 의료서비스의 질 향상, 의료소비자의 건강관리, 정책 입안, 국가 보건의료통계 관리 등이 용이해지고 효과적인 보건의료체계를 확립할 수 있다.

보건의료정보의 표준화는 1990년대부터 미국과 유럽을 중심으로 시작되었으며, 국제표준화기구(ISO)는 보건의료정보의 표준을 위해 기술위원회(ISO/TC 215)를 설치하여 보건의료정보의 국제화를 위해 표준화 활동을 하고 있다. 이 기술위원회는 5개의 분과위원회와 공동협력위원회를 운영하며 국가 간의 보건의료정보 표준화 활동을 활발하게 수행하고 있다.

2. 표준화기구

1) 보건의료정보 표준화기구의 개요

표준화기구(표준개발기구)는 보건의료정보 사용자들의 관심 사항을 전달하는 표준의 개발, 수정, 재발행, 해석 및 관리 등을 주된 활동으로 하는 단체를 의미한다. 보건의료정보의 표준화는 처음 미국과 유럽에서 시작하여 국제표준화기구(ISO)의 한 분과로 활동하면서 확산되었다.

국제적으로 국가별 보건의료정보의 표준화를 적극 지원하여 표준화 전략에 심혈을 기울이고 있으며, 표준화기구 간의 상호 긴밀한 협력을 통해 기술 개발과 정보 표준화 작업을 수행한다.

보건의료정보분야의 주요 표준화기구에는 국제표준화기구(International Organization for Standardization, ISO), 유럽표준협회(European Committee for Standardization, CEN), 미국표준협회(American National Standards Institute, ANSI), 미국재료시험협회(American Society of Testing Materials, ASTM), 미국전자공학회(Institute of Electrical and Electronics Engineers, IEEE), 세계보건기구 국제분류기구(WHO Family of International Classifications, WHO-FIC), 헬스레벨 7(Health Level 7 International, HL7) 등이 대표적이며, 대부분 각 표준화기구의 기술위원회(technical committees)를 통해 표준을 개발하고 있다(표 6-2).

표 6-2 보건의료정보 관련 국제표준화기구

표준화기구		주요 표준화 영역
국제표준화기구	ISO	보건의료정보 관련 국제 표준
유럽표준화기구	CEN	보건의료정보 관련 표준
미국재료시험협회	ASTM	미국 내 재료 및 품질 규격화 표준
헬스레벨 7	HL7	문서, 기능 및 메시지 표준
세계보건기구 국제분류기구	WHO-FIC	질병 및 사인분류 등 분류 표준
의료용디지털영상표준	DICOM	의료영상진단장비 통신 표준
미국전자공학회	IEEE	개인건강기기, 원격의료 관련 전자장비
미국표준협회	ANSI	전자의무기록, 의학용어와 코드 표준안
국제전기기술위원회	IEC	의료기기 관련 표준
의료정보구조화기구	CIMI	건강, 의료 콘텐츠 구조 표준
진단검사용어표준	LOINC	검사명 및 서식명 표준
국제용어표준개발기구	IHTSDO	SNOMED-CT 용어 표준
의학연구센터 교환표준기구	CDISC	연구데이터 획득, 저장, 교환 표준

2) 국제표준화기구(ISO)

ISO(International Organization for Standardization)는 가장 대표적인 국제표준개발기구로, 국제적으로 통일된 표준을 제정함으로써 상품과 서비스의 교역 촉진과 과학, 기술, 경제 전반의 국제 협력 증진을 목적으로 1947년에 설립되었다. 2020년 현재 164개의 회원국이 참여하고 있으며, 본사는 스위스 제네바에 있다. 표준화 작업에는 산업 각 분야, 연구 학회 회원, 정부 관계자, 사용자 단체, 국제기구 등이 참여한다. 분야별 필요한 표준화 작업은 해당 국가 단체에서 충분한 의견 수렴을 거쳐 ISO에 제안되면 분과위원회와 기술위원회를 거쳐 총회 정원 75%의 찬성을 통해 국제규격으로 승인된다. 우리나라도 1963년 정회원으로 처음 가입하여 활발한 활동을 하고 있다.

ISO의 주요 업무는 ① 표준 및 관련 활동의 세계적인 조화를 촉진시키기 위한 조치를 취하고, ② 국제 표준을 개발 및 발간하여 이 규격들이 세계적으로 사용되도록 하며, ③ 회원 기관 및 기술위원회의 작업에 관한 정보의 교환을 주선한다. 또한, ④ 관련 문제에 관심을 갖는 다른 국제기구 특히, 이들 요청하는 표준화 사업에 관한 연구를 통하여 다른 국제기구와 협력한다.

보건의료정보 및 통신기술 분야의 표준화와 관련된 업무는 ISO의 보건의료정보기술위원회(ISO/TC 215 Health Informatics)에서 담당한다. 이 위원회는 1998년 설립되었으며, 주요 역할은 보건의료정보 분야의 표준을 통하여 의료시스템의 모든 측면이 제공되고 작동될 수 있도록 보건의료 관련 데이터, 정보 및 지식들을 지속적이고 일관되게 상호 교환하여 사용할 수 있게 하는 것이다. 또 주요 목표는 보건의료정보의 지역 내 및 세계적 공유 활성화 및 보건의료정보산업 활성화 촉진, 독립된 보건의료정보시스템 간의 상호 호환과 교환, 통계를 비교할 수 있도록 자료의 호환성 보장, 중복된 노력과 반복 작업을 줄이기 위해 보건의료정보 분야와 보건의료통신기술 분야의 표준화 작업을 지원하는 것이다.

ISO/TC 215는 5개의 실무그룹(working group, WG)과 다른 기술위원회와 공동으로 업무를 수행하는 2개의 공동실무그룹(joint working group, JWG)이 활동한다. 5개의 실무그룹 중 WG1은 보건정보시스템의 전체적인 아키텍처, 프레임워크 및 모델에 관련한 표준화 작업을 하고, WG2는 의료정보 시스템 및 장치의 상호운용성에 관한 표준을 다룬다. WG3는 콘텐츠에 대한 표준화 작업을 하는 그룹으로, 용어의 의미론적 내용(semantic content)을 다룬다. WG4는 보안, 안전, 사생활 등 정보보안과 관련된 실무그룹이며, WG6은 환자의 안전에 영향을 미칠 수 있는 정보시스템의 상호운용성과 효율성을 향상시키기 위해 약국 및 의약품 업무에 대한 연구, 개발, 규제, 공급 및 사용에 대한 표준을 마련한다.

표 6-3 ISO/TC 215(국제표준화기구 보건의료정보기술위원회)의 구성

분과위원회 실무그룹	주요 업무
WG1	아키텍처, 프레임워크, 모델(architecture, frameworks and models)
WG2	시스템 및 디바이스 상호운용성(systems and device interoperability)
WG3	용어의 의미론적 내용(semantic content)
WG4	보안, 안전 및 프라이버시(security, safety and privacy)
WG6	약국 및 의약품 업무(pharmacy and medicines business)
JWG1	한의학과 의료정보 공동 업무[traditional chinese medicine(informatics)]
JWG7	의료기기과 의료정보 공동 업무(safe, effective and secure health software and health it systems, including those incorporating medical devices)

출처 : 보건의료정보기술위원회(ISO/TC 215) 현황, 2019, 산업통상자원부

3) 유럽표준화기구(CEN)

CEN(European Committee for Standardization)은 28개 유럽연합 회원국과 아이슬란드, 노르웨이, 스위스 등을 포함한 33개의 유럽 국가가 가입되어 있는 유럽의 공식 표준화기구이다.

CEN 산하의 여러 분과위원회 중 하나인 보건의료정보기술위원회(CEN/TC 251 Health Informatics)에서는 독립된 시스템 간의 호환성(compatibility)과 상호운용성(interoperability)을 보장하고 모듈화가 가능하도록 보건의료정보 및 통신기술 분야의 표준화를 담당한다. 4개의 실무그룹(WG)으로 나누어 활동하는데, WG1은 정보모델, WG2는 용어 및 지식 표현, WG3은 보안, 안전 및 품질, WG4는 상호운용성을 위한 기술의 표준화 실무 작업을 한다. 특히, WG4는 의료기기와 정보시스템 간의 데이터 통신, 데이터 통합, 데이터 통신에서의 상호운용성을 위한 표준화 업무 등을 수행한다.

CEN/TC 251의 표준은 ISO와 표준 상정에 관해 양해각서를 체결하였으며, ISO와 협의하여 제정한 표준에 대해서는 ISO의 승인을 받은 후 국제표준으로서 인정을 받는다.

4) 미국재료시험협회(ASTM)

1898년 미국에서 설립된 ASTM(American Society for Testing and Materials)는 세계무역기구(WTO)의 국제표준원칙을 준수하여 철강, 재료, 소비재, 서비스 및 시스템 분야에서 12,000여종의 표준을 보유한 비영리 국제표준화기구이다. 우리나라는 2006년에 국가기술표준원과 표준협력 양해각서(MoU)를 체결하여 전문가 파견 교류, 세미나 개최 등 긴밀한 협력관계를 유지하고 있다. ASTM에서는 컴퓨터시스템, 전자 등 130개 분야의 표준시험방법, 규격, 실행, 지침, 분류 및 용어를 개발한다.

ASTM는 위원회 체제로 운영되며, 위원회 중 E31이 보건의료정보에 관련된 표준화를 주도하며, 환자 정보나 지식을 포함한 의료정보 및 의사결정에 사용되는 정보의 아키텍처, 콘텐츠, 저장, 보안, 기밀성, 기능성 및 통신에 관한 표준을 개발한다(표 6-4). E31은 의료정보화를 위한 새로운 기술규격을 개발하기보다는 기존 IEEE, ISO, HL7, DICOM 등의 국제표준화 규격을 준용하여 의료서비스에 적용하기 위한 관점의 표준화에 초점을 맞추고 있다.

표 6-4 ASTM E31의 주요 업무

E31	주요 업무
E31.15	보건의료정보의 저장 및 문서화(healthcare information capture and documentation)
E31.25	보건의료정보 데이터의 관리, 보안, 기밀성(healthcare data management, security, confidentiality and privacy)
E31.35	보건의료정보 데이터 분석(healthcare data analyst)

5) 헬스레벨 7(HL7 international)

HL7(Health Level 7)은 1987년 미국 펜실베이니아대학에서 보건의료기관 및 관련 단체들이 자생적으로 공감대를 형성하고 이를 바탕으로 보건의료정보의 전자적 교환을 위한 표준 설계를 위해 설립한 기구이다. 미국표준협회(ANSI)가 승인한 표준개발기구 중 하나이며, ANSI 인증 표준을 개발하는 비영리 단체이다.

HL7은 국제표준화기구(ISO)에서 개발한 OSI(open systems interconnection) 모델 중 가장 상위 레벨인 7계층의 응용(application)을 의미하며, 분산된 의료정보의 대용량 정보처리를 위하여 시스템 간의 데이터 전송을 최대한 효율적으로 수행하고, 전송 중 발생하는 오류를 최소화할 수 있는 표준의 정립을 목표로 한다.

OSI 모델은 ISO에서 개발, 공표 및 채택된 표준에 따라 운영되도록 설계된 개방형 시스템을 지칭한다. 하나의 시스템이 다른 시스템과 접속하고 통신하는 방법을 기술한 총 7계층으로 구성된 모델로, 상호운용시스템을 설계하고 구축하기 위해 현재 전 세계에서 사용되고 있다(그림 6-1).

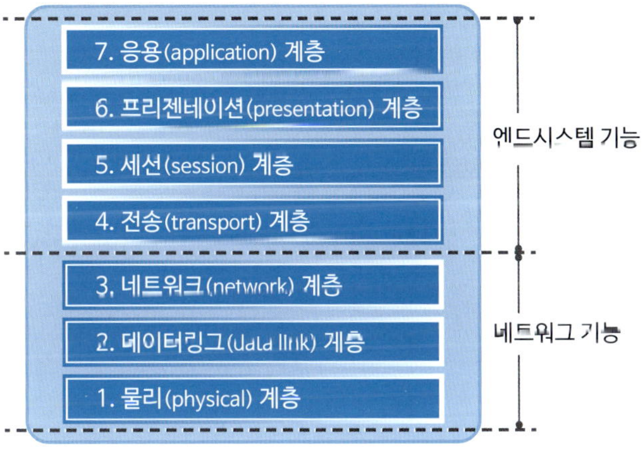

그림 6-1 OSI 모델의 개념도

HL7은 표준화기구의 명칭이면서 HL7에서 개발한 이 기종의 컴퓨터시스템 및 데이터베이스 사이에 정보 공유 및 접속을 위한 메시지 전송(messaging)과 교환(communication)을 위한 의료정보전송 표준 프로토콜을 의미한다. 메시지를 주고받는 곳에서 서로 이해할 수 있는 메시지를 작성하고 해석하는 도구가 필요하다.

현재 개발 중인 표준에는 보건의료정보 메시징 표준(v2.x, v3), HL7 데이터모델인 참조정보모델(reference information model, RIM), 의사결정과 지식 지원을 위한 의학로직모듈(medical logic module, MLM)에 관한 표준(Arden Syntax), 온라인상에서 임상정보를 공유할 수 있도록 하는 XML 형태의 데이터 구조모델을 제시하는 임상데이터구조(clinical data architecture, CDA) 및 사용자 관점에서 두 기종 간 산재된 독립 애플리케이션 및 개인정보의 통합에 관한 표준(clinical context object workgroup, CCOW) 등이 있다.

6) 세계보건기구 국제분류기구(WHO-FIC)

WHO-FIC(WHO Family of International Classifications)는 WHO 내 보건영역의 국제분류체계와 용어체계에 관한 업무를 담당하며, 질병, 사망, 장애, 건강 및 관련 의료행위에 관한 주요 건강지표를 수집하기 위한 의미 있는 정보도구로서 국제적인 이용을 목적으로 한다.

WHO-FIC 협력센터는 WHO의 국제분류체계 및 용어체계 등을 개발, 개정, 보급 및 교육할 수 있도록 지원하는 센터이다. 각 나라 또는 국제적으로 보건정보시스템, 통계 및 현황 자료를 작성하도록 WHO를 지원하여 보건의료영역의 표준과 관련 자료의 수집 및 조사, 정보 확산, 국제분류체계와 용어표준 제 · 개정 시 의견 제공과 국제협력, 국제질병사인분류 · 국제기능 및 장애분류 · 국제의료행위분류의 교육과 보급을 할 수 있도록 상호 협력하고 있다.

WHO-FIC에서는 WHO 회원국들이 최신의 분류체계를 이용하여 국가 간 비교 가능한 데이터를 생산할 수 있도록 다음 표 6-5와 같이 세 가지의 분류체계를 개발하여 회원국들이 사용하도록 홍보 및 교육한다.

표 6-5 WHO-FIC의 세 가지 분류체계

분류체계	범위	종류
관련분류체계 (related classification)	참조분류체계나 파생분류체계에 포함되지 않는 건강이나 의료체계의 중요한 양상을 기술	• 국제 1차 진료분류체계(ICPC) • 국제 상해외인 분류체계(ICECI) • 약물분류기준(ATC) • 분류체계 및 용어체계(ISO9999) : 장애인에 대한 기술적인 보조 • 국제간호실무체계(ICNP)
참조분류체계 (reference classification)	국제적인 합의에 의해 개발되었으며 건강 및 건강계통의 주요 매개변수를 다룸	• 국제질병사인분류(ICD) • 국제기능장애건강분류(ICF) • 국제건강행위분류(ICHI)
파생분류체계 (derived classification)	참조분류체계에서 분류되며 참조뷰류체계부다 좀 더 세분화된 정보를 제공	• 종양학 국제질병분류체계 3판(ICD-O-3) • 정신행동장애 국제질병분류체계(The ICD-10 Classification of Mental and Behaviural Disorders) • 지과 및 구강학 국제질병분류체계(ICD-DA) • 신경학 국제질병분류체계(ICD-10-NA) • 소아청소년 국제장애분류체계(ICF-CY)

7) 의료용디지털영상표준(DICOM)

DICOM(Digital Imaging Communication in Medicine)은 미국방사선학회와 전기공업회의 공동위원회인 ACR/NEMA에 의해 설립된 기구이다. 이 표준은 병원에서 사용하는 영상 장비들이 대부분 서로 다른 기종이기 때문에 의료기관 간 데이터를 교환하고 전송할 수 있는 표준을 설정하고 디지털 영상자료의 획득, 처리, 저장 및 통신의 효율적인 운영에 활용하기 위해 개발되었다.

이처럼 DICOM은 서로 다른 의료 영상 장비들에서 나오는 의료 이미지, 파형 등의 다양한 영상 형태를 실시간으로 교환하기 위해 만들어진 의료 영상 표준 프로토콜이다. 영상에 대한 표준 규격, 공통적인 정보 모델, 응용 서비스의 정의, 통신을 위한 표준 프로토콜을 다룬다.

의료영상진단 장비 통신의 사실상 표준인 DICOM의 정확성과 효율성을 높이고, 다양한 의료영상진단 장비와의 호환성을 촉진하기 위해 DICOM 분과위원회에는 총 30여 개의 실무그룹이 활동한다.

8) 미국전자공학회(IEEE)

IEEE(Institute of Electrical and Electronics Engineers)는 전기전자공학에 관한 최대의 국제기술조직으로, 통신, 정보기술 및 전기공학 분야의 주요 표준과 정책을 수립한다. 2004년 150개국의 35만 명이 회원으로 가입하여 전기전자공학에 관한 주요 표준 및 연구정책을 발전시키고 있다. 주요 역할은 회의를 통해 전기 · 전자에 대한 산업 표준을 결정하고 이를 공표하여 산업 기기 간의 표준화를 구현하는 것이다.

1963년 전파공학자협회(Institute of Radio Engineers, IRE; 1912년 설립)와 미국전기공학자협회(American Institute of Electrical Engineers, AIEE; 1884년 설립)를 합병하여 IEEE를 설립하였다. IEEE 회원 대부분은 전기공학, 전자공학, 컴퓨터과학 전공자이며, 물리학이나 수학과 같은 기초과학 전공자들도 있다.

IEEE 중에서 IEEE 11073 PHD(personal health device) 실무그룹은 의료기기에서 측정한 정보를 전송 또는 교환하기 위한 표준 개발을 담당한다.

9) 미국표준협회(ANSI)

ANSI(American National Standards Institute)는 미국의 산업 표준을 제정하는 민간단체로, 국제표준화기구(ISO)에 가입되어 있다. 1918년에 비영리 단체로서 설립되었으며, 현재는 미국 정부가 인정하는 공식적인 국가표준화기구이다.

ANSI는 직접 표준을 만드는 기구라기보다는 표준에 대한 요구가 합의에 도달하도록 민간 혹은 정부의 표준개발자와 사용자를 지원한다. 중복 작업을 피하도록 하고, 차이점을 해결하기 위한 공개토론회 등을 제공한다.

3. 국내외 표준화 동향

1) 국내 보건의료정보 표준화

(1) 개요

국제적인 보건의료정보 표준화에 발맞추어 우리나라에서도 90년대 중반부터 보건의료정보 표준화 사업이 시작되었다. 현재 보건복지부, 의료정보학회 등을 중심으로 다양한 표준화 연구를 진행 중이며, HL7, DICOM 등의 표준화 사업에 참여하고 있다.

국내 보건의료정보표준위원회는 1990년 6월에 5개의 실무그룹(working group)과 1개의 전담반(task force) 구성으로 창설되어 같은 해 11월에 ISO/TC에 가입하였다.

보건복지부는 2006년부터 보건의료정보표준화위원회를 발족하여 환자 진료 시 사용하는 의학용어, 의료행위용어, 진단용어 등 10개 분야의 전산용어 표준화를 본격적으로 추진하였으며, 표준화된 전산용어는 전자의무기록과 의료기관 간의 의료정보 표준화에도 기여하였다. 2005년 상반기에 의료용어와 진단용어 등 6개 분야에 대한 1단계 표준화 시안을 마련하였고, 보건용어와 한방용어 등 4개 분야에 대한 기초자료를 정리하였다. 이후 2007년까지 기존 시안을 중심으로 일부 공공 의료기관을 대상으로 한 시범사업을 단계적으로 실시하였다.

이와 같은 보건의료정보 국가표준사업은 의료기관 간의 의료정보 호환성을 높임으로써 보건의료 분야의 정보화를 가속화시켰으며, 보건의료 관련 IT산업 발전의 기틀을 다져 궁극적으로 보건의료 분야의 국가경쟁력을 향상시키는 데 크게 기여할 것으로 예상된다.

(2) 추진 방향 및 단계별 주요 사업

① 국내 보건의료정보 표준화의 추진 방향

- 국가 보건의료정보 표준의 개발 · 관리 · 확산의 단계적 시행
- 보험청구 코드와의 매핑을 통한 도입 및 구현의 편의성 증대
- 시범사업을 통한 국가 보건의료정보 표준의 확산
- 표준 관련 국제기구와의 지속적 협력체계 구축
- 분야별 전문가 자문을 통한 표준용어의 타당성 확보 및 활용도 증대

② 국내 보건의료정보 표준화의 단계별 주요 사업

- 1단계 : 2005년 5월 이전
  - 영역별 국제 표준 근거 및 기존 국내 연구결과의 활용
  - 보건소 및 300병상 규모 종합병원용 표준화 : 의료, 보건, 간호, 진단 등
  - 보건소 ISP 용역과 연계 : 개념 ID, 개념명, 정의, semantic type 등
  - 동의어 및 유사어 테이블 구축
  - 코드 체계 간 매핑 테이블 : 병리검사용어 등

- 2단계 : 2005년 6월 ~ 2006년 5월
  - 대학병원급 의료기관용 표준화 및 표준화 대상 영역의 확대 : 보안, 콘텐츠, 전송, 표현
  - 표준 관리체계 등 중장기 표준화 전략 수립
  - 개념 간 관계 테이블 구축
  - 코드체계 간 매핑 테이블 : 영역별 표준 간, 기존 코드(건강보험)
  - 데이터 모델 구축 : 의료, 간호 등

(3) 기대효과

① 국제 표준에 부합하는 보건의료정보시스템 구축 기반 마련

② 의료기관별 보건의료정보 용어 도입 및 관리에 필요한 비용 감소

③ 국내 현실을 반영한 의약품 지식베이스, 논리표현 방법 제시를 통한 의사결정지원시스템의 기본 지식 제공

④ 보건의료정책, 보건의료산업, 진료, 교육, 연구의 활성화

⑤ 표준을 활용한 국가 차원의 임상연구, 개발 활동 활성화

⑦ 개인의 평생 건강 데이터베이스 활용이 가능해져서 결과적으로 진료의 질 향상과 의료비 절감

⑧ 국제 표준의 적용으로 국가 간 보건의료정보의 호환성 증대

(4) 한국보건의료용어표준

우리나라에서는 한국보건의료용어표준(Korean Standard Terminology Of Medicine, KOSTOM)을 개발하기 위하여 진단, 행위, 검사 등 보건의료현장에서 사용하는 용어를 수집 · 정리하고, 분야별로 표준용어를 개발하여 전문 분과 및 관련 단체의 의견을 반영한 후 2014년 9월에 보건의료용어표준을 고시하고 제정 및 발령하였다.

한국보건의료용어표준은 보건의료 분야의 포괄적인 기초 데이터이며, 같은 개념을 서로 다른 용어로 표현하더라도 같은 의미를 지원할 수 있도록 구조화된 개념(concept) 기반의 통합형 용어체계로 구성되었다는 특징을 가진다. '영어-한글' 쌍을 개념기준으로 정의한 용어와 해부학 그림 및 진료와 의료행위 기록에 필요한 진료용 그림으로 구성된다.

KCD-7에서는 KOSTOM, 미국의학도서관(NLM)의 MeSH 용어, 대한의사협회의 의학용어집 5판 등을 기초로 하여 KCD 6차와 7차 용어를 비교 검토하여 표 6-6과 같이 용어를 정비하였다.

표 6-6 KCD-7의 구체적인 표준화 내용

- 법률상 용어 및 학회, 정부기관 요청 용어 반영
- 협회, 의학회, 전문가의 자문 결과 반영
- 여러 표현이 존재하는 경우 사용빈도가 높은 용어 선택
- 영문 용어의 외래어 표기법 원칙 적용
- 동일 분류체계인 경우, 영문 용어의 한글화 규칙 일원화
- 한글 용어의 KCD 고유 분류를 추가하는 경우 태극마크(◒)로 표기

2) 국외 보건의료정보 표준화

(1) 개요

기존의 전산시스템에서는 각종 정보가 한 곳에 저장되고 이용 및 관리되기 때문에 정보교환의 필요성이 발생하지 않았지만, 하드웨어 기술의 발달과 관리비용의 절감 등으로 분산처리기술이 도입되면서 사용자 위주의 전산환경을 구축할 수 있게 되었다. 기업주도형 표준화는 통일안 정립의 문제가 있으며 각국의 이익과도 관련이 있다. 따라서 전 세계적으로 국제표준화기구와 개방형 시스템 주도의 표준안 정립을 추구하고 있다.

개방형 시스템이란 표준통신규약을 통해 다른 기종의 시스템과 정보교환이 가능한 기기를 일컫는 말로, 1983년 ISO(국제표준화기구)에서 OSI 모델에 대해 통신 계층을 7가지 특성으로 분류하여 개발자가 각자의 목적에 맞는 효율적 통신 계층을 선택하였다. 21세기를 준비하는 보건의료정보 표준화사업에서 가장 필수 요소 중 하나로 통합적이고 효율적으로 조직된 체계라고 할 수 있다.

국외의 보건의료정보 표준화는 미국과 유럽에서 시작하여 국제표준화기구(ISO)의 한 분과로 활동하면서 점차 확산되었으며, 각국은 통신 표준화 활동을 통하여 국제협력을 강화하고 있다. 1990년에 결성한 유럽표준화기구(CEN)의 요구를 수렴하고 적극적인 국제 표준화 활동을 위해 미국표준협회(ANSI)는 표 6-7과 같이 6가지 영역의 의료정보 표준화를 제안하였다.

표 6-7 ANSI의 구체적인 표준화 내용

- 전자의무기록
- 의학용어나 코드 표준안
- 음성이나 영상 등의 멀티미디어 정보 교환
- 검사장비 간의 생체신호 및 그 밖의 검사 결과에 대한 정보 교환
- 진료규약, 임상지식 및 통계자료 데이터베이스의 표현과 교환
- 기타 진료 관련 의료정보의 보완사항

(2) 보건의료정보 기술위원회

보건의료정보 기술위원회(ISO/TC 215 Health Informations)는 ISO 산하의 188여 개 기술위원회 가운데 하나로, 보건의료의 표준을 정하는 위원회이다. 시장의 세계화, 보건의료정보의 지역 내 또는 세계적 공유 활성화 및 보건의료정보산업 활성화를 촉진하기 위하여 설립되었다.

4. 표준용어

1) 표준용어체계

보건의료 분야의 용어체계는 다양한 의료 분야에 사용되는 용어집으로(표 6-8), 개념과 개념의 정의, 동의어 등으로 구성된다. 용어(term)란 개념이나 객체를 특정 언어 표현으로 명명한 것을 말한다. 보건의료용어체계는 인터페이스 용어체계, 참조 용어체계, 분류체계로 나뉜다.

표 6-8 보건의료 분야별 보건의료용어체계

분야	용어체계
진단, 증상과 징후	ICD-9-CM, ICD-10, ICD-10-CM, ICD-10-AM, ICD-O, ICPC, ICF, SNOMED CT, Read Codes, MedDRA, MEDCIN, MED, DSM
수술 및 처치	ICD-9-CM, ICD-10-PCS, CPT, ICHI, CDT, HCPCS, OCPS, SNOMED CT
의료용어	SNOMED CT
진단검사	LOINC, UltraSTAR

표 6-8 보건의료 분야별 보건의료용어체계(계속)

분야	용어체계
간호용어	ICNP, NANDA, NIC, NOC, OMS, HHC
의약품	ATC, RxNorm, VANDF, NDC, NDDF
의료장비	SPN, UMD
유전자 정보	GO, HUGO, NCBI Taxonomy
색인	MESH
범용	UMLS

(1) 인터페이스 용어체계(interface terminology)

의료정보를 더욱 수월하게 수집하여 전달 및 처리할 수 있도록 제안된 용어체계이다. 보건의료서비스 제공자들이 진료기록을 작성하는 시점에 사용하는 모든 단어, 구, 문장으로 구성된다. 인터페이스 용어는 전산화된 시스템에서 사용자 입장에서 유의어와 동의어를 입력할 수 있게 하고, 용어를 구조화·코드화된 자료로서 저장해준다.

인터페이스 용어체계의 특징은 자연어와 유사한 형태의 사용자 위주 어구를 포함하기 때문에 사용자가 원하는 상세 표현을 지원해준다. 특히, 의무기록을 정보화할 때 의사들이 자주 사용하는 증상이나 진단명을 미리 병원의 전산시스템에 등록하여 사용하게 되는데, 이때 사용되는 것이 인터페이스 용어체계이다.

(2) 참조 용어체계(reference terminology)

표현은 다르더라도 동일한 의미를 갖는 개념에는 같은 개념코드를 부여함으로써 상호 의미전달이 가능한 용어체계로, 다양한 개발 시스템에 공통된 의미를 제공하기 위해 구축되었다.

모든 개념은 구조와 관계를 명시하며 체계적이고 공식적인 정의를 갖는다. 데이터를 집계하는 구조에 사용할 수 있으며, 검색이 가능하다. 참조 용어체계에서는 인터페이스 용어체계에 열거된 유사어와 동의어를 하나의 대표 용어로 표현한 후 관계를 기술하고 용어를 의미에 따라 정렬할 수 있다. 또한, 참조 용어체계는 인터페이스 용어체계와 분류체계를 연계하는 역할을 하며, 최소 수준의 개념을 조합하여 새로운 개념을 만들 수 있다. 대표적인 참조 용어체계에는 SNOMED CT가 있다.

(3) 분류체계(classification)

일정한 체계 하에 비슷한 종류끼리 묶는 것이다. 예를 들어 질병 분류는 의무기록이나 의료정보 자료를 근거로 하고, 사망원인 분류는 사망진단서에 근거하여 질병이환 및 사망원인을 그 성질의 유사성에 따라 체계적으로 묶는다. 이처럼 분류체계는 특정 목적에 따라 미리 구분된 수준에서 자료를 정리하는 개념이기 때문에 선택 가능한 분류코드가 미리 정해져 있으며, 그 이외의 분류는 불가능하다. 정해진 규칙에 따라 상호 배타적으로 개체를 배정하는 계층구조이며, 일반적으로 개념이 공통으로 갖는 특성에 따라 각 범주에 배정한다. 의료분야의 대표적인 분류체계에는 ICD-10이 있다.

2) 국제질병사인분류(ICD)

국제질병사인분류(International Classification of Diseases, ICD)는 진단과 사망원인의 표준화를 목적으로 세계보건기구(WHO)에서 관리 및 배포하는 국제분류체계로, 국내외 보건의료분야에서 오랫동안 가장 널리 사용되고 있다. ICD는 국제적으로 사망과 질병, 상해 통계의 수집, 정리, 공표에 사용되며 의무기록에 기록된 질병과 사망원인을 분류하여 통계나 연구 목적으로 사용되고 있다. WHO 회원국에서는 사망 및 질병 통계를 수집하는 기초를 제공하기 위한 수단으로 사용된다.

ICD는 현재 43개의 언어로 번역되어 호주, 미국, 대한민국 등 여러국가에서 국가의 현실에 맞게 보완 사용되고 있다. 우리나라에서는 국내의 세분화 코드 요구와 한의학 진단 등을 반영하여 2021년부터 ICD-10에 근거한 한국표준질병 · 사인분류 8차 개정판(KCD-8)을 사용하고 있다.

ICD의 효시는 1850년대 처음 발표된 사인목록(the International List of Causes of Death)이다. 프랑스의 베르티옹 박사(Dr. Jacques Bertillon)가 발표한 사망원인 분류안이 1893년 시카고의 국제통계기구에서 국제사인목록으로 채택되면서 국제적으로 인정되어 1900년에 사인분류 1판이 출간되었고, 미국공중보건협회의 건의로 10년마다 개정판을 내놓게 되었다. 1949년에 출판된 ICD-6을 시작으로 ICD-7, ICD-8a, ICD-9가 나왔으며, 1990년 제43회 세계보건총회에서 채택된 ICD-10이 현재 100개 이상의 나라에서 사용하고 있다. 현재 ICD-11이 2018년 6월에 발표되었다.

ICD는 계층구조로 대분류(장), 중분류(항목군), 소분류(3단위분류), 세분류(4단위분류), 세세분류(5단위분류)로 구분된다(표 6-9). 2021년부터 사용되는 KCD 8차 개정판은 총 22개의 대분류, 268개의 중분류, 2,086개의 소분류, 12,497개의 세분류, 6,176개의 세세분류로 구성된다. 모든 코드는 첫 자리에 알파벳이 하나씩 붙고 그 뒤에 기본 숫자 두 자리와 소수점 이하 1~2자리 숫자가 붙는다.

ICD는 분류체계이기 때문에 유사한 질병군끼리 모아서 처리하는 용도로 적합하나 상세한 용어를 표현하고 처리하기에는 적합하지 않다. 또한, 질병과 사인분류를 위해 만들어진 용어체계이기 때문에 외래기록, 입원기록, 경과기록, 타과 의뢰서 등에 증상, 징후, 이상소견 등의 환자의 임상소견을 작성하는 데는 한계가 있다.

표 6-9 ICD-10의 분류구조

목록	구간	분류
I	A00-B99	특정 전염병 및 기생충성 질환
II	C00-D48	신생물
III	D50-D89	혈액 및 조혈기관의 질환과 면역체계 관련 특정 장애
IV	E00-E90	내분비, 영양 및 대사 질환
V	F00-F99	정신 및 행동 장애
VI	G00-G99	신경계통 질환
VII	H00-H59	눈과 부속기 질환
VIII	H60-H95	귀 및 유양돌기 질환
IX	I00-I99	순환계통 질환
X	J00-J99	호흡계통 질환
XI	K00-K93	소화계통 질환
XII	L00-L99	피부 및 피하조직 질환
XIII	M00-M99	근골격계통 및 결합조직 질환
XIV	N00-N99	비뇨생식계통 질환
XV	O00-O99	임신, 출산 및 산후기
XVI	P00-P96	출생 전후기에 기원한 특정 병태
XVII	Q00-Q99	신천성 기형, 변형 및 염색체 이상
XVIII	R00-R99	달리 분류되지 않은 증상, 징후와 임상 및 검사의 이상소견
XIX	S00-T98	상해, 중독 및 외인에 의한 특정 기타 결과
XX	V01-Y98	질병이환 및 사망의 외인
XXI	Z00-Z99	건강상태 및 보건서비스 접촉에 영향을 주는 요인
XXII	U00-U99	특수목적코드

3) SNOMED CT

SNOMED CT(systematized nomenclature of medicine clinical terminology)는 보건의료 분야에서 세계적으로 가장 포괄적인 참조 용어체계로, 미국병리학회(CAP)의 SNOMED RT(reference terminology)와 영국 국가보건서비스(NHS)의 CT(clinical terms) v3 내용을 통합하여 개발되었다. 임상 문서나 보고서에 사용되는 코드와 용어, 동의어, 정의 제공을 컴퓨터로 처리할 수 있는 체계화되고 구조화된 의학용어의 집합체라고 할 수 있다.

SNOMED CT은 환자 진료의 향상을 목적으로 효과적인 임상 자료의 기록을 돕고, 건강정보에 사용되는 의미를 코드화하기 위해서 사용된다. 또한, 일관된 정보의 교환을 위해 제공되는데, 상호운용이 가능한 전자건강기록의 기반이 된다. 진료 환경에 따라 임상 데이터의 색인, 저장, 검색, 수집을 위한 일관된 방법을 제공하며, 환자에 대한 임상 진료와 연구에서 데이터의 수집 및 코드화, 사용되는 방식에 따라 발생할 수 있는 다양한 변이를 줄임으로써 전자건강기록의 콘텐츠를 조직화하는 데 도움을 준다.

SNOMED CT는 전자건강기록 내 개인의 임상 내역을 직접 기록하는 데 사용되며, 정보가 제공된 상태에서 의사결정을 용이하게 하고 장기 환자의 치료 지원을 위해 사용자에게 수많은 임상치료경로(clinical pathway)와 공유치료계획(shared care plans) 등에 연결시켜준다. 임상 기록을 코드화하기 위해 순서화된 SNOMED CT 용어목록을 반환할 수 있는 무상의 자동화된 코딩도구와 서비스를 이용하면 보건의료 전문가들이 용어체계를 검색하는 데 도움을 받을 수 있다.

SNOMED CT에 담긴 내용의 핵심 구성요소는 개념(concept), 용어(description), 관계(relationship)이다(표 6-10).

개념(concept)은 SNOMED CT를 이루는 가장 기본적 단위로, 모든 개념은 숫자 형태의 고유한 식별자인 개념코드를 갖는다. 숫자 형태의 개념코드는 개념의 속성에 관한 어떠한 정보도 나타내지 않으며, 의미는 절대 변하지 않는다. 개념이란 머리에 떠오르는 관념이기 때문에 그 개념을 설명하거나 기술할 수 있는 용어가 필요하다. 따라서 개념코드는 완전히 명확한 이름 하나와 몇 가지 유의어로 표현된다. 또한, 각 개념은 개념 간 1개 이상의 계층 관계와 몇 가지 속성(attributes) 관계를 가지며, 이러한 다양한 구조를 통하여 개념의 정확한 의미를 구별할 수 있다.

개념은 다양한 임상 단어나 구로 표현될 수 있는데 이러한 단어나 구를 용어(description)라고 한다. 각 용어는 숫자 형태의 고유한 식별자인 용어코드를 가진다. 용어는 완전히 명확한 이름(fully specified name)과 유의어(synonym)로 구성된다. 여러 유의어 가운데 가장 많이 선호되고 사용되는 일반적인 용어를 대표용어(preferred term)라고 하고, 각 개념의 대표용어에 해당 용어가 사용되는 영역을 덧붙인 용어를 FSN(fully specified name)이라고 한다.

관계(relationship)는 그 의미가 어떤 식으로든 관련된 다른 개념과 연결된다. 이러한 관계는 SNOMED CT 기반으로 개발된 시스템에서 획득한 자료의 공유 및 교환, 재활용을 가능하게 한다.

SNOMED CT의 가장 큰 특징은 포괄적이고, 확장 가능하며, 유연하다는 점이다. 목적 자체가 임상진료기록 작성, 의미적 상호운용성 보장, 의사결정지원, 데이터 검색, 분석, 통계, 정보관리를 위해 만들어졌기 때문에 이러한 용도로 사용될 수 있다.

표 6-10 SNOMED CT의 구성요소

구분	내용
개념 (concepts)	• 식별자인 개념코드(concept ID)를 가지며, 개념코드를 중심으로 용어(description)와 그 관계가 연계되어 있음 • 고유 개념(unique concept) 약 361,800개가 포함
유사어 (descriptions)	• 식별자인 용어코드(descriptions ID)를 가짐 • 약 975,000개의 용어를 포함
관계 (relationships)	• 식별자인 관계코드(relationship ID)를 가짐 • 약 1,470,000개의 개념 간 관계가 있음

SNOMED CT의 가장 큰 특징은 포괄적(comprehensive)이며, 확장가능(scalable)하고, 유연(flexible)하다는 것이다. 목적 자체가 임상진료기록 작성, 의미적 상호운용성 보장, 의사결정지원, 데이터 검색, 분석, 통계, 정보관리를 위해 만들어졌으므로 이러한 용도로 사용될 수 있다.

4) 통합의학언어시스템(UMLS)

통합의학언어시스템(unifed medical language system, UMLS)은 미국 국립의학도서관(National Library of Medicine)에서 의료 분야의 정보를 쉽게 검색하고 디지털화된 다양한 자료원으로부터 정보를 통합 및 관리하는 것을 지원할 목적으로 개발된 용어사전으로, 전자의무기록 작성 시 많이 사용한다.

UMLS는 1986년부터 지금까지 계속해서 개발 중이며, 전 세계 110여 개 이상의 의학용어자원(medical source vocabulary)에서 1백만여 개의 개념(concept)과 2백만 개 이상의 개념명(concept name)을 포함한 용어체계를 통합하여 구축한 용어 모델이다.

UMLS를 개념의 기본 자원으로 활용하는 이유는 사용하는 보건의료용어들을 각각의 용어개념 정의에서부터 구조적인 온톨로지(ontology)로 발전시키기 때문이다. UMLS는 SNOMED CT를 포함한 140여 개의 보건의료 분야 용어를 하나의 체계로 연결한다. 따라서 UMLS를 참조하는 의도에는 코드의 영원성이라고 언급할 수 있는 개념코드가 변하지 않기 때문에 여러 용어를 하나로 만들어 나가기 적합하다는 측면과 이를 기반으로 향후 국내 보건의료 분야의 표준용어를 발전시켜 나가기 위한 기본 틀을 제공하는 측면이 있다.

UMLS는 ① 다양한 용어, 개념, 명명을 다루는 메타시소러스, ② 모든 개념을 의미의 종류로 구분하고 이들 개념 간 관계를 구축하는 의미망, ③ 자연어 처리를 위해 개발된 전문가 사전, ④ 모든 종류의 생의학 데이터베이스 범위, 위치, 어휘, 문법, 접근방법에 관한 내용을 담고 있는 정보자원지도(information sources map)의 4가지 지식원(knowledge source)으로 구성된다.

(1) 메타시소러스(metathesaurus)

UMLS의 메타시소러스는 생물 · 의학적 개념과 개념의 다양한 명칭, 개념 간 관계에 대한 정보를 포함한다. 메타시소러스는 여러 가지 분류체계에 의한 동의어, 유사어, 어휘의 변형, 번역 등 같은 의미지만 다르게 표기되는 경우들을 묶어서 동일한 개념으로 조직한, 말 그대로 메타 용어사전이다.

메타시소러스는 개념, 용어, 문자열, 원자단위로 구성되며, 각 구성요소는 고유한 코드를 갖는다(표 6-11). 이들 개념 간에는 계층, 연관, 동등 등의 관계(relationship)를 가진다.

메타시소러스는 매우 방대하기 때문에 시스템에 적용할 때 필요한 서브세트만 선택적으로 선별하여 사용할 수도 있다.

표 6-11 메타시소러스 각 구성요소의 고유 코드

코드	내용
CUI (unique concept identifier)	개념에 관한 모든 정보를 연계하고, 속성을 나타냄
LUI (common term identifier)	어휘가 변형된 모든 문자열의 그룹
SUI (unique sting identifier)	실제 자료에 나타나는 문자열의 형태
AUI (atomic unique identifier)	원래 수록되어 있던 자료원에 등장한 각각의 문자열 SUI와 LUI는 최소한 하나의 CUI에 연결되며, 동일한 의미를 지닌 다양한 용어들은 동일한 CUI에 의해 서로 연결

(2) 의미망(semantic network)

지식과 개념 등을 마디점으로 나타내고 이들 사이의 관계를 방향이 있는 가지로 표현한 그래프로 나타낸 것으로, 의미유형(semantic type)과 의미관계(semantic relationship)로 구분된다.

의미유형은 메타시소러스의 개념을 속성에 따라 그룹화한 것으로, 해부학적 구조(anatomical structures), 질병 또는 징후(disease or syndrome), 종양진행(neoplastic process) 등 134개로 구성된다. UMLS는 의미망을 이용하여 개념을 할당하는 유형이나 범주, 그리고 유형들 간의 관계를 제공한다. 의미유형의 각 개념은 최소 하나 이상의 의미유형에 포함되며, 134개의 의미유형은 나무(tree) 구조이며 개체(entity)와 사건(event)이라는 2개의 주요 계층에서 시작된다.

의미관계는 의미유형 사이에 부여되는 관계로, 계층관계 또는 비계층관계로 구성된다. 여기서 관계라 함은 의미유형 간 관계 또는 관계 간 관계를 말한다. 계층관계는 신체적으로 관련된(physically related) 또는 기능적으로 관련된(functionally related)과 같이 상하 관계로 이루어지는 의미유형 간의 관계이며, 비계층관계는 영향(affect), 원인(causes), 합병(complicates), 진단(diagnoses), 예방(prevents), 처치(treats) 등의 연관이 있는 의미유형 간 연관성을 정의하여 나타내는 관계이다.

(3) 전문가 사전(specialist lexicon)

전문가 사전은 생명의학 분야의 전문용어뿐만 아니라 영어 단어를 포함한 전문 어휘 목록이다. 특정 용어의 명사형, 형용사형, 단수형, 복수형 등의 언어 변이가 있더라도 해당 개념의 의미를 알 수 있도록 관련 정보를 제공한다.

전문가 사전은 의학용어뿐만 아니라 일반 영어 단어가 포함되어 있어서 메타시소러스에서 나타나지 않는 많은 용어와 단어, 영어 단어들에 대한 정보를 가진다.

5) 진단검사의학 용어 및 코드체계(LOINC)

LOINC(logical observation identifiers names and codes)는 1994년 미국 인디애나대학 부속연구소인 리젠스트리프(Regenstrief) 연구소에서 임상 관찰 및 검사 결과를 구조화된 형식으로 수집, 식별, 교환하기 위해 개발한 용어체계이다(그림 6-2). 임상병리검사를 식별하고 전자적 교환 및 결과 수집을 위한 표준으로, 6,300종 이상의 검사명과 결과에 대한 임상용어, 검사명과 임상 관찰 수치에 대하여 공통적으로 사용하는 식별코드를 제공하기 위한 목적으로 개발되었다. LOINC를 적용한 검사 정보들은 자료를 보낼 때 임상 자료의 전자적 교환 표준인 HL7을 이용한다.

LOINC는 임상영역(clinical LOINC)과 검사영역(laboratory LOINC)으로 구분된다. 임상영역은 생체 활력징후, 신체검진 결과, 섭취량/배설량, 심전도, 산과초음파, 심장초음파, 비뇨기과 영상, 위내시경, 방사선검사, 임상 문서, 기타 임상 관찰 등 환자에게 측정, 관찰, 검사하는 내용들이 포함된다. 검사 영역은 혈액, 혈청, 미생물검사 등 진단검사의학 부분으로 구성된다.

LOINC에 포함되는 형식은 검사명, 속성, 측정시간, 검체, 측정척도, 측정방법의 6가지로 분류할 수 있다(표 6-12).

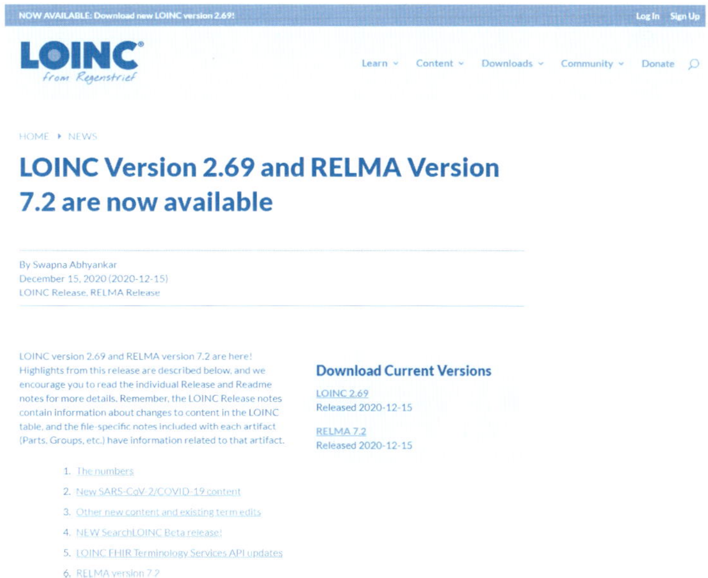

그림 6-2 LOINC 홈페이지

표 6-12 LOINC의 6가지 형식

구분	내용
검사명 (component/analyte)	• 측정 및 관찰 물질이나 검사의 명칭 • 연속검사인 경우 몇 번째 검사인지, 부하검사인 경우 부하약물의 용량을 포함(예 : BUN, 요소 등)
속성 (property)	• 측정 대상의 특징이나 속성 • 같은 검사명이라도 검사 결과의 단위나 민감도가 의미 있게 다른 경우 구분하기 위한 항목(예 : 길이, 용적, 무게 등)
측정시간 (time)	• 관찰 및 검사가 이루어진 시간의 간격
검체 (system)	• 관찰된 검체나 물질의 유형(예 : 혈액, 소변 등)
측정척도 (scale)	• 검사 결과의 단위(quantitative, ordinal, nominal 등) • 관찰수치가 정량, 순서, 명목 값인지 구분
측정방법(method)	• 실험 방법의 상위 수준 분류 • 같은 검체를 사용하는 동일한 검사항목이더라도 검사방법에 따라 유의하게 참고 범위나 민감도가 달라질 수 있으므로 명시할 필요가 있음

5. 표준분류체계

1) 질병분류체계

(1) 국제질병사인분류(ICD)

ICD(international classification of disease)는 의무기록 · 의료정보 자료 및 사망원인 통계 조사 등의 질병 이환 및 사망 원인을 그 성질의 유사성에 따라 체계적으로 유형화한 것이다. 모든 형태의 보건 및 인구동태 기록에 기재된 질병 및 기타 보건문제를 분류하는 데 이용할 뿐만 아니라 보건정책 입안 자료인 질병 및 사망원인에 관한 통계 작성과 국가 간 비교에 활용된다.

현재 ICD-10이 세계적으로 가장 많이 사용되며, 우리나라는 ICD-10을 번역하여 국내 실정에 맞게 질병을 추가 및 상세 분류한 한국표준질병사인분류 7차 개정판(KCD-7)을 사용하고 있다.

(2) 한국표준질병사인분류(KCD)

KCD(Korean standard classification of disease)는 우리나라에서 질병 및 사인분류 통계를 목적으로 1995년 KCD-3부터 ICD-10의 분류체계를 채택하였으며, 2015년부터 ICD-10에 근거한 KCD-7을 사용하고 있다. 통계청에서는 현재 KCD-8의 발행을 준비하고 있으며 2021년부터 사용 예정이다.

(3) 정신질환 진단 및 통계 편람(DSM)

DSM(diagnostic and statistical manual of mental disorders)은 미국정신의학회(American Psychiatric Association)에서 개발된 분류체계로, ICD의 챕터별 분류 중 하나인 정신 및 행동장애에서 파생되었다. DSM은 정신보건 분야에서 사용되며, 분류에는 진단명에 대한 코드번호뿐만 아니라 정신질환의 진단적 기준 및 정의도 포함된다. DSM은 정신장애에 대한 정의, 진단 카테고리 및 영숫자(alphanumeric) 코드로 구성된다.

(4) 국제종양분류(ICD-O)

ICD-O(International Classification of Disease for Oncology)는 ICD에서 파생된 분류체계로, 신생물을 분류하는 데 사용된다. ICD-O는 해부학적 부위(topography), 형태학적 특징(morphology), 행동양식(behavior)을 기준으로 구성되며, 해부학적 부위 코드는 ICD-10

에 있는 악성신생물(malignant neoplasm) 챕터의 코드체계를 기반으로 한다. ICD-O는 국가 암등록 자료의 수집, 관리 및 분석에 사용된다.

2) 의료행위분류체계

(1) 국제의료행위분류(ICHI)

ICHI(international classification of health interventions)는 처치, 수술 등의 건강중재(health intervention)를 분류하기 위한 체계로, ICD 및 ICF와 함께 WHO가 개발한 시술분류체계이다. ICHI는 2005년 호주의 분류체계인 ACHI(Australian classification of health intervention)에 기반을 두고 개발되었다.

ICHI는 대상(target), 행위(action), 수단(means)의 3가지 체계와 각각의 하위 체계로 구성되며(표 6-13), 내과적, 외과적, 기능적, 환경적 및 건강 관련 행동적 부분 등의 시술을 포함한다.

표 6-13 ICHI의 구성

구성	내용
대상(target)	의료행위가 시행된 신체 부위
행위(action)	시술자에 의하여 대상에 시행된 행위
수단(means)	행위가 시행된 과정과 방법

(2) ICD-10-PCS

ICD-10-PCS(procedure coding system)는 ICD-9-CM Volume 3이 새로운 의료행위를 분류할 수 있는 확장성이 부족하여 미국에서 이를 대신하여 사용할 계획으로 개발한 입원환자 시술분류체계로, 매년 업데이트되고 있다. ICD-10-PCS는 다음의 네 가지 특징을 가진다.

① 완전성(completeness) : 모든 시술은 각기 다른 코드로 분류한다.
② 확장성(expandability) : 새로 개발된 시술들도 쉽게 추가하여 고유의 코드를 부여한다.
③ 다축체계(multiaxial) : 축이 각각의 의미를 가지는 독립적인 문자들로 코드를 구성한다.
④ 표준화된 용어(standardized terminology) : 용어 정의가 포함되어 있으며, 각 용어에 한 가지의 뜻만 부여된다.

(3) HCPCS

HCPCS(healthcare common procedure coding system)는 미국보건재정국(The health care financing administration, HCFA)이 개발한 의료행위 분류체계로, 의료보험에 의한 진료비 상환을 목적으로 청구 자료를 제시할 때 의사가 제공한 의료서비스를 분류하기 위해 사용한다.

6. 국제표준

1) HL7 v2.x

HL7 v2.x는 의료기관 내 임상 정보에 포함된 데이터의 통신을 위해 사용되는 표준으로, 가장 일반적으로 사용된다. 정보 공유를 지원하는 메시지에 대한 명세를 제공하는 대표적인 문자 메시징 표준이다.

HL7 v2.x의 사용 목적은 원무관리, 진료관리시스템, 진단의학검사시스템, 식사, 투약 및 진료비 청구시스템, EMR 시스템 간의 상호운용성을 확보하기 위함이다.

HL7 v2.x는 주로 텍스트 형태의 메시지와 코드 정의 위주로 되어 있고, HL7 v3는 HL7 v2.x의 표준 프로세스를 향상시킨 형태이다. XML 기반의 HL7 v3 메시지는 HL7 v2.x 환경과 호환이 가능하며, 다양한 형태의 어플리케이션과 시스템에 대한 이식성이 높아 여러 형태의 환경에 사용될 수 있다. HL7 v3 이후의 더 높은 버전과도 호환이 되도록 개발되고 있다.

2) DICOM

DICOM(digital imaging and communications in medicine)은 의료디지털 영상과 부수적인 의료통합정보를 전송하기 위해 TCP/IP 기반에서 동작하는 표준영상신호 프로토콜이다. 네트워크를 통한 실시간 디지털 의료영상 전송 및 조회를 지원하는 PACS(picture archiving and communication system)의 표준 기술로 인식되고 있으며, 대부분의 의료영상정보시스템 장비가 이 표준을 채택하고 있다.

DICOM은 영상 장비들 간 연결이 가능하고, 국제적으로 공인된 표준 PACS 프로토콜이므로 호환성이 보장되며, 개방형 표준을 따르는 타 회사의 PACS와 원격영상의학

(teleradiology) 간 호환이 가능하다.

1993년에 완성된 규격에 의해 의료영상 정보를 정확하게 주고받을 수 있게 되었으며 DICOM 역시 HL7처럼 응용계층 수준에서의 표준안이다.

3) HL7 CDA

HL7 CDA(clinical document architecture)는 임상문서 교환을 목적으로 문서의 구조와 의미를 명시하는 표준으로, 진료회신서 또는 퇴원요약과 같은 임상문서를 표현하기 위한 대표적인 문서 표준이다. HL7 CDA는 HL7 v3 표준의 한 형태로 볼 수 있다.

CDA 문서는 XML 형식으로 작성되며, HL7의 참조정보모델(reference information model, RIM)로부터 파생되었고, HL7 v3의 데이터 형식을 사용한다. HL7 CDA의 주요 관점은 시스템 간 교환의 용이성과 가독성이며, 그 밖에도 지속성, 신뢰성, 합법적 인증성, 문장성(context), 전체성(wholeness) 등의 특징이 있다.

CDA 문서는 헤더(header)와 바디(body)로 구성되는데, 헤더는 임상 문서를 기술하는 데이터를 나타내며, 문서정보, 내원 데이터, 서비스 행위자, 서비스 대상의 요소를 포함한다. 바디는 임상문서의 실제적인 내용을 나타내는 것으로 항목(section), 절(paragraphs), 목록(lists), 표(table)와 비XML 데이터로 구성된다.

4) HL7 CCD

HL7 CCD(continuity of care document)는 ASTM이 2005년 CCR을 정식 표준으로 채택한 후 ASTM의 협의를 거쳐 HL7의 CDA와 ASTM의 CCR을 접목시킨 것으로, 진료의 연속성을 위한 문서의 표준규격이다.

5) ICNP

ICNP(international classification for nursing practice)는 의료현장에서 사용되는 용어 및 기존의 간호용어체계와 교차분석이 가능한 다계층을 가진 개념 기반의 조합형 간호용어체계이다. 간호현상과 진단(nursing phenomena/diagnosis), 간호행위(nursing action), 간호결과(nursing outcomes)로 구성된다. ICNP을 구성하는 7개 체계는 표 6-14와 같다.

표 6-14 ICNP의 구성

구성	내용
초점(focus)	간호 관심 영역(통증, 제거, 기대수명 등)
판단(judgement)	간호행위와 관련 있는 임상적 의견 또는 결정(위험, 비정상 등)
수단(means)	간호중재를 위한 방법 또는 수단(붕대처치, 영양사서비스 등)
행위(action)	환자에게 수행된 의도적인 행위(교육, 변경, 투약, 모니터링 등)
시간(time)	행위를 수행한 시각, 간격, 기간 등(입원, 출산 등)
부위(location)	진단 또는 중재의 해부학적 및 공간적 위치(복부, 학교, 지역보건센터 등)
고객(client)	진단 및 중재의 대상이 되는 주체(신생아, 가족 등)

참고문헌

1. 대한보건의료정보관리사협회, 〈보건의료정보학〉, 대한보건의료정보관리사협회 출판부, 2019
2. 홍준현 외, 〈보건의료정보관리학〉, 고문사, 2020
3. 김미정 외, 〈보건의료정보학 입문〉, 수문사, 2015
4. 남태희 외, 〈병원정보관리학〉, 메디시언, 2016
5. 대한의료정보학회, 〈보건의료정보학〉, 현문사, 2014
6. 최진욱, 〈의무기록사를 위한 EMR 교육과정〉, 대한의무기록협회, 2003
7. 홍준현, 〈ICD-11 개정현황과 특성〉, 통계청, 2016
8. https://loinc.org
9. https://www.kosmi.org

학습문제

1. 보건의료정보의 표준화 필요성에 대해 설명하시오.

2. 보건의료정보의 표준개발기구 중 보건의료정보기술위원회(CEN/TC 251 Health Informatics)와 헬스레벨7(HL7 International)에 대해 설명하고 이 기구에서 설정한 표준에 대해 설명하시오.

3. 의료용디지털영상표준(DICOM)과 세계보건기구 국제분류기구(WHO-FIC)에 대하여 설명하시오.

4. 표준분류체계에 중 대표적인 질병분류체계에 대하여 설명하시오.

5. 우리나라의 표준화 동향에 대해 설명하시오.

제7장

보건의료정보시스템

학습목표

- 의료정보시스템의 개요를 이해한다.
- 병원정보시스템의 정의와 발전과정을 이해한다.
- 병원정보시스템의 분류와 각 시스템의 개요를 설명할 수 있다.
- 병원정보시스템의 기대효과를 나열할 수 있다.

제7장 보건의료정보시스템

1. 의료정보시스템의 개요

정보시스템(information system)이란 조직의 의사결정 및 업무 관리를 위해 정보를 수집, 처리, 저장, 관리 및 검색할 수 있도록 데이터, 하드웨어, 소프트웨어 등을 모아놓은 집합체를 의미하며, 구성원들이 문제를 분석하고 해결하는 데 도움을 주는 시스템이다.

또한, 의료정보시스템(medical information system)이란 의료기관에서 필요로 하는 진료 지원 및 진료에 관한 자료를 수집, 저장, 관리 및 변환할 수 있는 하나의 집합체를 전산화한 시스템이며, 이를 활용함으로써 의료기관에서 진료와 관련된 다양한 의사결정 및 의료의 질 향상을 지원할 수 있다.

의료정보시스템이 의료기관뿐만 아니라 의료와 관련된 기술, 정보, 데이터 등의 의료정보를 관리하는 시스템이라면, 병원정보시스템(hospital information system)은 의료기관에서 행하는 의료행위와 관련된 진료지원, 진료, 행정지원 등을 관리하는 시스템이라고 할 수 있다.

2. 병원정보시스템

1) 병원정보시스템의 정의

병원정보시스템(hospital information system, HIS)이란 병원의 진료지원시스템과 병원에서 일어나는 행정업무 등 병원의 모든 운영을 관리할 수 있도록 구축된 포괄적인 종합시스템이다.

진료업무인 진료와 처방, 진료 지원업무인 접수와 수납, 입 · 퇴원 수속, 그 밖에 인사,

재무, 구매 등의 경영 지원업무가 가능한 시스템을 구성하여 진료와 경영의 효율화를 통해 최적의 의료서비스를 제공한다. 이러한 체계화된 시스템을 통해 의미 있는 의료 정보를 만들어 국민건강을 증진시키는 데 큰 역할을 한다.

2) 병원정보시스템의 구축 목적

병원정보시스템은 컴퓨터와 통신장비를 사용하여 병원의 여러 활동과 관련한 임상 진료 정보와 행정적 자료를 수집, 저장, 처리, 인출 및 전송하고, 접근권한이 있는 모든 사용자의 기능적 요구사항을 만족시키는 시스템으로, 최적의 진료서비스와 효율적인 행정업무를 지원한다.

또한, 병원정보시스템을 구축함으로써 ① 구성원 간의 편리한 의사소통으로 원활한 정보 공유, ② 의료서비스의 향상을 통한 경쟁력 확보, ③ 병원경영의 수지 개선, ④ 원활한 업무흐름으로 조직의 효율 극대화를 꾀할 수 있다.

3) 병원정보시스템의 발전과정

1960년대 중반 미국과 유럽의 국가들이 병원업무와 의료정보학을 융합시켜 병원정보시스템을 개발한 것이 그 시작이다.

국내에서는 1977년 의료보험제도가 도입되면서 급증한 보험 청구업무를 처리하기 위해 원무행정을 중심으로 한 정보화의 필요성으로 발달하기 시작하였다. 1978년 경희의료원에 보험 업무를 처리하기 위한 미니컴퓨터가 설치 운영된 것을 시작으로, 1990년대 전반에 대학병원을 중심으로 처방전달시스템(order communication system, OCS)이 구축되면서 환자들의 대기시간, 원무행정시간이 단축이 되었다. 2000년대 초반 이후에는 의료영상을 디지털화하여 저장 및 전송이 가능한 의료영상저장전송시스템(picture archiving and communication system, PACS)이 도입되었고 이를 관리하기 위한 전자의무기록시스템(electronic medical record, EMR)의 도입도 시작되었다.

4) 병원정보시스템의 구성

우리나라 초기의 병원정보시스템은 단순히 보험청구 관리를 위한 시스템이었지만, 환자들이 증가함에 따라 업무도 다양해지면서 크게 원무행정 분야, 진료 및 진료지원

분야, 경영관리 분야로 나뉘게 되었다. 그에 따라 병원정보시스템도 처방전달시스템(OCS), 영상정보시스템(PACS), 경영관리시스템(HMIS)으로 분류할 수 있다. 진료 및 진료지원 분야와 원무행정 분야는 OCS와 PACS, 경영관리 분야는 HMIS로 인사, 재무, 시설 등을 포괄한다(그림 7-1).

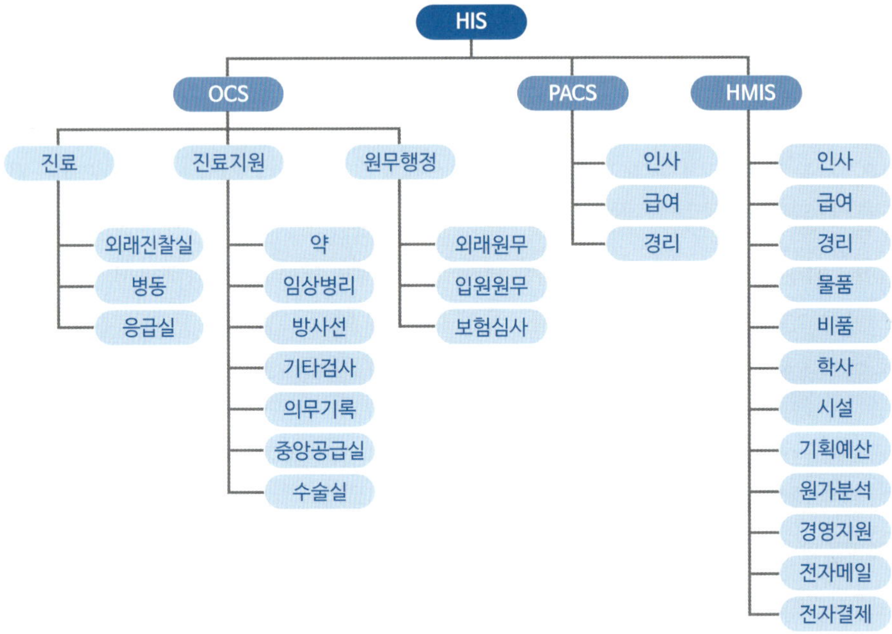

그림 7-1 HIS의 구성

(1) 처방전달시스템(order communication system, OCS)

처방전달시스템이란 환자 진료 시 발생하는 의사의 처방 정보를 전산을 통해 각 해당 부서에 신속하게 전달하는 시스템을 말한다. 예를 들어 의사가 투약, 검사 등의 처방을 처방전으로 컴퓨터에 입력하면 해당 부서로 바로 전달되어 신속하게 처리할 수 있다.

처방전달시스템을 사용하면 진료, 간호, 진료지원, 원무 등 각 부서 간의 업무를 유기적으로 연계시킬 수 있고, 의사의 처방 지시가 신속하게 전달되어 환자의 대기시간이 단축되는 장점이 있다. 처방전달시스템은 진료 진료지원, 원무행정 영역으로 나눌 수 있다.

① 진료시스템

장소에 따라 외래 OCS, 병동 OCS로 분류할 수 있다. 외래 OCS는 외래에서 발생하는 모든 처방을 관리하고, 병동 OCS는 단 · 장기 입원 환자들을 대상으로 발생하는 처방과 관련하여 투약, 검사, 처치 등의 내용을 관리한다(그림 7-2, 7-3).

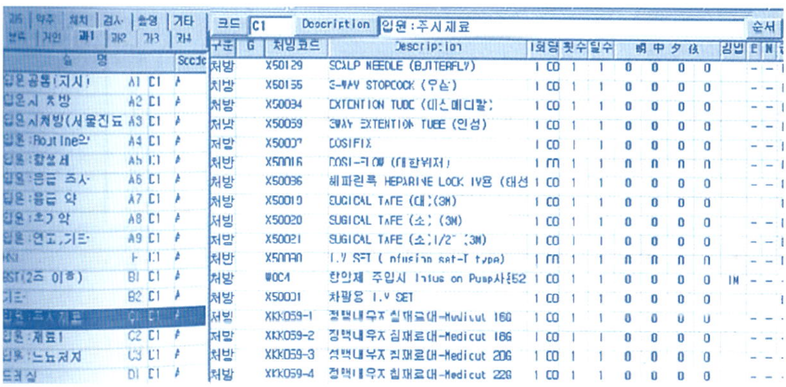

그림 7-2 약속처방 업무 화면

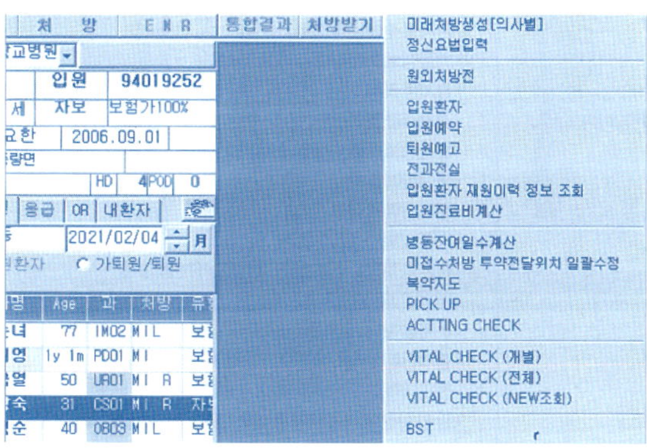

그림 7-3 입원처방 업무 화면

② 진료지원시스템

의료진의 처방에 따라 임상병리과, 약제부, 방사선과, 각종 검사실, 영양관리팀, 수술실관리팀 등 각 부서로 전달되어 업무를 수행할 수 있도록 관리된다. 진료지원시스템은 약제관리, 임상병리관리, 방사선관리, 영양관리, 수술실관리 등의 각 부문으로 나눌 수 있다(표 7-1).

표 7-1 진료지원시스템의 관리부문

부문	내용
약제관리	• 외래와 입원에서 발생하는 약물처방 및 약품재고관리
임상병리관리	• 각종 검사의 예약 및 접수 관리, 검사를 위한 바코드 관리, 검사 결과 입력 등
방사선관리	• 각종 영상검사를 위한 예약 및 접수, 이미지 업로드, 영상검사 소견 입력 등
영양관리	• 의사의 처방에 따라 각 질환자의 맞춤형 식이를 처방하여 영양 관리
수술실관리	• 수술방 입 · 퇴실 관리, 수술 예약시간 관리, 수술환자 정보 관리, 수술 장비 및 수술용 도구 재고관리 등

③ 원무행정시스템

병원에서 환자와 관련된 전반적인 행정업무를 관리하는 시스템으로, 환자등록관리, 외래 및 입 · 퇴원 관리, 접수 및 수납, 급여/비급여 등 보험청구관리 등의 각 부문으로 나눌 수 있다(표 7-2).

표 7-2 원무행정시스템의 관리부문

부문	내용
환자등록관리	• 환자를 크게 외래/입 · 퇴원/응급으로 구분하여 초진/재진 여부에 따른 환자의 등록 관리가 가능 • 환자의 예약 및 진료 관리, 입 · 퇴원 관리 • 병동 및 병실 관리와 병실 배정 • 환자 통계 작성
접수 및 수납	• 진료 예약 관리와 관련된 환자의 진료비 자동계산, 수납내역 조회, 선납영수증 발행, 일일계산, 중간계산, 미수금 관리 등
보험청구관리	• 급여/비급여 관리, 건강보험, 산재보험, 의료급여, 자동차보험 등의 수가 구분 • 환자 보험청구의 신속한 처리

(2) 의료영상저장전송시스템(picture archiving and communication system, PACS)

CT, MRI, 초음파 등의 의료영상장비를 이용하여 촬영한 의료영상 이미지를 디지털 상태로 컴퓨터에 저장, 가공, 전송 및 조회할 수 있는 시스템이다(그림 7-4).

컴퓨터가 발달하기 전에는 필름을 이용했고 보관을 위한 별도의 장소가 필요했다. 이로 인해 보관 장소의 부족 문제가 발생하고 관리와 검색에 많은 시간이 소요되었다.

하지만 병원정보시스템의 발달로 의료기관 내에 필름으로 보관되던 의료영상을 디지털로 변환하여 관리하게 되면서 진단의 정확성과 효율성을 높여주었다.

PACS는 DICOM(의료용 디지털 영상 및 통신 표준) 규격에 따라 영상을 획득하고 저장하여 조회 및 출력이 가능한 형태로 만들어 의료진이 빠르고 신속하게 영상을 판독할 수 있도록 도움을 주며 진료실, 수술실, 병동 등에서 신속하게 영상을 조회할 수 있다.

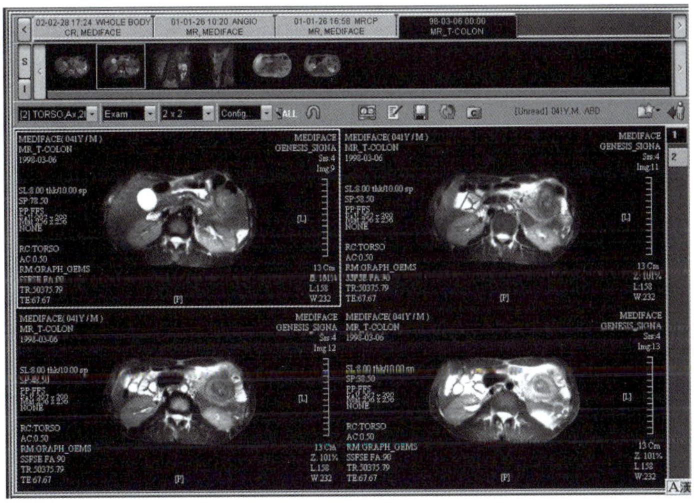

그림 7-4 PACS의 영상조회 화면

(3) 병원경영정보시스템(hospital management information system, HMIS)

경영정보시스템(management information system, MIS)이란 가치창출을 위해 하위 시스템들이 작동하도록 지원하여 경영에 필요한 정보를 생성하고 관리하는 시스템을 말한다. 업무의 방식과 절차, 구성원 정보를 담아 의사결정을 지원하고 자원을 관리하여 전략적인 경영을 가능하게 한다.

경영정보시스템은 1950년대의 단순작업을 처리하는 거래처리시스템에서 업무의 수행 · 평가 · 관리가 가능한 경영정보시스템, 경영자의 의사결정을 관리하는 의사결정지원시스템, 조직의 성과를 개선할 수 있는 전략정보시스템으로 발전되어 왔다.

한편, 병원경영정보시스템(HMIS)은 진료지원 및 행정기능을 연계하여 전략기획, 자원배분, 원가분석, 품질개선 등 병원경영에 필요한 의사결정을 지원하는 시스템이다(표 7-3).

표 7-3 병원경영정보시스템의 발전과정

시기	발전과정	주요 기능
도입기 (1970~80년대)	원무관리의 거래처리시스템	진료비산정, 보험청구 관리
성장기 (1990~2000년대 전반)	일반관리의 업무 자동화	문서 작성, 경영통계 및 지표 작성
확장기 (2000년대 중반이후)	통합병원정보시스템	진료지원, 경영정보, 의사결정지원

표 7-4 병원경영정보시스템의 분류

분류	기능
재무회계정보시스템	병원의 회계정보시스템과 연계되어 운용되며 일반회계, 환자회계, 급여, 투자관리 등의 운영활동을 제공한다.
인사관리정보시스템	인적 자원을 관리하기 위한 시스템으로, 급여, 채용, 교육, 평가 등의 노동 분석보고서 및 인사 관련 보고서 작성, 직원의 생산성 및 품질 관리에 관한 정보를 제공한다.
물자관리정보시스템	의료서비스를 제공하기 위한 약품, 재료, 장비, 기구 등을 구매하고 관리를 지원한다. 이를 통해 구매에 불필요한 요소를 제거하여 시간 및 인적 비용을 절감할 수 있다.
시설관리정보시스템	병원의 전반적진 자산 계획, 관리, 보수, 유지, 에너지 관리 등을 지원한다.
자원이용 및 예약시스템	병상 이용을 위한 모니터링, 환자 예약 및 시설 예약으로 환자, 직원, 의료진들의 편의성과 자원 배치의 효율성을 증대시킨다.
고객관리시스템	병원 경영의 최적화를 위한 환자 마케팅에 관련된 시스템으로, 환자 유치를 위한 마케팅 계획, 지원, 평가하는 체계로 구성된다.
전사적 자원관리시스템	진료, 원무, 구매, 회계, 인사 등 병원의 모든 업무를 통합 관리하는 경영시스템이다. 이를 통해 비용절감, 수익성 증대와 함께 양질의 의료서비스를 제공하기 위해 환자관리, 인사관리, 재무관리, 재고관리 등 병원경영의 효율성을 최대화시킨다.

5) 병원정보시스템의 기대효과

① 운영계획의 수립 및 경영목표 달성

병원의 운영계획을 수립할 수 있고 진료 지원 및 행정기능을 유기적으로 연계하여 전략적인 경영을 할 수 있다.

② 환자 서비스의 개선으로 환자 만족도 향상

환자 중심 의료로 전환됨과 동시에 인터넷, 전화 등을 이용하여 환자 본인이 직접 예약 가능함으로써 환자에게 적합한 진료와 신속한 검사 서비스를 제공할 수 있다. 또한, 의료서비스의 질이 높아짐에 따라 경쟁력이 향상된다.

③ 업무의 생산성 및 효율성 향상

전문화된 병원시스템을 사용함으로써 업무시간이 단축되고 환자에게 최적의 의료서비스를 제공할 수 있다. 부서 간 원활한 업무 협조가 가능해지고 정보 공유를 통해 전문 지식의 향상을 기대할 수 있다. 또한, 자원 관리를 체계적으로 정확히 할 수 있어 경제적인 효과를 높일 수 있다.

④ 교육 자료의 활용을 통한 의료의 질 향상

의료 데이터가 전산화가 됨에 따라 임상연구 데이터들의 제공 및 가공이 신속하고 정확하게 이루어져 임상연구가 더 활발해지고 수련하는 임상의들의 교육 자료로 활용함으로써 의료의 질이 향상된다.

참고문헌

1. 안중호, 양지훈, 〈경영정보론〉, 홍문사, 2005
2. 대한의료정보학회, 〈보건의료정보학〉, 현문사, 2014
3. 석경휴, 이재홍 외, 〈보건의료정보학〉, 아카데미아, 2016
4. 한국의료정보교육협회, 〈보건의료정보학〉, 에듀팩토리, 2018
5. 김동수, 박하영. 국내 대형병원 정보화 현황 조사 및 e-Hospital 전략. 한국경영과학회 학술대회논문집, 2004, 539-542.
6. 정용식. U-Healthcare 서비스를 위한 통합의료정보시스템의 구축방안. 한국산업정보학회 논문지, 2010, 15.2: 115-126.
7. Lee, T. G.(2011). 의료정보시스템 현황 및 미래전략. KSCI Review, 19(1), 1-11.
8. Bakker, Albert R.(2003). "Views on HIS development; recommendations of earlier working conferences compared with present challenges." International Journal of Medical Informatics, 69(2-3): 91-97.
9. http://www.bogang.co.kr/bbs

학습문제

1. 병원정보시스템의 정의와 발전과정을 설명하시오.

2. 병원정보시스템의 구성을 분류하고 각 시스템의 개요를 설명하시오.

3. 병원정보시스템의 기대효과와 발전방향을 설명하시오.

제8장

보건의료 데이터의 질 관리

학습목표

- 정보화와 보건의료정보화의 개념을 설명할 수 있다.
- 자료, 정보, 지식과 거버넌스를 설명할 수 있다.
- 퇴원분석 데이터의 질 관리를 설명할 수 있다.
- 효율적 이용을 위한 데이터의 조건을 설명할 수 있다.
- 정보기술 기반 경영지원기법을 이해하고, 보건의료정보관리사의 역할을 설명할 수 있다.

제8장 보건의료 데이터의 질 관리

1. 보건의료 데이터의 개요

데이터의 질 관리는 기업과 고객의 목표를 달성하기 위해 데이터에 대한 이해관계자의 기대를 충족시키고 과학적 기법을 통해 고객에 집중하여 데이터의 개선 활동을 수행하는 것이다.

양질의 보건의료 데이터는 환자의 치료 수준을 높일 뿐만 아니라 국가나 의료기관의 경제적 손실을 경감시켜준다. 의료기관, 지역보건조직 및 보건복지부 등 다양한 보건의료 관련 기관과 조직은 낮은 질의 데이터로 인해 개인의 건강관리에 불합리한 영향을 미칠 수도 있으므로 양질의 데이터를 유지하기 위한 지속적 방안을 모색해야 한다.

1) 보건의료 데이터의 속성

(1) 미국보건의료정보관리자협회

미국보건의료정보관리자협회(american health information management association, AHIMA)는 보건의료 데이터의 질 관리를 위한 속성을 9가지로 정의하였다(표 8-1).

표 8-1 미국보건의료정보관리자협회가 정의한 9가지 속성

구분	내용
정확성 (accuracy)	데이터는 유효한 값을 가지며 정확해야 한다.
포괄성 (comprehensiveness)	용도에 따라 필요한 데이터가 모든 갖추어져 있어야 한다. 불완전한 데이터는 적절한 의료서비스를 제공하기 어려울 수 있다.
일관성 (consistency)	데이터는 일관성이 있어야 한다. 하나의 약어가 서로 다른 두 가지 의미를 지닐 때 의사소통의 혼란을 가져올 수 있다.

표 8-1 미국보건의료정보관리자협회가 정의한 9가지 속성(계속)

구분	내용
최신성 (currency)	데이터는 최신 상태로 유지되어야 한다. 검사 결과의 경우 최종보고서가 나오기 전에 잠정보고서가 제공되기는 하나, 최종적으로 보관되어야 할 데이터는 잠정보고서가 아니므로 유의해야 한다.
정의 (definition)	데이터 사용자가 그 의미를 이해할 수 있도록 데이터에 대한 명확한 정의가 제공되어야 한다. 명확한 데이터 정의를 제공하기 위한 데이터 사전(data dictionary)을 사용할 수 있다.
세분화 (granularity)	데이터의 속성 및 값이 정의되는 세부 수준에 맞게 적절한 자료수집이 이루어져야 한다. 의무기록/정보의 적시성을 평가하는 경우 날짜와 시간까지 모두 포함하는 정보가 수집되어야 한다.
정밀성 (precision)	실제 크기, 무게, 측정기준 등의 수치 데이터는 정확한 단위 정보를 명시해야 한다. 예를 들어 약물 투여량의 단위를 mg과 g로 정확히 표기하지 않음으로 인해 일어나는 의료진의 혼란으로 환자의 안전에 문제가 발생해서는 안 된다.
관련성 (relevancy)	데이터의 항목은 수집 목적과 관련이 있어야 한다. 사용되지 않을 불필요한 자료는 수집하지 않아야 한다.
적시성 (timeliness)	필요한 시점에 해당 데이터를 이용할 수 있어야 한다. 예를 들어 의사의 의사결정이 필요한 시점에 관련된 검사 결과가 적절히 제공되어야 한다.

(2) 한국데이터베이스진흥원

한국데이터베이스진흥원(korea database agency)은 데이터의 질 관리 지침에서 데이터의 속성을 5가지로 정의하였다(표 8-2).

표 8-2 한국데이터베이스진흥원이 정의한 5가지 속성

속성	정의	세부기준	예
완전성 (completeness)	필수 항목은 누락이 없어야 한다.	개별 완전성	환자의 D가 null이 되면 안 된다.
		조건 완전성	환자의 외래 진료 일자가 있으면 진료과의 null은 있을 수 없다.
유효성 (validity)	데이터 항목은 정해진 데이터의 유효 범위 및 도메인을 충족해야 한다.	범위 유효성	환자 나이는 0~150세까지 값을 가진다면 마이너스(–) 값은 있을 수 없다
		날짜 유효성	진료 날짜가 00001231이나 20210231과 같이 연도나 특정 해당 일을 벗어난 값을 가지면 안 된다.
		형식 유효성	입력 항목에 입력한 데이터 값이 특정 형태에 적합해야 한다.

표 8-2 한국데이터베이스진흥원이 정의한 5가지 속성(계속)

속성	정의	세부기준	예
정확성 (accuracy)	실제로 존재하는 대상의 표현 값이 정확히 반영되어야 한다.	선후관계 정확성	환자의 입원일은 퇴원일 이전 시점이어야 한다.
		계산/집계 정확성	진료비명세서의 소계의 합은 총계와 같아야 한다.
		최신성	유산의 기준이 이전의 임신 20주에서 현재의 22주로 변경되어 반영되어야 한다.
		업무규칙 정확성	확인부서 서명 컬럼에 전공의의 서명이 우선되고 이후 전문의의 서명이 이루어져야 한다. 반대의 서명 순서는 있을 수 없다.
유일성 (uniqueness)	데이터 항목은 유일해야 하며 중복되어서는 안 된다.	단독 유일성	환자의 성별은 남자 1, 여자 2라 규정하고 그 값을 사용한다.
		조건 유일성	특정 진료과, 특정 의사, 특정 일시에 진료를 받은 경우, 이 환자의 데이터와 같은 데이터는 존재할 수 없다.
일관성 (consistency)	데이터가 지켜야 할 구조, 값, 표현되는 형태가 일관되게 정의되고 서로 일치해야 한다.	기준코드 일관성	환자의 직업 분류코드는 마스터 코드의 직업코드에 등록된 값이어야 한다.
		참조 무결성	환자의 특정일 검사 결과는 의사의 특정일 해당 검사지시가 있어야 한다.
		데이터 흐름 일관성	간호사가 입력한 활력징후가 의사의 진료화면에 연계되어 같은 컬럼의 값은 일치되어 보여야 한다.
		컬럼 일관성	진료비내역서의 요양기관번호와 원무서식의 병원기호는 같아야 한다.

2) 주요 개념 정의

(1) 정보화와 보건의료정보화 (표 8-3)

정보화는 산업사회의 기반 위에 컴퓨터와 데이터통신을 매개로 한 정보산업이 중심이 되어 생성, 가공, 전달, 이용 및 축적하는 모든 활동을 일컫는다. 즉, 정보화는 자료(data)를 사용 목적과 사용자의 수준에 맞게 처리 및 가공하여 물질과 에너지를 효율적으로 사용할 수 있도록 도구 및 시스템이 처리하는 것이다.

보건의료정보화는 보건의료 현장에서 의사 등이 어떤 과정을 관찰하거나 여러 환자에게서 수집된 데이터를 해석하고 추론하는 과정을 통해 새로운 정보나 지식을 얻고, 이러한 정보 또는 지식을 임상 현장의 근무자들이 교류하는 활동을 말한다. 따라서 보건의료정보는 질병 구조의 변화, 의료기술의 발달, 병원이나 의료인에 관한 정보 등을 포함하며, 진료정보, 검진데이터, 의료지식을 정보처리기술과 네트워크를 활용하여 저장, 공유, 검색 및 전달함으로써 환자의 진료에 사용된다. 즉, 처방전달시스템(OCS), 전자의무기록시스템(EMR), 의료영상저장전송시스템(PACS), 진료예약시스템, 원격의료 등을 포함한다.

표 8-3 정보화와 보건의료정보화의 개념

구분	개념
정보화	• 데이터를 사용 목적과 사용자의 수준에 맞도록 처리 · 가공 • 도구 및 시스템이 물질과 에너지를 효율적으로 사용할 수 있도록 처리 • 물질에 다양한 의미를 부여하여 유용한 가치를 찾고자 하는 것
보건의료정보화	• 보건의료 영역에서 해석과정을 관찰하거나 여러 환자의 해석된 자료를 수집하여 도출되며, 임상 의사에게 피드백되는 과정을 반복 • 보건의료정보화는 'e-health'라는 개념으로 불리며, 보건의료정보기술에 광범위한 적용을 포괄하는 용어 • 의료정보학, 의료컴퓨팅, 보건정보학, 건강원격관리, 원격의료 등 용어들이 내포하는 의미를 총괄하는 대표적 용어

(2) 데이터, 정보, 지식 (표 8-4)

데이터(data)는 가공 또는 정리되지 않은 어떤 사실이나 숫자로, 정보를 작성하는 데 필요한 재료를 의미한다. 컴퓨터에 입력하는 기호, 숫자, 문자 등을 이용하여 형식화한 것이며 자체만으로는 단순한 사실에 불과하지만, 컴퓨터의 일정한 프로그램을 통해 처리되어 특정 목적으로 사용될 수 있는 정보를 생성한다.

정보(information)는 특정 상황에 맞게 평가되거나 해석된 데이터나 유용한 행동을 위해 데이터로부터 추출되어 의미를 가지는 것이다. 따라서 신호의 형태인 데이터가 정보라는 완전한 실체로 구현되려면 검색 과정이 필요하다.

지식(knowledge)은 정보가 모여 상호 관련된 원리원칙이라 할 수 있다. 특정 목적에 사용될 수 있도록 검증되어 목적 달성에 유용하며, 추상화 및 일반화된 형태로 정리된 것이다. 따라서 데이터, 정보, 지식은 서로 연관성이 있기 때문에 따로 분리해서 생각할 수 없는 개념이다. 개별적인 데이터는 의미가 거의 없지만, 데이터가 모이면 해석이 가능하고 유형과 구조로 검증할 수 있다. 정보는 해석된 데이터를 의미한다. 예를 들어 개인의 혈압, 체온, 호흡수를 기록한 것은 데이터이지만, 그 기록들을 그래프로 나타내보면 시간에 따른 대상자의 활력징후 변화와 정상수치와의 비교가 명확해져 정보가 될 수 있다.

표 8-4 데이터, 정보, 지식의 개념

구분	개념	예
데이터	정량화된 수치 개개값들의 집합	• 병원 매출 • 혈압, 체온, 호흡수
정보	일정한 기준에 따라 의미를 추출	• 월별 병원 매출 • 날짜별 · 시간별 혈압, 체온, 호흡수
지식	특정 목적에 활용할 수 있도록 인과 관계 분석, 일반화 등	• 경쟁 병원 신설로 인한 병원 월별 매출의 변동 • 혈압약 복용에 따른 혈압 변화

(3) 거버넌스

데이터와 정보로부터 파생된 새로운 개념인 거버넌스(governance)는 공동의 목표 달성을 위해 이해 당사자들이 책임감을 가지고 투명하게 의사결정을 수행할 수 있게 하는 제반 장치를 말하며, 통합관리체계라고 할 수 있다.

2017년 UBM의 조사에 따르면 데이터 거버넌스가 무엇인가 하는 질문에 조직 내부의 데이터 흐름을 파악하는 것이라는 답변이 가장 많은 지지를 받았다(그림 8-1). 조직 경영에서 데이터의 중요성이 높아지면서 데이터 거버넌스의 개념도 발전했다고 볼 수 있다.

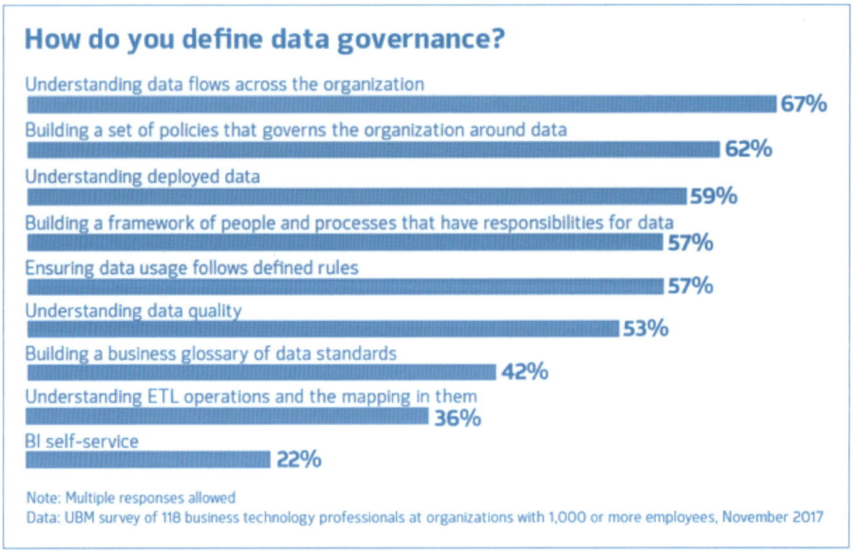

그림 8-1 데이터 거버넌스의 정의에 대한 의견

① 데이터 거버넌스(data governance, DG)

데이터 거버넌스(DG)는 데이터의 가치를 보전하고 활용하기 위하여 정책, 지침, 표준, 전략 및 방향을 수립하는 관리체계 및 프로세스로서, 전사 차원의 경영체계라 할 수 있다. 즉, 데이터 전략, 데이터 정책, 데이터 표준, 데이터 프로세스, 데이터 조직의 역할과 책임 등을 포함한다. 특히, 데이터 전략은 데이터를 통해서 얻고자 하는 가치를 설명한다(그림 8-2).

DG의 대상은 조직 전체이며, 어느 특정 부서에 국한되지 않는다. 단위 조직은 전사 데이터의 목표를 달성하기 위한 권한과 책임을 갖는다. DG는 데이터의 가용성, 유용성, 통합성, 보안성, 무결성, 안전성 등을 확보하고 증진하는 데 힘써야 한다.

DG의 구체적인 목표는 ① 고객으로부터 데이터를 안전하게 처리하고 있다는 신뢰를 얻고, ② 데이터 사용자들의 이해와 신뢰를 높여서 데이터 활용을 확산시키며, ③ 데이터 컨텍스트(context)를 공유함으로써 데이터 오용을 방지하고, ④ 데이터 관리기준을 정립하고 프로세스를 시스템화하여 데이터 비용을 절감시키며, ⑤ 데이터 자산의 훼손 및 유출 등을 방지하여 디지털 자산을 안전하게 보관하고, ⑥ 활용할 수 있는 외부 데이터를 확보하고 융합하여 데이터 경영 기회를 활용하는 것이다.

DG의 주요 기능은 데이터 품질, 메타데이터, 데이터 인벤토리, 데이터 주기관리, 데이터 액세스 및 권한 부여, 데이터 통합 등의 통제기능 등을 포함한 데이터 관리이다(그림 8-3).

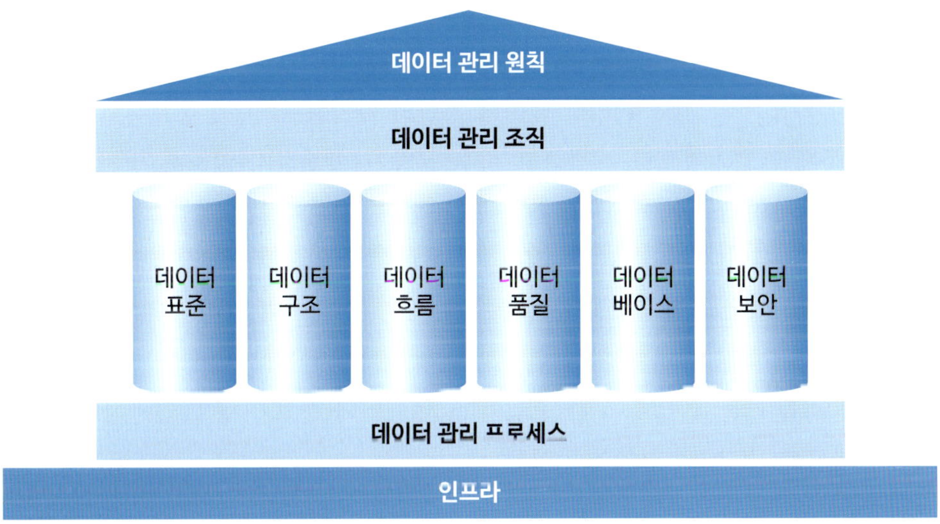

출처 : 한국데이터베이스진흥원

그림 8-2 데이터 거버넌스의 개념

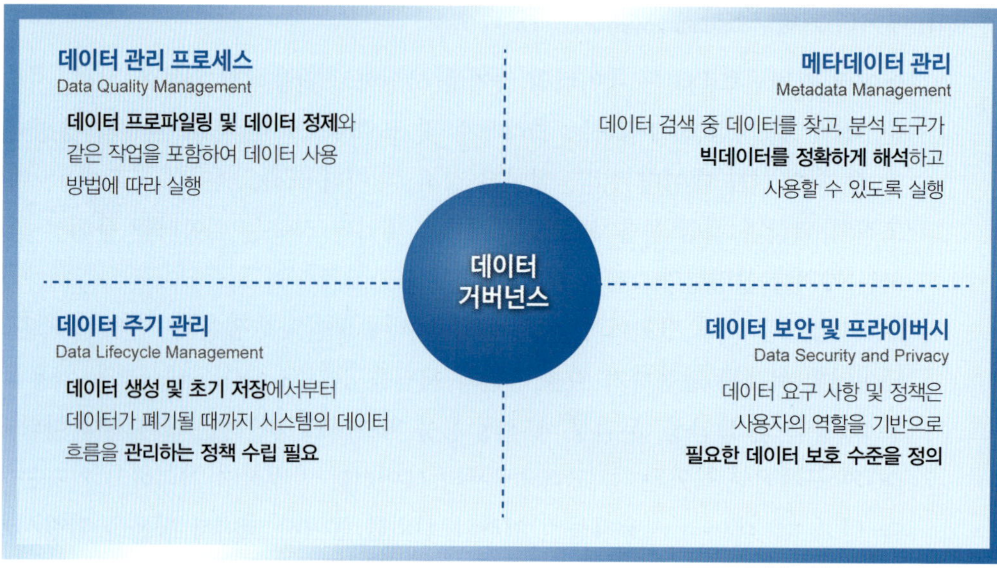
데이터 관리 프로세스
Data Quality Management
데이터 프로파일링 및 데이터 정제와 같은 작업을 포함하여 데이터 사용 방법에 따라 실행
메타데이터 관리
Metadata Management
데이터 검색 중 데이터를 찾고, 분석 도구가 빅데이터를 정확하게 해석하고 사용할 수 있도록 실행
데이터 거버넌스
데이터 주기 관리
Data Lifecycle Management
데이터 생성 및 초기 저장에서부터 데이터가 폐기될 때까지 시스템의 데이터 흐름을 관리하는 정책 수립 필요
데이터 보안 및 프라이버시
Data Security and Privacy
데이터 요구 사항 및 정책은 사용자의 역할을 기반으로 필요한 데이터 보호 수준을 정의

출처 : Okeleke 논문

그림 8-3 데이터 거버넌스의 주요 기능

② 정보 거버넌스(information governance, IG)

정보 거버넌스(IG)는 데이터와 정보를 사용하여 정보 품질, 마스터 데이터, 보안 및 보존, 건강정보의 교류, 법적 준수에 대한 감사(audits), 기록의 전자적 검색 및 보관, 정보수명주기 등 정보를 기업의 비즈니스를 위한 핵심자산으로 최적화하고 보호하며 활용하는 방안이다. 즉, IG는 조직과 조직 내의 프로세스와 정보기술 기반이 하나로 통합되어 관리되는 시스템이다.

IG의 목표는 ① 정보 관리상 데이터 자산의 가치를 파악 및 홍보하고, ② 데이터 관련 문제를 효과적으로 해결하고 향후 문제가 발생하지 않도록 방지하는 프로세스를 생성하며, ③ 정보 거버넌스 관련 표준 및 정책 컴플라이언스(compliance)를 시행하고, ④ 데이터 전략, 표준, 정책, 연관 메트릭 및 절차를 정의 및 승인하며, ⑤ 관련자들과 데이터 정책을 명확하게 소통하고, ⑥ 데이터 관리 프로젝트의 제공 지원, 트래킹, 감독을 통하여 기업이 정보 관리에 사용하는 프로세스, 기술, 인력 측면에서 ROI를 거둘 수 있도록 하는 것이다. 데이터와 정보가 상호 연관성이 있는 것처럼 실제로 DG는 IG의 영역에 포함된다.

③ 데이터 거버넌스의 필요성

기업 내부에서 데이터 활용에 어려움을 겪는 이유는 다음과 같다.

- 데이터 생산자와 데이터 처리자, 데이터 사용자는 다르다. 데이터 사용자는 데이터가 어떻게 생산되었고 어떤 기준으로 처리되었는지 알지 못하고, 어떤 데이터가 생산되는지도 모른다.
- 같은 데이터를 여러 부서가 함께 사용한다. 사용 부서의 관리 목적에 따라 데이터의 개념과 분류 기준, 가공방법 등이 달라진다. 하나의 데이터로 여러 부서의 서로 다른 사용 목적을 모두 충족시키기 쉽지 않다.
- 기업이 사용하는 애플리케이션을 외부에 의존하는 경우가 늘어나고 있다. 외부에서 개발된 ERP(enterprise resource planning)를 도입하거나 SaaS(software as a service) 형태로 외부의 애플리케이션을 사용하기도 한다. 개인 데이터의 경우 데이터 사용자는 법규에 정해진 기준에 따라서 데이터를 활용해야 한다.
- 데이터 규제가 점점 더 다양하게 적용되고 있다. 데이터 규제를 따르지 않으면 기업은 심각한 제재를 받을 수 있다. 기업 내부의 다양한 데이터 사용자들이 데이터 규제를 준수할 수 있도록 안내하기는 쉽지가 않다.
- 데이터 사용을 위해서는 데이터 내용과 함께 데이터 컨텍스트(context)를 알아야 한다. 일반적으로 데이터베이스에 기록된 데이터는 값과 명칭만 있는 경우가 대부분이고, 데이터 컨텍스트를 기록한 것이 메타데이터(metadata)이다. 메타데이터가 없으면 데이터의 원래 의미와 다르게 활용할 수 있는 위험이 따른다.
- 데이터는 사용하려는 부서 및 사용자는 점점 증가하는 추세이다. 기업 내에서 데이터를 관리하는 인원은 충분하게 할당되어 있지 않고, 데이터 자체를 위한 투자도 소극적이다. 데이터 활용은 수익 창출, 비용절감 등의 성과와 직접 연결된다. 데이터 관리는 활용을 위한 기반을 만드는 것인데, ROI를 중시하는 기업 문화에서는 데이터 투자의 타당성을 인정받기가 쉽지가 않다.

따라서 데이터가 넘쳐나는 현대사회에서 기업 내부의 데이터 관리와 활용 문제를 해결하려면 데이터 거버넌스 정착이 필수이다.

2. 보건의료정보의 특성

일반적으로 보건의료정보란 의료 제공의 필요성을 판단하거나 의료 제공을 위하여 진료 등을 하여 얻은 환자의 건강상태에 관한 정보를 말한다. 이러한 환자의 의료 정보를 서면 등의 매체에 기록한 것이 의무기록이며, 의료종사자가 작성한 퇴원요약, 경과기록, 간호기록, 처방전, 검사기록, 영상의학 사진 등이 포함된다.

보건의료정보의 주요 목적은 의료종사자가 적절한 의료를 제공하기 위해 그 과정을 기록하고, 자신이 행한 의료 업무를 적합하게 관리하는 데 활용되는 것이며, 이와 동시에 사회보험, 소송, 교육, 연구 및 생명보험, 손해보험 등에도 이용되는 특성을 가진다. 또한, 보건의료정보의 보유 주체는 의료기관이나 의료종사자에 국한되지 않고 다양하다. 의료기관의 경우 국공립의료기관 외에 민간의료기관도 있으며, 해당 기관 내에서 업무를 담당하는 직원의 지위 또한 국가공무원, 지방공무원, 민간 등 다양성을 지닌다.

보건의료정보는 개인정보이며, 의료행위를 통해 얻은 산물이기 때문에 전문성과 공익성을 가진다. 보건의료정보는 이렇듯 개인정보의 특성을 가지기 때문에 소극적 방어권으로서 사생활 비밀유지권의 보호 대상이기도 하지만, 현대사회에서 개인정보는 각종 영역의 공공정책 결정과 집행에 필수이기 때문에 공익성을 가질 수밖에 없다. 다수의 의사, 간호사, 의료기사가 관여하는 집단적 의료행위인 경우에는 의료진들이 서로 의사소통을 하려면 환자에 대한 보건의료정보의 공유가 필수이며, 의료 정보는 의학연구 및 보건정책의 수립 및 집행이나 건강보험 등 복지정책에서도 중요한 역할을 하는 점에서 특히 그러하다. 따라서 보건의료정보가 가지는 개인정보성, 전문성, 공익성을 포괄하는 정보보호방안을 확보하고 관리하는 것은 매우 의미 있는 일이다.

3. 보건의료정보의 대상 및 분류

1) 보건의료정보의 대상

보건의료정보는 환자가 진료를 위해 병원을 방문하는 단계부터 생성되기 시작된다. 처음 병원에 오면 작성하는 환자의 기본정보가 있고, 환자의 증상, 검사 결과 등의 객관적인 사실에 관한 환자건강정보와 이를 기초로 의사가 평가한 진단정보가 있으며, 이 기록들을 데이터베이스화한 원무정보가 있다. 이들 정보 가운데 환자의 기본정보는 환자가

기록하는 문서이기 때문에 적절한 방식으로 작성 및 수정되어야 하며, 정당한 사유 없이 개인의 의료정보를 탐지하거나 유출 및 변조해서는 안 된다. 환자건강정보나 진단정보는 개인정보통제권의 보호를 받기 때문에 공공의 이익이나 필요에 따라 열람이 가능한 자료이다. 원무정보는 의료법이 정하는 범위 내에서 보호를 받으며, 의료기관과 보험자에게 허용된 정당한 목적 범위 내에서 사용되어야 한다.

이러한 보건의료정보를 활용하는 대상은 진단, 검사, 치료, 약제, 간호, 의사, 병원관리, 복지 등 다양한 분야에서 발생한다. 그중 의료기관에서는 환자접수, 진찰, 병력, 임상검사, 수술, 수혈, 약제, 병동, 급식, 중앙공급실, 의사, 수납, 보험청구, 연구, 교육, 기타 원무행정 등을 들 수 있다.

2) 보건의료정보의 분류

보건의료정보는 크게 표현 형태, 매체, 의미에 따라 분류할 수 있다. 표현 형태에는 수치, 음성, 지식, 도형, 사진, 텍스트 등이 있고, 매체에는 아날로그 정보와 디지털 정보가 있으며, 정보가 가지는 의미에는 생체 정보, 증후 정보, 가치판단 정보가 있다(표 8-5).

표 8-5 보건의료정보의 분류

분류	종류	정의
표현 형태	수치 정보	환자의 상태와 의료행위를 정량적으로 나타낸 정보
	음성 정보	심음(heart sound), 폐음(lung sound) 등의 음성 정보와 기록
	지식 정보	의료행위 과정의 진단적인 지식이나 치료지식에 관계된 정보
	도형 정보	환부 위치나 검사 소견을 그림으로 나타낸 정보
	사진 정보	환자의 방사선사진이나 각종 의료영상검사와 관계된 정보
	텍스트 정보	환자의 징후, 소견 등을 문장으로 서술한 정보
매체	아날로그 정보	진료기록, 처방전 등의 종이매체, 방사선 필름, 초음파의 폴라로이드 사진, 내시경 · 병리 사진, 피부과 형상의 슬라이드 사진, 동영상의 비디오테이프, 심음의 카세트테이프 등
	디지털 정보	아날로그 정보를 디지털화한 정보, 측정기기가 직접 발생시킨 정보(CT, MRI, 내시경 등)

표 8-5 보건의료정보의 분류(계속)

분류	종류	정의	
의미	생체 정보	기능적 정보	유전자 수준에서 세포, 장기, 개체에 이르는 기능적 이상에 관한 질병 상태 정보
		형태적 정보	세포나 조직 병리에서부터 CT 등을 통한 장기 수준의 진단에 이르기까지 주로 사진에 의해 발생하는 질병 상태 정보
	증후 정보	주관적 정보	주호소 등 환자의 지각적 증상
		객관적 정보	신체소견 등 의사의 관찰 및 관측에 기초한 질병 상태 정보
	가치판단 정보	진단 정보	진단 병명이나 질환의 발병기전에 대한 의사 생각
		치료 정보	치료계획이나 간호 등의 계획 · 의사결정, 치료기록
		예후 정보	치료 후의 장기적인 질병 상태에 대한 예측과 퇴원 후의 기록

4. 퇴원분석 데이터의 질 관리방법

1) 의료기록/정보의 질 관리

가장 기본적인 질 관리방법은 해당 데이터가 전자의무기록시스템(EMR)에 빠짐없이 입력되었는가 하는 완전성을 평가하는 것이다. 보건의료정보관리부서에서는 모든 퇴원기록을 검토하여 누락된 기록과 모순되는 항목을 조사해내어 해당 의사에게 불충분한 부분의 보충기록을 요구하거나 기록 내용을 정정하게 함으로써 환자 진료에 필요한 정보가 일관성 있고 완전하게 기록되도록 해야 한다(표 8-6).

완전성 있는 의무기록/정보의 기준은 의료기관의 종별, 평가제도, 자체 기준에 따라 차이가 있다. 하지만 의료 관련 법규와 제도에서 요구하는 내용을 충분히 포함해야 하므로 각 의료기관은 의무기록/정보의 완성 기준을 국가가 정한 법규 및 제도에 맞추어야 한다. 우리나라는 의료기관 인증평가기준으로 의무기록의 완전성 여부를 판단한다. 따라서 보건의료정보관리사는 그 평가기준을 잘 숙지하여 이를 기록 점검기준으로 삼아 모든 서식의 의무기록/정보 미비 사항을 검토한 후 완전한 기록이 되도록 해야 한다.

이러한 충실도 분석은 최대한 환자의 재원 기간 중이나 퇴원 후 즉시 이루어지게 하여 의사가 환자에 대한 진료 내용을 모두 생생하게 기억할 때 의무기록을 완성할 수 있도록 한다. 환자 데이터의 질 검증을 주기적으로 수행하여 이때 확인된 오류는 재발하지 않도록 입력 단계에서부터 관리해야 한다.

표 8-6 데이터의 질 수준 향상을 위한 활동

- 의무기록/정보의 충실도 분석을 통하여 신속하고 정확한 작성을 유도한다.
- 의무기록/정보뿐만 아니라 각종 검사 결과, 특수 치료 등 관련 데이터가 누락 없이 신속히 수집될 수 있는 체계를 유지한다.
- 질병 및 의료행위분류, 진료통계 분석 및 활용 등 데이터의 처리과정에서 정확성을 유지한다.
- 정보시스템 내에서 입력의 정확성이 유지되는 방안을 마련한다.
- 데이터의 처리과정과 정보의 질을 정기적이고 체계적으로 평가하는 시스템을 구축한다.
- 데이터의 질을 정확하게 관리할 수 있도록 지속적인 교육을 시행한다.

2) 퇴원분석 데이터의 질 검증

퇴원분석 데이터의 질 관리를 위해서는 질 관리 알고리즘을 구현하고 적용하여 오류 여부를 확인해야 한다(표 8-7).

표 8-7 데이터의 질 검증을 위한 활동

- 퇴원분석 대상자의 누락이 없는지를 확인한다. 데이터베이스에 입력되지 않았거나 입력이 완료되지 않은 건이 없는지 확인한다.
- 필수 데이터 항목의 입력 누락을 확인한다. 환자등록번호, 환자명, 성별, 주진단코드 등과 같은 항목의 누락 여부를 확인한다.
- 입원일과 퇴원일, 재원일수 등 연계 생성된 데이터 항목의 누락이 없는지 확인한다.
- 발생 시점에 차이가 있는 데이터 항목의 날짜 간 유효하지 않은 값이 발생하지 않았는지 확인한다.
- 입력한 날짜 항목의 유효값이 정확한지 확인한다. 예를 들어 생년월일/입원일, 입원일/퇴원일, 입원일/수술일 등의 선후 날짜체계가 정확한지 확인한다.
- 성별에 따라 발생하는 진단코드가 아닌 경우는 없는지 확인한다. 예를 들어 남성의 자궁경부암, 여성의 양성 전립선비대증 등이 있을 수 있다.
- 종양 구분, 감염병 구분, 신생아 구분 등의 구비 항목이 있는 경우 진단코드 범주의 매칭을 통해 정확성 및 누락 여부를 확인한다.
- 입력된 진단코드 또는 행위코드를 완전 질병 및 행위코드 마스터파일과 매칭하여 불일치되는 질병 및 행위코드를 재확인한다.
- 동반 질환, 병원 내 발생한 합병증, 선천성 기형, 손상, 외인 등 코드에 대하여 입원 시 상병(POA) 코드 부여의 정확성을 확인한다.

표 8-7 데이터의 질 검증을 위한 활동(계속)

- 주진단코드가 진료과에서 부여 가능한 진단코드 범주에 해당하는지를 확인한다. 또한, 건강보험심사평가원에서 제시한 기준에 따라 주진단으로 부여할 수 없는 코드가 주진단코드로 부여되지는 않았는지를 확인한다.
- 건강보험심사평가원에서 제시한 기준에 따라 동일 범주 내의 두 가지 진단코드가 같은 진료기간에 부여되지 않았는지를 확인한다. 예를 들어 E14.9(상세불명의 당뇨병)와 E14.3(눈 합병증을 동반한 상세불명 당뇨병)은 같은 진료기간에 동시에 부여할 수 없다.

3) 의무기록/정보의 충실성 평가

대한병원협회(KHA) 수련환경평가본부의 지침 및 기준에 따라 의무기록/정보 충실성 평가를 시행한다(표 8-8). 해당 연도의 평가는 전년도 1년간의 퇴원환자 명단 및 수술 대장을 제시하고, 퇴원환자 명단 및 수술 대장 중에서 재원기간이 10~20일(양입법)인 내과계, 외과계(수술환자) 환자 5명의 의무기록을 임의 선정하여 평가한다.

표 8-8 데이터의 충실성을 위한 활동

① 주진단 기재

- 보건의료정보부서장과 면담을 통하여 의무기록의 진단명 기재란에 주진단명을 표기하는지와 표기 방법을 확인한다.
- 의사가 표기한 주진단명과 분류기호의 일치 여부를 확인한다.
- 일치하지 않는 경우, 다음 정의에 따라 해당하는 불일치 유형을 확인한다.
  - A : 주진단 누락(담당의사의 주진단명과 일치하는 주진단 분류기호를 찾을 수 없을 때)
  - B : 순서 불일치(담당의사의 주진단명과 일치하는 코드가 의무기록에는 존재하나 주진단으로 표기가 안 되었을 때)
- 주진단코드의 부여 원칙은 한국표준질병 · 사인분류에 따른다.
  - 의사의 주진단명 표기방침이 없는 경우에는 조사자인 의사가 의무기록에 기재된 의사의 진단명 중 의무기록 내용을 검토하여 적절한 주진단명을 선정하고, 선정된 주진단명과 병원에서 작성한 주진단 분류기호를 각각 조사표에 기재하여 일치 여부를 확인한다.
  - 일치 정도 기재 및 불일치 유형코드는 ③의 경우와 동일하다.

② 퇴원요약 정보

- 조사 대상 의무기록은 주진단명의 적절성을 평가한 동일한 의무기록으로 한다.
- 환자 정보는 환자명, 병원등록번호, 성별, 연령, 입원일, 퇴원일의 6개 정보를 의미하며, 의무기록의 퇴원요약 정보에 기재되어 있는 환자 정보 건수를 기재한다.

표 8-8 데이터의 충실성을 위한 활동(계속)

- 환자 정보, 주호소 증상, 진단명, 수술 또는 처치명, 합병증, 검사 결과, 퇴원약, 추후계획, 의사 서명의 기재 여부를 확인하고, 기재가 불필요하여 해당 없는 항목은 기재된 것으로 간주한다.

③ 수술 정보

- 조사 대상 의무기록은 주진단명의 적절성을 평가한 동일한 의무기록으로 한다.
- 환자 정보, 수술일, 수술의, 수술 전 진단명, 수술 후 진단명, 수술명, 수술소견, 수술절차, 집도의 서명의 기재 여부를 확인하고, 기재가 불필요하여 해당 없는 항목은 기재된 것으로 간주한다.

④ 경과 정보

- 경과기록은 1일 1회 기재하는 것을 원칙으로 한다.
- 입원기록, 수술기록(국소마취 하 시행), 의사가 시행한 검사 및 처치기록과 수술 또는 검사 및 처치 전후 기록, 전과기록, 퇴원 또는 사망기록의 기재 여부를 확인하고, 기재가 불필요하여 해당 없는 항목은 기재된 것으로 간주한다.
- 재원일수는 양입법으로 계산하여 기재하고, 경과기록 기재 횟수는 경과기록을 작성한 횟수로 한다.
- 일 경과기록을 여러 번 작성한 때에도 기재횟수는 1회로 한다.
- 경과기록이 없는 경우는 경과기록 횟수에 '0'으로 기재한다.

4) AHIMA의 데이터 질 향상 활동

미국보건의료정보관리자협회(AHIMA)에서는 데이터의 질 향상 활동으로서 데이터의 오류 예방과 확인, 질 향상 활동을 제시하였다(표 8-9).

표 8-9 AHIMA가 권고하는 데이터 질 향상 활동

① 데이터의 오류 예방 활동

- 필요 최소한의 데이터 항목세트를 미리 정의하고 갖춘다
- 데이터 사전(data dictionary)에 데이터 및 데이터의 특성을 정의한다
- 데이터를 수집하는 프로토콜을 개발한다.
- 사용자에게 친숙한 데이터 입력 포맷 또는 인터페이스를 개발하여 사용한다.
- 데이터의 질 확인을 위한 점검표를 작성한다.
- 질 향상 계획을 수립한다.
- 데이터에 대한 사용자 교육을 시행한다.

② 데이터의 오류 확인 활동

- 자동화된 데이터의 질 확인 활동을 수행한다.

표 8-9 AHIMA가 권고하는 데이터 질 향상 활동(계속)

- 데이터에 대한 질 감사(audit)를 수행한다.
- 데이터 수집 프로토콜 및 절차를 검토하여 개선한다.
- 필요한 경우 사용자 내부 및 사용자 간에 교차 점검을 시행한다.
- 완성된 데이터 입력양식에 대해 저장 전 시각적인 검사를 시행한다.
- 데이터 입력 완료 여부를 정기적으로 확인한다.

③ 데이터의 질 향상 활동

- 사용자에게 데이터 질 보고서를 제공한다.
- 확인된 부정확한 데이터를 수정하고 완성한다.
- 데이터의 오류에 대하여 사용자의 수정을 통제한다.
- 데이터의 질 결과와 권고 사항을 교류한다.
- 확인된 데이터 오류 원인을 해결한다.
- 개선이 필요한 시스템의 변경을 시행한다.
- 사용자와 원활한 의사소통을 한다.

5. 데이터 질 관리의 중요성 및 사례

1) 데이터 질 관리의 중요성

보건의료정보를 작성하고 제시하는 어떤 단계에서든 착오가 발생할 수 있으므로 양질의 정보 생성을 위해서 관련자 모두가 세심한 주의를 기울여야 한다. 특히, 정보시스템을 통해 환자의 진료 데이터로서 생성 및 관리되는 것 중 어떤 데이터에 오류가 있고 그 원인이 무엇인지를 파악하는 것이 데이터의 질 관리활동에서 가장 기초적인 업무이다. 또한, 자료의 질적 기준을 설정하여 모든 과정에서 그 기준 이상이 되도록 함으로써 정보의 신뢰도와 타당도를 높여야 한다.

의무기록을 통하여 수집 및 작성되는 정보의 질적 수준을 향상시키려면 다음 사항에 유의해야 한다.

- 의무기록의 충실도 분석을 통하여 양질의 신속 정확한 의무기록 작성을 유도한다.
- 의무기록 자체는 물론 각종 검사 결과, 특수치료기록 등 관련 자료들이 빠짐이 없이 신속히 수집될 수 있는 체계를 유지한다.

- 질병, 수술분류, 통계분석 등의 데이터 처리과정에서 정확성을 유지하도록 한다.
- 전산체제에서는 입력의 정확성이 유지되는 방안을 마련한다.
- 정기적으로 데이터 처리과정 및 정보의 질을 체계적으로 평가하는 체제를 구축한다.
- 정확성에 대해 지속적 교육을 시행한다.

2) 데이터 질 관리의 사례

보건의료 데이터의 질 관리 관련 연구에는 크게 전향적 코호트, 후향적 코호트, 횡단적 조사연구, 중재연구가 있으며, 데이터의 질은 정확성(accuracy, correctness), 완전성(completeness), 적절성(appropriateness), 일관성(consistency) 등의 용어로 평가된다.

전자의무기록의 데이터 질은 이전 항목에서 설명한 퇴원분석 데이터 등을 통해 관리된다. 가장 기본적인 질 관리는 방법은 해당 데이터가 전자의무기록시스템(EMR)에 입력되었는가 하는 완전성을 평가하는 것이다. 이와 관련하여 입원 시점에 작성된 기록의 기재율과 의료진 간의 내용 일치도를 측정하여 수기기록과 전자기록을 비교한 연구가 있다. 이는 연구자가 정확성의 특정 기준을 선정하고, 그 기준과 비교하여 일치하는 데이터 비율을 평가하는 것이다. 또한, 의료진이 입력한 중환자실 인공호흡기 입력값을 장비 인터페이스로부터 자동으로 입력되는 값과 비교하여 일치율을 비교한 사례도 있다.

이처럼 환자의 진료기록 자체에 문제가 없는지 확인함으로써 데이터의 질 관리를 하기도 하고, 환자의 진료기록 기반의 이차적인 수집을 통하여 연구, 보건정책 수립, 의료마케팅, 교육 등에 활용하기도 한다.

(1) 퇴원손상심층조사

효율적이고 과학적인 근거에 기반을 둔 만성질환 및 손상 예방정책을 수립하고 평가하려면 지속적이고 체계적인 감시체계를 구축하여 안정적인 보건통계를 생산할 필요가 있다. 의료기관의 의무기록 데이터는 보건통계 산출 시 비용 효과성과 효율성이 뛰어난 자료원으로, 미국, 호주, 캐나다 등의 선진국도 이를 활용한 조사체계를 운영 중이다. 우리나라에서도 2005년부터 의료기관 퇴원환자에 대한 국가 단위의 보건통계 생산 및 손상 규모를 파악하기 위해 보건의료통계 생산에 의무기록 데이터를 이용한 퇴원손상환자조사체계를 도입하였다(그림 8-4).

퇴원손상심층조사는 자료수집 후 다각적인 데이터의 질 관리과정을 거쳐 질 높은 데이터베이스를 구축하는 것으로, 타 조사사업의 좋은 모델이 되고 있다. 퇴원손상심층조사는 주요 만성질환 및 손상에 대해 지속적이고 체계적인 국가 단위의 보건의료통계를 생산하여 국민건강 증진 및 보건의료정책에 필요한 기초자료로 활용하기 위해 시행된다. 구체적인 목표는 ① 의료기관 퇴원환자에 대한 국가 단위의 보건통계를 지속해서 생산하고 주요 만성질환 및 손상 퇴원환자의 추이를 파악하고, ② 보건 관련 정책의 개발 및 평가에 필요한 기초자료를 생산하고 국가 간 비교를 위한 보건지표를 생산하는 것이다.

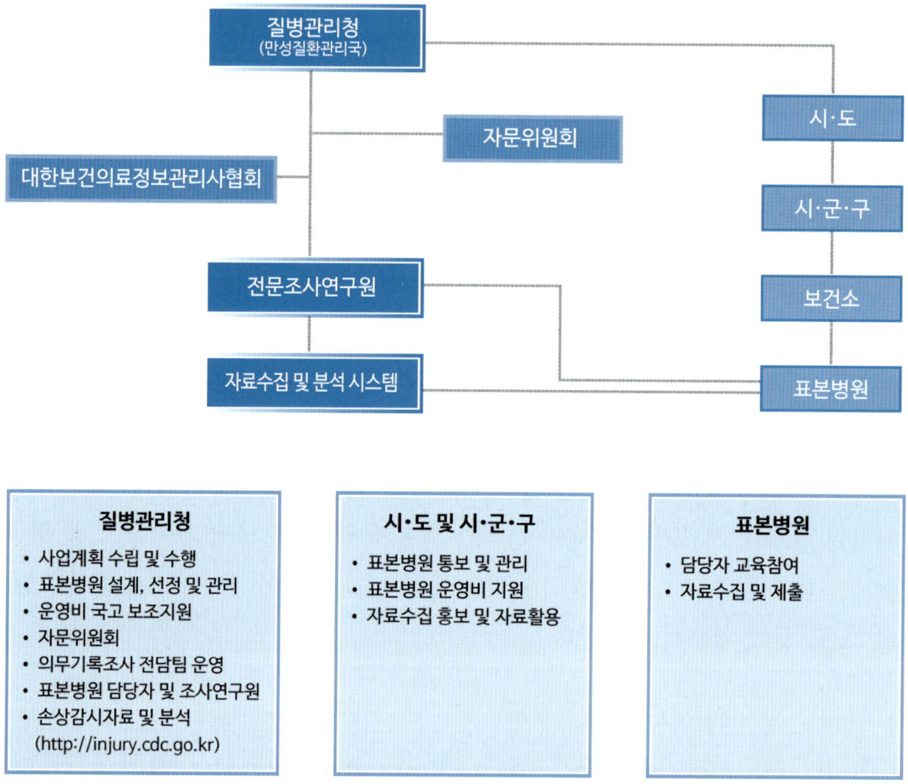

그림 8-4 퇴원손상심층조사체계

(2) 암등록통계사업

암등록통계사업은 우리나라 암 발생률의 산출과 감시를 목적으로 환자의 정보를 지속적이고 체계적으로 수집 및 관리하는 사업이다. 암은 우리나라 사망원인 부동의 1위이며, 고령화에 따라 암으로 인한 사망자는 지속해서 증가하고 있어 암으로 인한 부담은 계속 증가할 것으로 예상한다. 따라서 국가암관리사업을 수행하는 데 있어 암등록통계사업은 필수이다.

암등록통계사업은 우리나라의 암등록통계를 산출하고, 이를 통하여 암관리정책의 우선순위를 확인하기 위해 시행된다. 또 암등록통계 데이터를 이용함으로써 향후 암을 치료하는 데 필요한 의료진, 병원, 비용 등을 예측하고, 암 발생추세와 집단발병을 확인하여 암의 발생 원인을 규명하는 계기를 제공하며, 지역별 암통계 데이터를 이용하여 특정 지역의 암에 대한 부담을 파악한다. 새로운 암 예방, 암 진단, 암치료프로그램의 효과 등을 확인할 수 있으며, 암 교육 · 홍보자료로 활용한다(그림 8–5).

이러한 암등록통계 데이터는 중앙암등록본부에서 제공하는 데이터 질 관리프로그램(CHECK)을 통해 일차적 데이터의 질 관리가 수행된다.

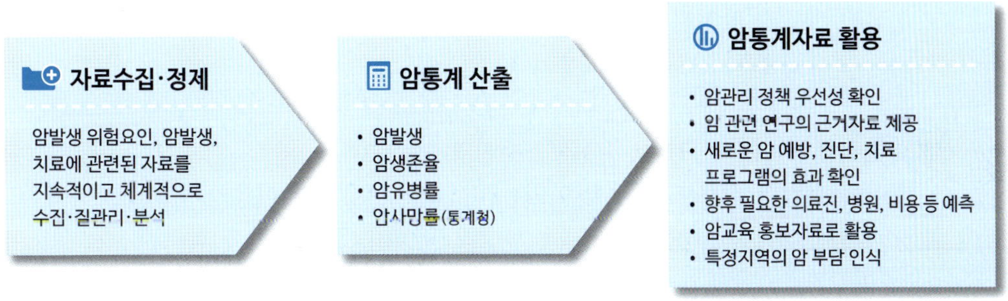

그림 8–5 암등록통계사업의 절차

6. 효율적 이용을 위한 데이터의 조건

수집된 데이터를 정보화하여 여러 용도에 효율적으로 이용하려면 데이터는 적절성, 체계성, 시한성, 정확성, 안전성, 효율성을 갖추어야 한다.

① 적절성

해당 기관의 여러 용도와 목표에 부합하는 데이터의 수집과 정보가 작성되어야 한다.

② 체계성

데이터를 수집하고 관리함에 있어 정해진 흐름이나 순서에 따라 수행되고 정보화되어야 한다. 과거의 정보와 비교하거나 특히 다른 의료기관 간 비교를 위해서는 정보의 구조와 내용이 표준화되어 있어야 한다.

③ 시한성

어떤 정보가 필요한가를 파악하는 것만큼 언제 필요한가를 파악하여 제시간 안에 정보를 제공하는 것도 중요하다. 아무리 좋은 내용의 정보라도 필요로 하는 시점을 넘긴 후에는 그 가치가 희석되기 때문이다.

④ 정확성

의사결정의 중요한 기준으로 이용되는 정보는 정확하고 신뢰성이 확보되어야 한다. 정확한 데이터의 수집과 체계화된 처리방법은 정확한 정보 생성의 필수조건이다.

⑤ 안전성

수집된 자료가 안전하게 보관되고 자료에 접근 가능한 사람만 이용할 수 있도록 시스템적 보안체계를 구축해야 한다.

⑥ 효율성

데이터 수집과 정보 작성에 투입되는 비용과 그 정보의 이용가치를 비교하여 비용 효과성이 있어야 한다.

7. 정보기술 기반의 경영지원기법

과거에는 거의 모든 조직에서 정보처리의 목적은 컴퓨터를 이용한 대량의 데이터를 정형화된 체계로 신속히 처리하여 생산성을 향상시키는 것이었다. 하지만 컴퓨터와 정보통신망을 통해 다량의 정보를 접하고 이 정보를 이용한 가치 생산이 사회를 움직이는 원동력이 되는 정보화 사회에서는 다양한 측면에서 조직의 경영관리에 정보시스템이 필수 요인이 되고 있다. 의료 환경 및 제도의 변화로 재정적으로 어려움을 겪고 있는 병원들도 IT 기술을 기반으로 한 관리기법의 도입과 적용 사례가 증가하고 있다.

최근 의료기관에서도 지식 사회를 가능하게 하는 솔루션으로 비즈니스 인텔리전스(business intelligence, BI) 기법이 적용되고 있다. BI는 데이터 웨어하우스를 기반으로 데이터 마트, 전략적 관리기법, 시뮬레이션 등을 모두 이용하는 강력한 분석 도구로, 기업의 전략 수립에 필요한 데이터를 수집하고 이를 활용하여 적절한 의사결정을 내리는 데 도움을 준다.

이러한 기법들을 활용함으로써 진료 정보 데이터를 분석하여 필요한 많은 정보를 생성할 수 있다. 이렇게 생성된 정보와 지식은 보고서, 표, 그래프 등의 다양한 형태로 여러 매체를 통해 제시할 수 있다. 이렇게 제시된 정보는 필요한 시점과 용도에 맞게 정확하게 사용할 수 있어야 하고, 이 정보를 통해 사용자들도 원하는 지식을 얻을 수 있어야 한다.

1) 고객관계관리(customer relationship management, CRM)

고객관계관리는 고객들에게 집중함으로써 매출과 수익을 높이기 위한 포괄적인 비즈니스 모델이다. 구체적으로 고객을 유치하고 유지하며, 고객의 수익성을 증대하기 위한 지속적인 커뮤니케이션을 최적화하도록 설계된 모든 애플리케이션 또는 이니셔티브(계획)를 말한다. 고객에 대한 정확한 이해를 바탕으로 고객이 원하는 제품과 서비스를 지속적으로 제공함으로써 고객 이탈을 방지하고 결과적으로 고객의 평생가치를 극대화하여 수익성을 높이는 통합된 관리과정이다. 즉, 고객의 요구에 초점을 맞추어 차별화된 마케팅을 하는 것이다.

진단과 치료 위주인 병원의 기존 역할만으로는 환자들이 만족하지 않는다. 환자들의 가족력이나 건강 행태를 기반으로 어떤 질병의 고위험군으로 분류된 환자들을 관리해주거나 환자 자신들이 관리할 수 있도록 지원하는 기능이 필요하다. 이때 데이터 마이닝과 같은 분석기법을 통해 환자들의 진료 정보 데이터베이스로부터 어떤 질병의 고위험군 환자인지를 확인할 수 있다. 또 환자들을 대상으로 교육프로그램을 시행하고자 할 때 해당 병원의 모든 환자나 불특정 다수 환자에게 홍보문을 보내기보다는 그 교육이 필요한 환자군을 선별하여 홍보문을 보내는 것이 경제적으로나 교육적 측면에서 효과적이고, 대상 환자군의 만족도 또한 높일 수 있다. 이처럼 고객의 필요성을 예측하여 질병의 조기발견을 유도하고 관리해주는 마케팅 전략이 고객관계관리 모형이다.

2) 전사적 자원관리(enterprise resource planning, ERP)

기업 내의 생산, 물류, 재무, 회계, 영업, 판매 등 본질적인 기업활동뿐만 아니라 구매, 인사, 회계, 원가 등의 지원활동을 통합하여 기업이 보유한 유·무형의 경영자원을 전사적으로 관리할 수 있도록 기업 업무에 대한 각종 데이터를 통합하여 선진화된 업무 프로세스를 수행하도록 지원하는 기업 통합정보시스템이다.

기존의 해당 분야별 정보시스템 운영으로 인한 불편과 낭비를 없애고 어느 한 부문에서 데이터를 입력하면 그 조직의 전 부문이 필요에 따라 정보로서 활용할 수 있게 함으로써 불필요한 업무를 없애고, 중복을 최소화하며, 업무를 일원화하여 사무의 생산성을 개선한다.

3) 임상의사결정지원시스템(clinical decision support system, CDSS)

경영진 등의 의사결정권자가 데이터 모델을 활용할 수 있도록 지원하는 시스템으로, 일반 경영정보시스템에서 생성된 정보만으로는 미래 예측과 경영정책 수립이 어려운 경우 더 과학적인 접근법인 의사결정지원시스템(DSS)을 활용할 수 있다. DSS에서는 의사결정에 필요한 데이터베이스와 다양한 모델의 개발이 필요하며, 어느 한 개인의 의사만으로 중요한 결정을 내리지 않고 DSS에 의한 조직 전체의 과학적인 의사결정이 가능하다.

병원이 고가의 검사장비 도입 여부를 결정하려면 그 장비의 이용도를 예측하고 수익성을 평가해야 한다. 과거 일정 기간의 진료 정보 데이터베이스를 이용하여 해당 검사의 수요를 예측하고 경제성을 평가하여 결정해야 한다. DSS는 경영뿐만 아니라 의사들이 환자를 진료할 때에도 적용할 수 있으며 이미 DSS에 의한 질병의 치료 모형이 개발되었다. 특히, 임상의사결정지원시스템(CDSS)은 의료진이 환자의 진료에서 의사결정을 내릴 때 그 의사결정에 영향을 주도록 설계된 시스템이다. 임상의사결정지원시스템의 활용 영역은 표 8-10과 같다.

최근 우리나라 의료기관에서 가장 널리 사용하고 그 효용성이 높은 CDSS는 의약품 안전사용서비스(drug utilization review, DUR)이다. DUR은 건강보험심사평가원이 운영하는 시스템으로, 의사가 처방단계에서 환자의 약처방 정보를 건강보험심사평가원으로 전송하면 환자의 과거 투약이력 조회 및 안전정보 기준을 확인하여 현재 처방에 관련된 문제(병용 금기, 연령 금지, 소아 금기, 임신부 금기, 저함량 배수처방 등)를 즉시 해당 의사에게 제공해준다.

표 8-10 임상의사결정지원시스템의 활용 영역

영역	정의
경고	의료진에게 즉각적으로 환자에 관한 문제를 알려주는 기능
해석	특정 데이터를 해석하는 기능
보조	의료진과 컴퓨터의 상호작용을 빠르게 하거나 단순화하는 데 활용되는 기능
진단	기존 데이터를 활용해서 진단을 제안하는 기능
관리	기존 데이터나 진단으로부터 컴퓨터가 처치나 치료계획을 생성하고, 의료진은 컴퓨터가 제시한 결과에 대해 평가하는 기능

4) 지식관리시스템(knowledge management system, KMS)

각 환자들의 진료 데이터가 데이터베이스에 축적되면 일정 기간의 평균 재원일수를 구할 수 있다. 데이터 마이닝 등의 분석기법을 활용하면 재원일수에 영향을 미치는 요인을 확인할 수 있다. 이 요인 제거에 도움이 되는 방안을 제시하면 이 방안이 바로 지식이 된다. 이 지식을 효율적으로 관리하고 전략적으로 활용함으로써 기업의 경쟁력을 확보하는 것을 지식경영이라고 한다. 이처럼 정보기술의 지원으로 조직 내 지식자원의 가치를 극대화하기 위해 지식을 관리하고 공유하며 필요할 때 추출하는 통합적 관리시스템을 지식관리시스템(KMS)이라고 한다.

KMS은 조직 내의 지식을 관리하는 분산 하이퍼미디어(hypermedia) 시스템이며, 컴퓨터에 저장된 데이터뿐만 아니라 문서, 그래픽, 동영상, 모델, 노하우 등 다양한 형태로 조직 내에 분산되어 있는 지식을 효과적으로 저장, 관리, 활용하여 관리자의 의사결정을 지원한다. KMS는 조직의 정보기술 인프라를 기본 전제로 전자문서 관리시스템, 인트라넷, 데이터베이스 관리시스템, 검색엔진, 개인정보관리 등 기존 정보시스템과 연계하여 구축된다. 따라서 조직 내 인적 자원이 소유하는 비정형 데이터인 지식 자산을 기업 안으로 축적하여 활용할 수 있다.

관리기법은 축적된 데이터를 분석하여 관리활동의 목표에 부합되는 정보를 생성하고 이를 기반으로 적용할 수 있으며, 이러한 새로운 기법의 개발로 인하여 정보의 중요성은 더욱 높아지고 있다. 병원 정보는 해당 병원 내에서 중요한 자료로 사용되고 나아가 모든 병원의 정보들이 모여 국가보건통계가 작성되며 국가보건정책의 수립과 시행에 있어 귀중한 참고자료로 사용된다.

8. 정보기술 기반 경영지원을 위한 보건의료정보관리사의 역할

한 병원 내의 여러 부서에서 발생하는 환자 진료에 관한 자료들은 의무기록으로 모두 수집된다. 따라서 병원 정보의 전산화로 컴퓨터에 보관된 진료 정보를 체계적으로 관리하는 보건의료정보관리사의 중요성과 그 역할이 더욱 부각되고 있다.

보건의료정보관리사는 데이터베이스(DB), DB 관리시스템, 질병 및 의료행위분류, 병원 내 진료 및 재무, 행정 정보의 흐름, 진료 정보와 재무 정보의 연관성, 의료법 및 환자의 비밀보호 방안에 관한 지식을 가지고 양질의 진료 정보를 활용할 수 있도록 자료 수집, 분석, 활용하는 임무를 수행한다.

보건의료정보관리부서장은 병원 전체의 전산개발팀의 한 구성원으로서 병원 내의 정보 흐름을 충분히 파악하고 그 병원정보시스템(hospital information system) 중 어느 부분을 전산화할 필요가 있는지를 판단해야 한다. 특히, 의무기록 관련 업무는 세부 사항까지도 파악하여 정보의 처리방법, 정보의 흐름, 정보량, 보관 연한, 입출력 형태, 추가자료 발생 여부, 발생빈도 등을 확인하고 전산화 도입의 단계별 과정을 정확히 밟아야 한다. 이러한 과정에서 관련 부서와의 긴밀한 의사교환과 전산 담당 직원과의 충분하고 자세한 토의가 요구된다.

보건의료정보관리사는 데이터의 질 관리 개념을 설정하고 모든 과정에서 그 기준을 유지하도록 노력함으로써 데이터와 정보의 질적 수준을 보장해야 한다. 의무기록/정보를 통해 수집 및 작성되는 데이터의 질적 수준을 향상하기 위하여 표 8-11을 준수해야 한다.

표 8-11 데이터의 질적 수준 향상을 위한 준수사항

- 데이터 및 정보 거버넌스 개념을 도입하여 데이터의 질이 유지되도록 관리한다.
- 새롭게 제안되는 데이터 관리방법, 예를 들어 임상데이터 웨어하우스, 임상연구를 위한 공통 데이터모델 활용, 진료정보 교류서비스에 필요한 데이터 항목, 전자의무기록시스템 인증에 포함되는 기능성, 상호운용성 및 보안성 관련 데이터 항목 등에 대한 적극적인 관심과 교육을 통해 의료기관의 데이터 거버넌스 체계가 잘 유지되도록 한다.
- 의무기록/정보의 질 향상(clinical document improvement, CDI)을 통하여 양질의 의무기록/정보 작성을 유도한다.
- 의무기록 내 환자의 진료 데이터와 검사 결과 등 임상 관련 데이터가 일관되고 정확하게 유지될 수 있는 데이터 사전을 도입하여 데이터 항목의 동일성을 유지하고, 새로운 의무기록 서식 등을 통해 데이터 항목이 추가될 경우 데이터 사전과 연계하여 데이터 최신성이 유지되도록 한다.
- 질병 및 의료행위분류, 진료통계분석 및 활용 등의 데이터 처리과정에서 정확성을 유지하도록 한다.
- 수기 및 전자의무기록에서 확인된 데이터의 오류에 대해서는 오류를 확인해내는 알고리즘을 개발하고 이를 보건의료정보시스템 내에 탑재해야 같은 오류의 재발을 방지하며 데이터의 질을 확보할 수 있다.
- 정기적으로 병원정보시스템 내 마스터 데이터 파일 및 새롭게 탑재된 애플리케이션 등의 데이터 흐름을 점검하여 데이터의 최신성과 정확성 등을 확인하고, 최신 데이터가 저장되어 활용될 수 있도록 한다.
- 데이터 처리과정 및 정보의 질을 체계적으로 평가하는 시스템을 구축한다.
- 진료 정보 데이터의 질 관리에 대해 지속적으로 사용자 교육을 받음으로써 최신의 데이터 관리지식과 기술을 보유하도록 한다.

참고문헌

1. 김미징, 최준영, 김선희, 〈보건의료정보학입문〉, 수문사, 2015
2. 대한보건의료정보관리사협회, 〈보건의료정보관리학〉, 대한보건의료정보관리사 협회 출판부, 2019
3. 박종신 외, 〈의료정보학개론〉, 보문각, 2017
4. 홍준현, 부유경, 〈보건의료정보관리학〉, 고문사, 2020
5. 강희정, 최영진, 이상원 외 다수. 보건의료 빅데이터 활용을 위한 기본계획 수립 연구. 보건복지부, 한국보건사회연구원. 2015, p.369.
6. 백윤철. 헌법상 환자의 의료정보에 관한 권리에 관한 연구, 헌법학 연구 제11권 제3호, 2005
7. https://opendata.hira.or.kr
8. https://www.2e.co.kr
9. Bloomrosen M, Detmer D. Advancing the framework: use of health data-a report of a working conference of the American medical informatics association. J AmMed Inform Assoc 2008, 5(6): p.715-722.
10. Shin AM, Park HJ, Jung SJ, Noh MJ, Kim YN. The paper-based medical record compared to the electronic medical record: documentation and agreement of information. J Korean Soc Med Inform 2009, 15(2): p.201-208.
11. Strong, D. M., & Volkoff, O. Data Quality Issues in Integrated Enterprise Systems. In IQ. 2005, p.2.
12. Thiru K. Systematic review of scope and quality of electronic patient record data in primary care. BMJ, 2003, 326(7398): p.1070.
13. Vawdrey DK, Gardner RM, Evans RS, Orme JF Jr, Clemmer TP, Greenway L, et al. Assessing data quality in manual entry of ventilator settings. J Am MedInform Assoc 2007, 14(3): p.295-303.

학습문제

1. 보건의료 데이터의 속성과 기준을 설명하시오.

2. 정보화와 보건의료정보화의 차이를 설명하시오.

3. 데이터 거버넌스와 정보 거버넌스를 설명하시오.

4. 보건의료정보의 특성을 설명하시오.

5. 보건의료정보를 표현형, 매체형, 의미론적으로 분류하시오.

6. 퇴원분석 데이터의 질 검증을 설명하시오.

7. 의무기록/정보 충실성 평가의 활동 종류와 내용을 설명하시오.

8. 정보기술 기반 경영지원기법을 설명하시오.

9. 정보기술 기반 경영지원을 위한 보건의료정보관리사의 역할을 설명하시오.

제9장

병원통계

학습목표

- 병원통계의 정의 및 작성 목적을 설명할 수 있다.
- 병원통계의 산출과정을 설명할 수 있다.
- 병원통계에서 자주 사용되는 용어의 정의를 설명할 수 있다.
- 퇴원환자 통계 지표를 설명할 수 있다.
- 재원환자 통계 지표를 설명할 수 있다.
- 외래환자 통계 지표를 설명할 수 있다.

제9장
병원통계

1. 병원통계의 정의

통계(statics)는 객관적인 결론을 도출하기 위해 관심 있는 분야나 연구 분야에 관한 자료를 수집하여 수량화한 후 그 결과를 정리하고 이를 이용하는 것을 말한다. 즉, 객관적 자료에 근거를 둔 추론을 다룸으로써 인문사회 분야, 자연과학 분야, 보건학 분야 등 다양한 분야에서 현재 광범위하게 활용되고 있다.

병원통계(hospital statics)는 의료기관에서 제공하는 모든 의료서비스의 산출물을 숫자로 표현하고 이를 분석 및 정리함으로써 현재 상태를 파악하는 목적을 가진다. 객관적 수치화를 통해 의료기관의 현재 운영 상태를 점검하고 나아가 과거의 상황과 비교하여 미래의 더 나은 병원 경영 정책을 수립하는 데 기초자료를 제공한다.

병원에서 작성하는 통계는 크게 행정통계와 진료통계로 분류할 수 있다. 행정통계는 경영, 인사, 재무, 원무, 회계, 인적 자원, 시설 등 병원의 전반적인 운영에 관한 통계치를 수집한다. 진료통계는 환자에게 제공된 의료서비스와 관련이 있으며, 외래통계, 입원통계, 진료결과 관련 통계 등으로 분류되고 표준화된 공식을 통해 통계치를 산출한다. 진료통계의 기초 자료는 의무기록에서 시작되므로 보건의료정보관리부서에서 대부분의 진료통계가 수집 및 분석되어 이용된다. 통계의 결과 값을 토대로 현재 환자 치료에 대한 결과를 판단하고 진료 정책에 관한 중요한 의사결정을 내리게 된다.

보건의료정보관리부서의 병원통계 산출 담당자는 객관적 자료에 근거하여 통계를 정확하게 산출하고 해당 자료가 여러 분야에서 즉각적으로 활용되고 있는지 인지하여 업무의 중요도를 파악하고 있어야 한다. 또한, 통계학적 기본지식과 사용 용어의 표준화된 정의 등을 미리 숙지하여 통계 자료가 적정하게 이용될 수 있도록 힘써야 한다. 보건의료정보관리부서장은 적어도 1년에 1회 이상은 필요한 통계 자료를 잘 수집하고 있는지, 현행

통계 수집방법이 효율적으로 운영되고 있는지 등을 확인하여 적시에 통계 자료를 제공할 수 있도록 통계 체계를 확립하고 개발해야 한다.

2. 병원통계의 작성 목적

병원통계를 작성하는 목적은 다음과 같다.

① 병원의 운영실적 파악

병원통계는 병원 운영과 효과적인 관리를 위해 중요한 관리도구이다. 과거와 현재의 병원 운영 성과를 비교함으로써 병원의 장기계획을 수립할 때 기초 자료로서 활용할 수 있다. 과별 환자수, 일평균 재원환자수, 평균 재원일수, 병상회전율 등의 진료통계나 환자의 거주지역별 통계, 시설이용통계 모두 효율적인 병원운영에 참고해야 할 중요한 통계이다.

② 의학연구를 위한 자료 제공

의무기록을 기반으로 하는 수술통계, 질환별 통계, 각종 사망률 등의 통계는 의학연구에 중요한 자료로 활용된다. 이렇게 활용된 병원통계는 임상 자료와 함께 재가공되어 환자 진료에 그 연구 결과가 적용됨으로써 의학연구에 유익한 결과를 이끌어내는 역할을 한다.

③ 외부기관에 보고해야 하는 통계 제공

보건복지부, 대한병원협회 및 기타 공공기관에서 필요로 하는 항목(수련병원실태조사, 의료기관 인증평가 등)을 파악하고 부서별 협조체계를 구축하여 각 용도에 맞는 통계 자료가 생성될 수 있도록 해야 한다.

④ 의료서비스 질 평가 활동의 참고자료 제공

환자에게 제공된 의료서비스가 적정 수준의 질을 유지하는지를 평가하는 것은 의료서비스의 질을 관리하는 데 있어 매우 중요한 활동이다. 따라서 적정진료보장, 의료이용도 조사 등에 필요한 병원통계를 정확하게 산출하고 진료 평가 활동에 참고자료로 활용될 수 있도록 해야 한다.

3. 병원통계의 산출과정

1) 자료의 수집

통계를 작성하는 데 있어 자료 수집은 가장 우선시되어야 하는 기초적이고도 중요한 작업이다. 자료 수집은 자료를 이용할 사람과 필요로 하는 정보에 따라 달라져야 한다.

다음 사항들을 고려하여 필요한 자료는 무엇이고, 어떤 자료들을 수집해야 할 것인지 결정해야 한다.

① 병원경영자와 의료진들은 어떤 자료를 필요로 하는가?

기본적으로 산출해야 하는 통계 자료 외에도 병원의 효율적인 운영을 위해 필요한 자료에는 무엇이 있는지 항상 고려해야 한다. 또한, 의학연구에서 많이 요구되는 자료는 무엇이고, 앞으로의 연구 흐름을 보아 필요한 자료에는 무엇이 있는지 예측할 수 있어야 한다. 나아가 의료의 질 평가에 어떤 자료를 수집하고 참고하는지 파악해야 한다.

② 외부기관에 필수적으로 보고해야 하는 병원통계 자료의 종류에는 무엇이 있는가?

보건복지부, 대한병원협회, 질병관리청, 통계청, 국립암센터, 보건소 등에 어떤 통계를 산출하여 보고해야 하는지를 파악하고, 병원신임평가사업, 수련병원실태조사, 의료기관 인증평가, 퇴원손상심층조사 등에 보고해야 할 자료를 정기적으로 미리 검토하여 준비해야 한다.

③ 언급된 자료들을 작성하려면 어떤 부서에서 무슨 자료를 수집해야 하는가?

의무기록/정보를 기반으로 작성되는 진료통계는 보건의료정보관리부서에서 산출이 가능하지만, 그 밖의 행정통계는 타 부서와 연관 있는 경우가 많다. 따라서 보건의료정보관리부서장은 업무상 유기적인 협조가 가능하도록 타 부서와의 유연한 협조체계를 확보해 둘 필요성이 있다.

④ 자료수집체계는 어떻게 마련할 것인가?

병원통계를 적시에 정확하게 산출하는 일은 매우 중요하므로 자료수집체계를 공식적으로 구축하고 자료 수집이 원활하게 이루어지도록 타 부서와 긴밀하게 협조해야 한다.

2) 분석

통계의 작성 목적을 고려하여 어떤 자료를 수집할지 결정했다면 필요 항목들을 추려서 분석한다. 전산화 시스템이 도입된 의료기관은 분석 프로그램을 사용하여 통계분석을 진행하고, 그렇지 않은 의료기관은 통계용지의 서식을 고안하여 해당 용지에 직접 수기로 작성하여 분석한다.

3) 자료의 해석 및 결과 제시

병원통계는 초기에 자료수집체계, 분석 프로그램과 입력체계만 수립해 놓는다면 비교적 간단하게 산출할 수 있다. 그 후에 도출된 자료를 보고 자료가 지니는 뜻이 무엇인지를 해석하고 결론을 도출해 내는 과정이 상당히 중요하다. 정확한 의미와 결과 해석은 물론, 제시된 분석값을 어떤 형식으로 정리해야 자료를 효과적으로 나타낼 수 있을지를 판단하여 보고서, 표, 그래프의 서식 등을 미리 결정해야 한다. 병원통계 자료를 제시하는 서식은 간단하면서도 정확해야 하면, 통계 자료를 이용하는 대상을 충분히 고려하여 이해하기 쉽게 고안해야 한다.

4. 병원통계의 용어 정의

병원통계는 좁은 의미에서 보면 병원의 운영 현황을 진단하기 위해 작성되지만, 넓은 의미에서는 병원 간이나 지역 간의 비교, 나아가 국가 보건정책 수립에 참고자료로서 사용되기도 한다. 이때 가장 우선시되는 점은 통계 작성자나 이용자 모두가 통계에 사용된 용어의 정의를 정확하게 인지해야 한다는 것이다. 같은 용어를 보고도 그 정의를 서로 다르게 인식한다면 같은 통계 수치를 전혀 다르게 해석을 할 수도 있기 때문이다. 병원통계에는 다양한 용어들이 사용되지만, 여기서는 필요 항목을 우선적으로 설명하였다.

1) 병원 환자의 분류 용어

① 입원환자(inpatient)

의료기관에서 진단 및 치료를 받기 위하여 입원 수속을 마친 환자로, 입원 수속 후 당일 퇴원하는 당일 입 · 퇴원환자도 포함한다. 최소 하루 이상 병원 치료를 위해 병상을 차지하고 간호서비스를 제공받은 환자를 의미한다.

② 외래환자(outpatient)

입원 수속을 밟지 않고 의료기관에서 진단 및 치료를 받기 위한 환자로, 통원치료환자라고도 한다. 외래환자는 내원 동기에 따라 응급환자, 타 의료기관에서 의뢰한 환자, 일반적으로 해당 병원에서 진단 및 치료를 받기 위해 내원하는 일반환자로 구분된다. 외래환자를 언급할 때 신환, 구환, 초진, 재진 등의 단어를 혼용하여 사용하기도 하는데, 서로 의미가 다르므로 주의할 필요가 있다(표 9-1).

표 9-1 외래환자의 분류

분류	용어	정의
내원 경험	신환	특정 의료기관에 처음으로 내원하는 환자
	구환	해당 병원에 내원한 경험이 있는 환자가 재차 진료를 받기 위하여 해당 병원을 찾아온 환자
진찰료 적용	초진	특정 상병으로 특정 진료과에서 처음 진료를 받는 환자
	재진	특정 진료과에서 2회 이상 진료를 받은 환자 ※ 동일 환자가 특정 병원에 계속 내원하더라도 진료과가 바뀌면 초진이 적용

③ 신생아 입원환자

신생아 입원환자는 의료기관에서 출생과 동시에 질병이 있어 입원하는 신생아를 의미한다. 통계 산출 시 해당 병원의 신생아로 집계되려면 반드시 해당 병원의 분만실에서 출생한 신생아여야 한다. 병원으로 오는 도중 출산하여 병원에 도착하였거나 타 병원에서 이미 출산 후 입원한 신생아는 소아청소년과 환자로 분류되며, 산모의 재원기간이 길어져 함께 머무르는 정상 신생아는 신생아 입원환자에 포함되지 않는다.

다만, 앞에서 언급한 신생아들은 실제 해당 병원의 신생아실을 이용하고 있으므로 신생아실 운영 실태를 파악할 때는 포함된다. 의료기관에 따라 상이하지만 본원 출생 신생아, 타 병원 출생 신생아, 질병으로 입원한 신생아 등으로 구분하여 사용하기도 한다.

2) 임신, 분만 및 출산 전후기 용어

① 출생(live birth)

출산하는 행위 또는 과정, 임신기간에 관계없이 자궁 내 태아와 태반을 포함한 그 부속물이 만출력에 의해 산도를 통과하여 모체 밖으로 배출된 후 심박동, 탯줄의 맥박, 수의근의 명확한 움직임 등 생명의 징후를 나타내는 경우를 말한다.
출생 주수나 체중으로 출생을 설명하면 임신기간 22주 이후나 출생체중(birth weight)이 500g 이상인 출생아가 모체로부터 완전히 만출 또는 적출되는 것을 의미한다.

② 태아사망(fetal death) (표 9–2)

사산(stillbirth)이라고도 하며, 임신기간에 관계없이 자궁 내 태아와 태반을 포함한 그 부속물이 모체 밖으로 완전히 배출되기 전에 사망한 경우를 말한다. 즉, 심박동, 탯줄의 맥박, 수의근의 움직임 등 생명의 징후가 없거나 호흡을 하지 않는 상태이다.
태아사망에 대한 정의는 국가마다 다르지만 대게 임신기간 22주를 기준으로 이전의 태아사망은 유산으로 분류하고, 이후의 태아사망은 사산으로 분류한다.

표 9–2 임신기간과 체중에 따른 태아사망의 분류

용어	임신기간	체중	비고
조기 태아사망 (early fetal death)	22주 미만	500g 이하	유산
중기 태아사망 (intermediate fetal death)	22주 이상 28주 미만	501~1,000g	사산
후기 · 만기 태아사망 (late fetal death)	28주 이상	1,001g 이상	

③ 출산 시 체중(birth weight) (표 9–3)

태아 또는 신생아가 출생 후 갖는 최초의 체중으로, 출생체중이라고도 한다. 보통은 체중 손실을 우려하여 생후 1시간 이내에 측정한다. 출산 시 정상 체중은 2,500g 이상 4,500g 미만이고, 임신기간과 관계없이 2,500g 미만의 신생아를 저체중아, 4,500g 이상인 신생아를 과체중아로 분류한다. 만약 신생아 분류 시 체중이 명기되어 있지 않은 경우 임신기간에서 유추하여 분류하되 임신 37주 이전에 태어난 신생아를 미숙아와 동일하게 간주할 수 있다.

표 9-3 출산 시 체중에 따른 신생아 분류

용어	출산 시 체중
극저체중아(extremely low birth weight)	1,000g 미만
저체중아(low birth weight)	1,000g 이상 2,500g 미만
정상 체중아/성숙아(mature infant)	2,500g 이상 4,500g 미만
과체중아(extremely large baby)	4,500g 이상

④ 임신기간(gestational age, duration of pregnancy)

산모의 최종 월경기간(last menstrual period)이 시작된 첫날을 측정 기준으로 하여 계산한다. 보통 임신 37주부터 42주 사이에 분만하는 경우를 정상 분만이라고 한다. 특히, 임신 37주 이후의 분만을 만삭 분만, 임신 37주 이전의 분만을 조산 또는 조기분만, 임신 42주 이후의 분만을 과숙 분만이라고 한다.

임신기간에 따라 신생아를 분류할 수 있는데 임신 37주 이전에 태어난 신생아를 조산아, 임신 42주 이후에 태어난 신생아를 과숙아로 분류한다. 국제의료행위분류(ICD-9-CM)에 따르면 출산 시 체중과 임신기간에 따라 신생아는 표 9-4와 같이 분류된다.

표 9-4 임신기간과 출산 시 체중에 따른 신생아 분류

<table>
<tr><th>용어</th><th>출산 시 체중</th><th colspan="2">임신기간</th></tr>
<tr><td>극도의 미숙아
(extreme immaturity)</td><td>1,000g 미만</td><td rowspan="2">임신만기 전
(pre-term)</td><td>28주 미만</td></tr>
<tr><td>조산아(pre-term infant)</td><td>1,000g 이상
2,500g 미만</td><td>28주 이상 37주 미만</td></tr>
<tr><td>만기아(term infant)</td><td>2,500g 이상
4,500g 미만</td><td>임신만기(term)</td><td>37주 이상 42주 미만</td></tr>
<tr><td>과숙아(post-term infant)</td><td>4,500g 상</td><td>임신만기 후
(post-term)</td><td>42주 이상</td></tr>
</table>

⑤ 신생아(neonate)

생후 28일 미만(4주 이내) 된 아기를 의미한다. 신생아기는 출생일부터 만 28일까지의 기간을 의미하며, 세 단계로 분류할 수 있다(표 9-5).

표 9-5 신생아기의 구분

구분	정의
신생아 I기	출생 시부터 24시간까지(23시간 59분까지)
신생아 II기	출생 후 24시간부터 7일까지(6일 23시간 59분까지)
신생아 III기	출생 후 7일부터 28일까지(27일 23시간 59분까지)

⑥ 영아(infant)

생후 1년까지의 어린 아기를 말하며, 다시 생후 1주까지를 초생아, 4주까지를 신생아, 1년까지를 영아로 세분하기도 한다.

⑦ 주산기(perinatal period)

임신 20주부터 분만 후 4주(28일)까지의 기간을 의미한다.

⑧ 산욕기(puerperal period)

분만 후 산모의 생식기관이 정상 상태로 회복될 때까지 걸리는 시간으로, 분만 직후부터 분만 후 6주까지의 기간을 의미한다. 분만 24시간 후부터 10일 이내에 체온이 38℃ 이상 2회 올라가는 증상을 산욕열(puerperal fever)이라고 한다.

⑨ 임신종료

모체로부터 죽은 태아나 그 부속물이 추출되는 것 또는 살아 있는 태아나 사산아가 출산되는 것을 의미한다.

⑩ 유산(abortion)

500g 이하, 임신기간 22주 미만의 사산아나 살아 있는 태아, 태아의 모습을 갖추지 못한 배아가 완전히 이탈하는 것 또는 태반이나 양막의 일부분이 이탈하는 것을 의미한다.

⑪ 모성사망(maternal mortality)

임신 중 또는 분만 후 임신과 관련하여 6주(42일) 이내에 모체가 사망하는 것으로, 직접 모성사망과 간접 모성사망으로 분류된다(표 9-6).

표 9-6 모성사망의 분류

분류	정의
직접 모성사망	임신, 진통 및 산욕 등의 산과 합병증으로 인한 사망
간접 모성사망	임신 이전에 존재했던 질병이나 임신, 진통 및 산욕기 동안 산과적 원인이 아닌 질병이 발생 및 악화하여 사망하는 것을 말하며, 임신의 생리적 영향이 부분적으로 사망에 영향을 미쳤지만 직접적이지 않을 경우의 사망을 일컬음

3) 진료실적 측정 단위 용어

(1) 입원환자

① 입원환자 실인원수

입원 수속이 끝나 입원이 허락된 환자수를 말하며, 실제 입원환자의 머릿수를 의미한다. 입원했다가 퇴원한 사람이 당일 다시 재입원한 경우 실제로는 1명이지만 입원환자 실인원수에는 2명으로 집계된다.

② 입원환자 연인원수(재원환자 연인원수)

특정 기간 동안 병상을 차지하는 환자수(재원 환자수)로, 환자 일수를 뜻한다. 즉, 기간 중의 일일 재원환자수를 모두 합한 값이다.

③ 시점 재원환자수(inpatient census)

일반적으로 오후 12시(자정)를 기점으로 그 시간에 병상을 차지하는 환자수를 뜻한다.

④ 일일 재원환자수(daily inpatient census)

시점 재원환자수와 당일 입 · 퇴원환자수를 합한 값이다.

⑤ 일일 평균 재원환자수(average daily inpatient census)

일정 기간 동안 하루 평균 몇 명의 환자가 재원했는가를 나타내는 값이다.

⑥ 재원환자 진료일수(inpatient service day)

24시간을 단위로 하여 24시간 동안 입원환자가 제공받는 서비스의 측정 단위, 즉 일일 재원환자수를 일수로 표시한 수치이다. 재원환자가 현재 며칠간 입원해 있는지를 파악할 수 있다.

(2) 퇴원환자

① 퇴원환자 실인원수

특정 기간 동안 퇴원 수속이 끝난 환자와 사망을 합친 퇴원건수이다.

② 퇴원환자 연인원수

퇴원환자 기준의 재원일수를 모두 합한 값이다.

③ 재원일수(length stay, LOS)

한 환자의 입원에서부터 퇴원 시까지의 일자를 의미하며, 단입법(퇴원일에서 입원일을 빼는 방법)과 양입법(퇴원일을 재원일수에 더하는 방법)으로 나누어 통계가 산정된다.

④ 총재원일수(total length of stay)

특정 기간 동안 퇴원한 환자 집단의 재원일수를 합한 것으로, '퇴원환자 연인원수', '퇴원환자 재원연일수'의 의미로도 사용한다.

⑤ 평균재원일수(average lengh of stay)

특정 기간 동안 퇴원한 환자들이 평균적으로 며칠씩 입원했는지를 나타내는 값이다(신생아 평균재원일수는 별도 산정).

Tip 비(ratio), 비율(proportion), 율(rate)

일상에서는 구별하여 사용하지 않지만, 개념적으로 완전히 다르기 때문에 특히 병원 통계에서 사용하는 경우 정확한 의미를 파악해둘 필요가 있다.

구분	의미	예
비 (ratio)	• 2개 숫자의 상대적 크기를 비교한 것 • 분자와 분모가 서로 독립적인 관계로 서로 다른 범주일 때 사용 • A에 대한 B의 비 = $\frac{B}{A}$	입원환자 중 남녀 성별의 비 = $\frac{\text{여자}}{\text{남자}}$
비율, 분율 (proportion)	• 비의 특수한 형태로, 분모에 분자가 포함 • A에 대한 B의 비율 = $\frac{B}{A+B}$	출생아(신생아+사산아)에 대한 사산아의 비율 = $\frac{\text{사산아수}}{\text{신생아수} + \text{사산아수}}$
율 (rate)	• 특정 기간 동안 발생된 사건을 그 사건의 위험에 노출된 총 횟수로 나눈 것 • 보통 천분율(‰)로 표현	조사망률 $= \frac{\text{해당 연도 총사망자수}}{\text{해당 연도의 영아인구}} \times 1,000$
백분율 (percentage)	• 전체를 100으로 보고 해당 수치가 그 중 몇이 되는가를 가르키는 수로 나타냄 • 백분비라고도 함 • 백분율 = $\frac{\text{해당 수량}}{\text{전체 수량}} \times 100\%$	마취사망률 $= \frac{\text{마취사망자수}}{\text{마취환자의 총수}} \times 100$

출처 : 통계청(2015). 통계용어 · 지표의 이해

5. 병원통계지표

1) 퇴원환자 통계

(1) 일일 퇴원분석

일일 퇴원분석이란 매일 퇴원하는 환자의 의무기록을 이용하여 인적사항이나 입 · 퇴원 통계 등 다양한 항목을 분석하여 퇴원환자들의 일일 통계를 작성하는 것을 말한다. 퇴원환자 전수를 대상으로 분석하며 다른 통계를 생성하는 기초자료로서 사용되므로 업무의 중요도가 높다고 볼 수 있다.
일일 퇴원분석에 포함되는 항목은 구체적으로 다음과 같다.

① 등록번호

환자가 의료기관을 방문할 때 부여되는 고유번호이다.

② 보험 유형

건강보험, 일반, 의료급여, 자동차보험, 산업재해보상보험, 공무상 요양 등으로 구분한다.

③ 연령 및 성별

연령 및 성별에 따라 질병의 유병률 등에 차이가 있으며, 중요한 위험도 보정 변수이다.

④ 입 · 퇴원 연월일

입원 연월일은 환자가 공식적으로 입원 수속을 하여 의료기관에 입원한 날이고, 퇴원 연월일은 환자가 퇴원 수속을 하여 의료기관을 퇴원한 날이다.

⑤ 주진단 및 부진단

주진단은 입원하게 된 주된 원인이 되는 병태를 의미한다. 만약 진단명이 여러 개일 경우 입원 기간 동안 받았던 모든 검사 및 치료와 가장 관련이 깊은 진단명을 주진단으로 선정한다.
부진단은 입원 기간에 발생한 합병증이나 입원 전부터 환자가 기존에 앓고 있던 질환으로 인해 치료나 재원일수에 영향을 준 병태일 경우 부진단으로 선정한다.

⑥ 퇴원과

퇴원과는 환자를 최종적으로 퇴원시킨 과를 의미한다. 입원과와 퇴원과가 반드시 일치하지는 않으므로 입원과를 퇴원과로 입력하는 오류를 조심해야 한다. 예를 들어 초기 입원 당시 내과로 입원하였으나 치료 도중 전과하여 정신건강의학과에서 치료를 받고 퇴원한 경우 최종 퇴원과는 정신건강의학과가 된다. 또한, 퇴원과로 산과와 신생아과를 분류할 때는 표 9-7의 사항을 유의하여야 한다.

표 9-7 퇴원과로 산과와 신생아과를 분류할 때의 유의사항

퇴원과		유의사항
산과		임신, 분만, 산후와 관련된 질병을 가진 산모가 산과로 퇴원한 경우 산과 퇴원환자로 분류한다.
	분만	해당 병원 분만실에서 아기를 분만한 산모를 '분만'으로 분류한다. 이때 출산한 것이 신생아이건 사산아이건 이에 상관없이 그 병원 분만실에서 분만이 시행된 산모라면 분류할 수 있다.
	미분만	해당 병원 분만실에서 태아를 분만하지 않은 산모는 '미분만'으로 분류한다. 병원 도착 전 구급차에서 이미 분만한 경우나 분만하지 않고 임신된 상태로 입원하여 임신을 그대로 유지한 채 퇴원하는 경우를 말한다.
	유산	임신 22주 미만, 태아 체중 500g 미만으로 임신이 종결된 경우 즉, 유산으로 끝나고 퇴원하는 경우를 말한다.
신생아과		해당 병원 분만실에서 살아 있는 상태로 출생한 아기는 '신생아과'로 분류한다. 신생아실 운영실태 파악 등을 위해 신생아과로 분류는 하지만 실제 병원조직으로는 존재하지 않는다. 만약 병원으로 오는 도중에 출산하여 병원에 도착했거나 타 병원에서 이미 출산 후 입원하는 신생아는 소아청소년과 환자로 분류한다.
소아청소년과		만 18세까지의 환자로, 소아청소년과로 퇴원한 환자일 경우 해당된다.

⑦ 치료 결과

퇴원 당시의 환자 상태를 의미하는 것으로, 완쾌, 경쾌, 불변 또는 호전되지 않음, 진단뿐(diagnosis only), 치료중단 또는 가망 없는 퇴원, 사망 등으로 분류한다.

⑧ 퇴원형태

⑨ 재원일수(length of stay, LOS)

재원일수는 입원일부터 퇴원일까지의 날수를 의미한다. 입원일과 퇴원일을 모두 포함하는 양입법과 입원일과 퇴원일 중 하나만 포함하는 단입법이 있다. 일반적으로 우리나라는 단입법을 사용하며, 퇴원일에서 입원일을 빼면 재원일수를 산정할 수 있다.

⑩ 전과

입원 기간 중 치료 목적으로 다른 과로 진료과를 변경한 경우를 의미하며, 전과가 여러 번 있다면 전과건수도 기재한다. 전과가 발생한 경우 전과 전·후 각 과별 재원일수를 별도로 계산한다.

⑪ 병원감염

환자가 입원 중에 병원 내에서 감염된 경우를 의미하며, 수술 후 감염, 비뇨기 감염, 호흡기 감염 등 그 종류는 다양하다.

⑫ 협의진단건수

환자가 입원 기간 중에 협의진단이 있었다면 그 발생건수를 기재한다. 협의진단은 주치의사가 본인의 전문 진료 영역을 벗어난 문제가 발생하여 더 정확한 진단 및 치료를 요할 때 다른 진료과 전문의에게 협의진료를 의뢰하는 것을 말한다.

⑬ 수술건수

환자가 입원 기간 동안 수술 받은 건수를 기재하는 것이다. 수술 관련 통계에서 수술의 조작적 정의는 한 환자에게 동일한 목적으로 하나의 접근법으로 한 번에 실시된 또는 그 이상의 수술을 의미한다. 동일한 목적으로 2가지 접근법의 수술을 한 경우의 수술은 한 건으로 분류하고, 서로 다른 목적으로 2가지 접근법의 수술을 시행한 경우는 서로 전혀 다른 수술이므로 두 건의 수술로 분류한다.

그 밖에도 재입원, 불임수술, 마취, 생검, 종양구분, 법정 감염병 등 다양한 항목을 수집하며, 병원 운영 특성이나 외부 보고 자료에서 요구하는 항목에 따라 의료기관별로 수집 항목이 약간씩 다를 수 있다.

(2) 퇴원분석 통계월보

퇴원분석 통계월보는 일일 퇴원분석 자료를 월 단위로 출력하는 월별 통계자료를 말한다(그림 9-1). 통계월보는 월 단위로 과별 진료실적을 파악하거나 전년도 대비 진료실적을 비교할 수 있어 병원의 진료운영 실적을 전반적으로 검토하는 데 중요한 자료로서 이용된다.

(3) 통계연보

통계연보는 한 해에 한 번 발행하는 통계자료로, 각 달의 통계월보 12달치를 합하여 작성하며 이 통계연보는 영구 보관한다.

퇴원환자 퇴원분석 통계월보

2020.04

	금월	비고
병상수	병상	
총퇴원환자수	명	
일반환자	명	
신생아	명	
퇴원환자 재원일수(신생아 포함)	일	
퇴원환자 평균 재원일수(신생아 포함)	( )일	
총사망환자	명	
입원 48시간 이전 사망(응급실 경유)	명	수술 후 사망 ( ) 포함
입원 48시간 이후 사망	명	
순사망률	( )%	
조사망률	( )%	
총입원환자수	명	
최고 재원일 환자수	명	
최저 재원일 환자수	명	
재원환자 연인원수	명	
일일평균 재원환자수	( )명	
평균 병상이용율	( )%	
퇴원환자 중 총분만수	건	
유산	건	
미분만	건	
제왕절개수(제왕절개율)	건	( )%
사산건수(사산율)	건	( )%
모성사망(모성사망률)	명	( )%
총수술환자수	명	
총수술건수(계획되지 않은 수술)	( )건	
수술 후 감염수(수술 후 감염률)	건	( )%
수술 후 사망수(수술 후 사망률)	건	( )%
협의진단 환자수	명	
협의진단 건수	건	
협의진단율	( )%	
전과 환자수(전과율)	명	( )%
재입원환자수(계획되지 않은 재입원)	( )명	재입원율 ( )%

그림 9-1 퇴원분석 통계월보

(4) 퇴원환자 통계 계산공식

① 사망률

a. 병원사망률

일반적으로 사망률은 보건의료의 질이 어느 정도 수준인가를 보여주는 척도로, 여러 유형의 사망률이 있다. 병원사망률은 입원환자가 병원에서 사망으로 퇴원 판정을 받는 것으로, 퇴원환자수에 대한 총 사망자수의 비율이다.

이때 병원 도착 당시 이미 사망한 환자(dead on arrival, DOA), 응급실에서 머물면서 입원 수속 전에 사망한 환자, 사산아는 병원사망에 포함하지 않는다. 또한, 외부기관 보고용으로 사망률을 계산할 때 입원 후 48시간 이내 사망인지 아닌지를 구분하여 산출하기도 한다.

- 조사망률(gross death rate)

병원에서의 조사망률은 총퇴원환자수에 대한 총사망자수의 비율을 의미하며, 퇴원환자수에 사망은 물론, 신생아도 포함한다. 나이, 성별, 인종, 질병의 중증도와 같은 요소를 고려하지 않기 때문에 인위적이지 않은 자연적 사망률이라 할 수 있다.

$$\text{조사망률} = \frac{\text{기간 중 총사망자수(신생아 포함)}}{\text{기간 중 총퇴원환자수(사망 및 신생아 포함)}} \times 100$$

- 순사망률(net death rate)

순사망률은 조사망률 공식의 분모와 분자 모두에서 48시간 이전 사망자수를 제외하고 계산한다는 점에서 조사망률과 다르다. 입원 후 48시간 이내라는 시간은 병원이 환자 상태를 판단하고 최적의 치료를 하기에는 부족한 시간으로 간주하여 해당 시간 내에 발생한 사망자수는 제외한다는 뜻이다. 그러한 의미에서 순사망률은 환자 사망을 더 실제적으로 계산할 수 있어서 유용하다는 의견도 있다.

$$\text{순사망률} = \frac{\text{기간 중 총사망자수} - \text{48시간 이전 사망자수}}{\text{기간 중 총퇴원환자수} - \text{48시간 이전 사망자수}} \times 100$$

b. 병원 모성사망률(hospital maternal death rate)

병원 모성사망률은 총산과 퇴원환자수에 대한 모성사망자수의 비율이다. 여기서 의미하는 모성사망은 직접 모성사망의 개념으로, 임신 기간 또는 임신 부위에 관계없이 임신을 유지 및 관리하는 과정에서 발생한 사망을 말한다. 이때 분만, 분만 후 입원, 미분만, 유산 등이 모두 포함된다. 단, 임신과 관련 없는 단순사고로 인한 사망은 제외한다.

모성사망률은 지역 임산부들의 산전관리를 받는 정도를 추정할 수 있고, 모성사망의 발생 요인을 확인할 수 있다는 점에서 중요한 의의를 갖는다.

$$\text{병원 모성사망률} = \frac{\text{기간 중 모성사망자수}}{\text{기간 중 총산과 퇴원환자수(사망 포함)}} \times 100$$

c. 병원 신생아 사망률(hospital neonatal death rate)

병원 신생아사망률은 신생아 총퇴원자수에 대한 신생아 사망자수의 비율을 말한다. 신생아 사망은 일반적으로 출생일부터 만 28일까지의 기간에 발생한 사망을 의미하며, 살아서 출생했다가 사망한 신생아만 집계하기 때문에 사산아는 포함하지 않는다.

WHO는 신생아 사망 집계 시 연령을 일 단위로 기록하고, 출생 후 7일 이전인지 이후의 신생아 사망인지를 구분 짓도록 하고 있다. 또한, 출생 하루 만에 사망한 경우 분과 시간 단위로 기록하도록 권고하고 있다.

$$\text{병원 신생아사망률} = \frac{\text{기간 중 신생아 사망자수}}{\text{기간 중 신생아 퇴원자수(사망 포함)}} \times 100$$

d. 태아 사망률(fetal death rate)

태아사망률은 사산율(stillbirth)이라고도 하며, 총출생아수에 대한 총사산아수의 비율을 말한다. 임신기간에 따라 조기(early), 중기(intermediate), 말기(late)로 나누어 계산하는데, WHO에 따르면 중기 이후의 태아사망을 사산아로 분류한다. 중기는 임신

22주 이상에서 28주 미만까지 또는 태아의 체중이 501g 이상에서 1000g 이하를 말하고, 말기는 임신 28주 이상 또는 태아의 체중이 1001g 이상인 경우를 말한다.

$$\text{사산율} = \frac{\text{기간 중 사산아수(중기+만기 태아 사망자수)}}{\text{기간 중 총출생아수(신생아+사산아 수)}} \times 100$$

e. 병원 출생 전후기 사망률(hospital perinatal mortality)

출생 전후기 사망률은 총출생아수에 대한 태아사망과 신생아사망의 합에 대한 비율이다. 출생 전후기 사망이란 임신 22주부터 출생 후 7일까지의 기간에 발생한 사망으로, 더 구체적으로 말하면 사산아와 조기 신생아사망에 대한 비율이다.

$$\text{출생 전후기 사망률} = \frac{\text{임신 22주 이후 사망아수+7일 미만 사망아수}}{\text{출생아수}} \times 100$$

f. 수술 후 사망률(postoperative death rate)

수술 후 사망률은 수술 후 10일 이내(수술일 + 9일)에 사망한 환자수를 기간 중 수술한 환자의 총수로 나눈 것이다. 수술 후 10일 이내라는 제한을 두어 수술로 인한 문제나 합병증으로 인한 사망 발생을 집계하기 위해 계산한다.

다만, 수술 후 사망률은 성별, 연령, 인종, 질병 중증도 등의 다른 위험요인들은 고려되지 않기 때문에 의료의 질을 평가하는 지표로서 사용하기에는 제한이 있다.

$$\text{수술 후 사망률} = \frac{\text{기간 중 수술 후 10일 이내의 사망자수}}{\text{기간 중 총수술환자수}} \times 100$$

g. 마취사망률(anesthesia death rate)

마취사망률은 특정 기간 동안 마취를 시행했던 총환자수에 대한 마취 사망자수의 비율을 말한다. 이는 어떤 원인에 의해 발생할 가능성이 가장 많기 때문에 특정 원인에 의한 사망률로 언급되기도 한다.

다만, 마취사망률도 수술 후 사망률과 마찬가지로 성별, 연령, 인종, 질병 중증도 등의 다른 위험요인들은 고려되지 않기 때문에 의료의 질을 평가하는 지표로서 사용하기에는 제한이 있다.

$$\text{마취사망률} = \frac{\text{기간 중 마취 사망자수}}{\text{기간 중 총마취환자수}} \times 100$$

② 감염률

병원감염은 환자가 병원 진료를 받는 과정에서 발생한 감염을 말한다. 감염률은 외과적 상처, 호흡기 감염, 비뇨기 감염, 분만 시 감염, 혈액감염 등 어떤 감염이냐에 따라 그 종류는 굉장히 다양하다.

병원에서는 감염위원회를 두어 병원 내에서 발생하는 감염을 조사하고 사전에 예방하는 등의 노력을 하고 있다. 보건의료정보관리사는 차트를 검토할 때 감염이 의심되는 사례를 발견하면 이를 감염위원회에 의뢰하여 감염 여부를 결정할 수 있도록 해야 한다.

a. **병원감염률**(nosocomial infection rate)

병원감염률은 기간 중 총퇴원환자수에 대한 병원감염 발생 환자수의 비율을 말한다.

$$\text{병원감염률} = \frac{\text{기간 중 병원감염 발생 환자수}}{\text{기간 중 총퇴원환자수(사망 포함)}} \times 100$$

b. **수술 후 감염률**(postoperative infection rate)

수술 후 감염률은 기간 중 총수술건수에 대한 수술 후 감염건수의 비율을 말한다. 수술 후 감염이란 수술 부위가 깨끗한 상태에서 수술했을 때 발생한 수술 후 감염을 의미하며, 오염되거나 감염된 상태에서 수술한 경우는 제외한다. 수술 후 감염률은 수술 후 감염건수를 파악하기 위함이므로 분모가 총수술환자수가 아닌 총수술건수임을 유의할 필요가 있다.

$$수술후\ 감염률 = \frac{기간\ 중\ 수술\ 후\ 감염건수}{기간\ 중\ 총수술건수} \times 100$$

③ 부검률

부검률은 총부검건수를 사망환자수로 나눈 비율을 말한다. 일반적으로 병원부검률은 해당 병원의 사망퇴원자 중 부검 대상자에 대한 해당 병원 병리실에서 시행된 부검건수의 비율을 말한다.

부검은 시신을 해부해서 사인을 알아내는 방법으로, 부검 대상자의 경우 법적 문제로 외부기관에 이송되는 사체가 종종 있다. 따라서 병원에서는 그 건수를 제외한 순부검률을 사용하기도 한다.

a. 조부검률(autopsy rate)

조부검률은 기간 중 총사망퇴원수에 대한 실제 부검한 수의 비율을 말한다. 신생아의 사망과 부검은 포함하지만, 사산아의 경우 사망과 부검에 포함하지 않는다.

$$조부검률 = \frac{기간\ 중\ 사망퇴원\ 중\ 부검한\ 수}{기간\ 중\ 총사망퇴원수} \times 100$$

b. 순부검률(net autopsy rate)

순부검률은 조부검률 공식에서 분모인 기간 중 총사망퇴원수에서 법적 문제로 이송한 미부검건수만 제외하면 된다. 순부검률도 조부검률과 마찬가지로 신생아의 사망과 부검만 포함하고, 사산아의 사망과 부검은 제외시킨다.

$$순부검률 = \frac{기간\ 중\ 사망퇴원\ 중\ 부검한\ 수}{기간\ 중\ 총사망퇴원수 - 법적\ 문제로\ 이송한\ 미부검수} \times 100$$

④ 재입원율 및 재수술률

재입원율과 재수술률은 의료의 질적 수준을 평가하기 위한 중요한 지표로서 사용된다. 연구자마다 다양한 기준이 있지만, 학계 연구에서 재입원이라 함은 일반적으로 28일 내 또는 30일 내 동일 상병으로 재입원이 발생한 경우로 한정하여 많이 산출한다. 병원에서는 재입원율을 동일 상병이 아니더라도 지난 입원과 관련 있는 이유로 입원하는 경우까지 모두 포함하여 집계하기도 한다.

a. 재입원율(readmission rate)

재입원율은 총퇴원환자수에 대한 해당 병원의 입·퇴원 과거력을 가진 환자수의 비율이다. 이때 총퇴원환자수에서 신생아는 당연히 제외되는데, 신생아는 갓 태어나서 과거력이 존재하기 어렵기 때문이다.

$$\text{재입원율} = \frac{\text{기간 중 과거 입·퇴원 과거력을 가진 환자수}}{\text{총퇴원환자수(신생아 제외)}} \times 100$$

b. 계획에 없던 재입원율(unplanned readmission rate)

계획에 없던 재입원은 환자의 의무기록상에 퇴원 후 추후관리 계획이 없던 환자가 사전에 예상치 못하게 재입원하는 경우이며, 다음의 조건 중 하나라도 포함되면 계획에 없던 재입원으로 분류한다.

- 지난 입원과 동일 질환으로 추가 입원 치료를 할 때
- 지난 입원과 관련 있는 이유로 추가 입원 치료를 할 때
- 지난 입원 당시의 치료로 인한 합병증으로 추가 입원 치료를 할 때

계획에 없던 재입원율은 기간 중 퇴원환자수에 대한 퇴원 후 28일 이내 재입원 계획이 없었던 환자수의 비율을 말한다. 이때 분모에서 사망은 제외되며, 재입원 계획이 없었던 건수가 아니라 환자수이므로 2회 이상 재입원한 경우도 1명으로 계산한다.

$$\text{계획에 없던 재입원율} = \frac{\text{기간 중 재입원환자 중 퇴원 후 28일 이내 재입원 계획이 없었던 환자수}}{\text{기간 중 총퇴원환자수(사망 제외)}} \times 100$$

c. 계획에 없던 재수술률(unplanned reoperation rate)

계획에 없던 재수술은 이전 수술과 관련된 합병증으로 인해 재수술을 하는 경우를 말한다. 수술 실패율이 높아서 재수술이 많은 수술일지라도 사전에 미리 수술 일정을 잡아두는 등의 계획을 하지 않은 채 시행된 수술은 모두 계획에 없던 재수술에 포함된다. 해당 지표는 총수술건수에 대한 계획에 없던 재수술건수의 비율로, 한 번의 입원 기간 동안 계획하지 않은 이유로 수술실에서 두 번 이상의 수술을 받은 환자수를 모두 포함한다.

$$\text{계획에 없던 재수술률} = \frac{\text{동일 입원기간 중 계획에 없던 재수술건수}}{\text{기간 중 총수술건수}} \times 100$$

⑤ 제왕절개율

제왕절개율은 기간 중 분만 총수에 대한 제왕절개건수의 비율을 의미한다. 출생한 신생아든 사산아든 해당 병원 분만실에 들어가서 제왕절개 분만을 시행했다면 모두 포함되며, 쌍둥이나 다태아를 분만했더라도 제왕절개 1건으로 집계한다.

한국의 제왕절개율은 OECD 국가 중 상위권에 들 정도로 높고 지속적인 증가세를 보이고 있으며, 관련 연구가 많아 산과에서도 의미 있게 살펴보는 지표 중 하나이다.

$$\text{제왕절개율} = \frac{\text{기간 중 제왕절개건수}}{\text{기간 중 분만 총수}} \times 100$$

⑥ 병상회전수(bed turnover rate)

병상회전수는 병상 이용의 강도(intensity)를 측정하는 지표로, 일정 기간 중 병원에서 실제 퇴원한 환자수를 평균 가동 병상수(실제 사용 가능했던 평균 병상수)로 나눈 비율을 말한다. 즉, 병원에서 평균적으로 1병상당 몇 명의 입원환자를 수용하였는가를 살펴보는 것이다. 이때 회전수를 보는 것이므로 다른 지표와 달리 100이나 1,000을 곱하지 않는다.

병상회전수 공식을 계산하여 해당 연도의 병상회전수 값이 22.5가 나왔다면 해당 연도 1년 동안 각각의 병상이 환자를 평균 22.5회 바꾸었다고 해석할 수 있다.

병상회전수는 평균재원일수, 병상이용률과 함께 병상 이용을 평가하는 데 중요한 자료로 사용된다. 병상이용률이 같은 두 병원을 비교할 때 평균재원일수가 긴 병원의 병상회전율은 낮고, 평균재원일수가 반대로 짧은 병원의 병상회전율은 높을 것이다. 또한, 병상이용률이 높을 경우에는 병상회전율이 증가할수록 병원의 수익성 측면에서 바람직하다고 평가된다.

$$\text{병상회전수(회)} = \frac{\text{기간 중 총퇴원환자수(사망 포함)}}{\text{기간 중 평균 가동 병상수}} \times 100$$

⑦ 협의진단건수

협의진단건수는 기간 중 총퇴원환자수에 대한 협의진료건수의 비율을 말한다. 협의진단은 주치의사가 본인의 전문 영역 밖의 문제가 발생했을 때 타 진료과 전문의에게 협의진료를 의뢰하는 것으로, 영양사, 약제 등 비임상과의 협의진료도 포함된다.

$$\text{협의진단건수(회)} = \frac{\text{기간 중 협의진료건수}}{\text{기간 중 총퇴원환자수}} \times 100$$

2) 재원환자 통계

(1) 일일 재원환자 분석

일일 재원환자 분석(daily inpatient census)은 병동별, 과별로 매일 재원환자를 집계하는 것을 말한다. 매일 일정한 시간(census taking time)에 총환자수를 집계하는데, 보통 자정(24:00)을 기점으로 실시한다. 자정에 재원하는 환자수와 전날 자정 이후에 입원하여 퇴원한 환자수를 합한 값이다.

그림 9-2와 같이 2020년 5월 6일 자정에 집계한 재원환자수(400명)에 5월 7일 새롭게 입원한 환자(10명)를 더하고 퇴원한 환자(20명)는 뺀 후 5월 7일 00:00부터 23:59:59까지 동안 발생한 당일 입 · 퇴원환자 3명을 더하면 400+10−20+3=393으로 총 393명이 2020년 5월 7일의 재원환자수가 된다.

보건의료정보관리부서는 실시간으로 전산 입력된 자료를 사용하여 재원환자 연인원수, 일평균 재원환자수, 병상이용률 등을 계산하여 일보 또는 월보 등을 작성하는 기초자료로 사용한다.

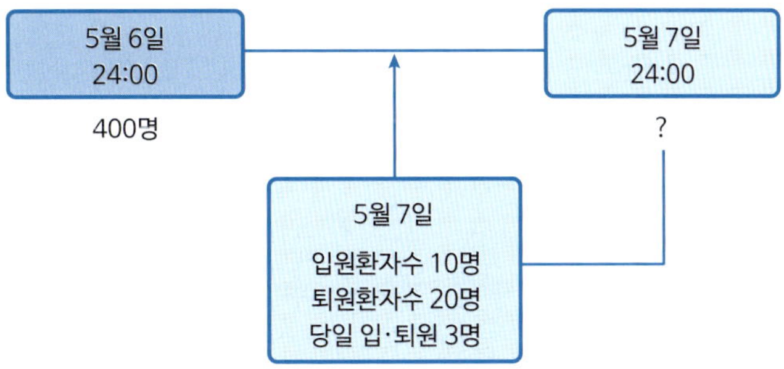

그림 9-2 일일 재원환자 분석의 예

(2) 재원환자 통계 계산공식

① 일평균 재원환자수

일평균 재원환자수는 일정한 기간 동안 하루 평균 재원하던 환자수를 의미하며, 재원환자 연인원수를 일정기간의 총날수로 나눈 값이다. 과별, 병동별, 임상단위별 등으로 세분하여 일평균 재원환자수를 집계하기도 한다.

$$\text{일평균 재원환자수} = \frac{\text{기간 중 재원환자 연인원수}}{\text{기간 중 날수}}$$

※ 재원환자 연인원수 : 기간 중의 일일 재원환자수를 모두 합한 값

② 병상이용률

병상이용률이란 일정 기간 동안 가동병상(이용 가능한 총병상) 중 입원환자가 실제로 사용한 병상의 비율이며, 병상가동률과 같은 말이다. 병원시설 이용도를 간접적으로 나타내는 대표적인 지표이자 병원의 경영실적을 간접적으로 평가하는 지표이다. 병상이용률 계산 시 포함되는 병상은 가동병상으로 일반병상, 중환자실 병상, 환자격리병상, 신생아실, 병상보육기 등이 포함되고, 검사, 처치 등을 위한 병상, 분만실, 수술실, 회복실, 응급실, 진료실 병상 등 입원 목적이 아닌 일시적 사용을 위한 병상은 제외된다.

$$병상이용률 = \frac{재원환자\ 연인원수}{진료일수 \times 가동병상수} \times 100$$

3) 외래환자 통계

외래환자는 입원 수속을 하지 않고 의료기관 외래진료실에서 진료한 환자를 말한다. 외래진료일수는 실제 외래진료를 행한 일수를 의미하며, 공휴일 및 일요일은 포함하지 않는다. 토요일 오전에만 진료하는 경우는 0.5일로 계산한다.

(1) 외래환자 통계 계산공식

① 외래환자 초진율

외래환자 초진율은 기간 중 연외래환자수에 대한 초진환자수의 비율을 말한다. 이 지표는 병원의 환자 유인력을 나타내는 지표로, 이 비율이 높아지면 병원의 외래환자수 증가를 기대할 수 있고 또 지역사회에서의 병원 신뢰도 상승과 수익성 창출도 기대할 수 있다.

$$외래환자\ 초진율 = \frac{기간\ 중\ 초진환자수}{기간\ 중\ 연외래환자수(신환+구환)} \times 100$$

② 외래환자 신환율

외래환자 신환율은 기간 중 외래환자 연인원수에 대한 신환자수의 비율을 말한다. 초진과 신환은 앞에서 설명한대로 다른 개념으로 보기 때문에 별도로 계산하기도 한다.

$$외래환자\ 신환율 = \frac{기간\ 중\ 신환자수}{기간\ 중\ 외래환자\ 연인원수} \times 100$$

※ 외래환자 실인원수=외래환자수의 실제 수

※ 외래환자 연인원수=외래환자수의 실제 수가 누적된 개념

③ 외래환자 입원율

일정 기간 동안의 연외래환자 중 해당 병원에 입원하는 환자의 비율을 의미하며, 병원에 내원하는 환자의 질병 중증도를 나타낸다. 해당 병원의 의사가 바뀐 다음 이 지표 값에 변화가 발생한다면 의사의 지명도와 관련이 있을 가능성이 있다.

$$\text{외래환자 입원율} = \frac{\text{실입원환자수}}{\text{연외래환자수}} \times 100$$

④ 응급환자율

응급환자율은 외래환자 연인원수 중에서 응급환자가 차지하는 비율을 말한다. 응급환자율이 높다는 것은 입원 잠재력이 높음을 의미하며, 이는 곧 입원할 환자수도 많아질 가능성이 있음을 보여준다. 또한, 지역사회에서 응급의료기관으로서의 역할을 판단할 수 있으며, 지역주민들의 해당 병원에 대한 신뢰도를 간접적으로 나타내는 지표라고 할 수 있다.

$$\text{응급환자율} = \frac{\text{응급환자 연인원수}}{\text{외래환자 연인원수}} \times 100$$

⑤ 응급환자 입원율과 응급실 경유 입원율

응급환자가 입원하는 경우 ① 응급실 입원환자와 ② 응급실 경유 입원환자로 분류할 수 있는데, 혼용하기도 하므로 그 의미를 명확히 해둘 필요가 있다. 응급실 입원환자는 응급실 진료 후 응급실(응급의학과) 입원병상을 점유하는 환자이고, 응급실 경유 입원환자는 응급실 진료 후 응급실을 경유하여 응급의학과를 제외한 다른 과에 입원하는 환자이다.

따라서 응급환자 입원률은 전체 응급실 내원환자수 중 응급실 입원환자수의 비율을 말하고, 응급실 경유 입원율은 응급실환자 실인원수에 대한 응급실 경유 입원환자수의 비율을 말한다.

$$\text{응급환자 입원율} = \frac{\text{응급 환자 중 입원환자수}}{\text{응급실 내원환자수}} \times 100$$

$$\text{응급실 경유 입원율} = \frac{\text{응급실 경유 입원환자수}}{\text{응급실환자 실인원수}} \times 100$$

⑥ 외래환자 1인당 평균 내원횟수

일정 기간 중 외래환자 1인이 해당 병원을 평균 몇 회 내원하는지 알아보는 지표이다. 내원횟수가 높다는 것은 환자가 병원을 신뢰한다고 볼 수 있다.

$$\text{외래환자 1인당 평균 내원횟수(회)} = \frac{\text{기간 중 연외래환자수}}{\text{기간 중 외래 실인원수}}$$

⑦ 일평균 외래환자수

일평균 외래환자수는 하루 평균 몇 명의 외래환자가 병원을 방문하는가를 나타내는 지표로, 연외래환자수를 외래진료일수로 나누어 측정한다.

$$\text{일평균 외래환자수(명)} = \frac{\text{기간 중 연외래환자수}}{\text{기간 중 외래진료일수}}$$

⑧ 100병상당 일평균 외래환자수

100병상당 일평균 외래환자수는 서로 규모가 다른 병원 간의 진료실적을 비교하기 위한 지표이다. 기간 중 일평균 외래환자수를 평균 가동 병상수로 나누고 100을 곱하여 산출한다.

일반적으로 규모가 큰 병원의 연외래환자수는 많고 규모가 작은 병원의 연외래환자수는 적다. 그러나 이는 규모에 따른 차이가 존재하는 것이므로 단순 수치상의 비교로는 정확한 비교가 될 수 없다. 이런 경우 100병상을 기준으로 비교하면 병상 규모의 영향을 감안한 비교가 가능하다.

$$\text{병상당 일평균 외래환자수} = \frac{\text{일평균 외래환자수}}{\text{평균 가동 병상수}} \times 100$$

참고문헌

1. 강성홍 외, 〈보건의료통계학〉, 대한보건의료정보관리사협회, 2019
2. 상현옥 외, 〈보건의료통계〉, 대한의무기록협회, 2000
3. 정상진, 박일순, 〈병원통계학〉, 보문각, 2019
4. 홍준현, 부유경, 〈보건의료정보관리학〉, 고문사, 2020
5. 김은주, 〈최신보건학〉, 보문각, 2020
6. 이경미 외, 〈보건의료정보관리학〉, 메디시언, 2019
7. 통계청, 〈통계용어 · 지표의 이해〉, 2015
8. OECD(2020), Caesarean sections(indicator). doi: 10.1787/adc3c39f-en(Accessed on 16 November 2020)

학습문제

1. 재입원율 계산 시 필요하지 않은 항목은?

① 영아 퇴원환자수
② 신생아 퇴원환자수
③ 총퇴원환자수
④ 과거력 있는 환자수
⑤ 소아청소년과 퇴원환자수

2. 수술 후 감염에 대한 설명으로 옳은 것은?

① 호흡기, 비뇨기 감염 등 원내감염 포함
② 수술 당일로부터 8일 뒤 감염된 경우
③ 수술 당일로부터 10일 뒤 감염된 경우
④ 깨끗한 상태에서 수술한 경우만 포함
⑤ 모든 수술에서 감염이 발생한 경우 포함

3. 어느 병원의 성인 실인원이 11,000, 신생아 실인원이 1,500이고, 성인과 소아 병상이 650병상, 신생아 병상이 45병상일 경우 신생아 병상회전율은?

① 16.9 ② 33.3 ③ 19.2 ④ 2.3 ⑤ 35.1

4. 모성사망률 계산 시 포함되는 것은?

① 임신 중 임신중독증으로 사망
② 분만 후 10주에 교통사고로 사망
③ 임신 중 교통사고로 사망
④ 분만 후 8주에 뇌출혈로 사망
⑤ 임신 36주에 간경화로 사망

5. 수술 후 사망률은 수술 후 10일 이내 사망자수를 분자로 사용한다. 분모에 들어갈 것은 무엇인가?

① 총사망환자수
② 총퇴원환자수
③ 총수술건수
④ 총수술환자수
⑤ 신생아를 제외한 총퇴원환자수

정답 : 1. ② 2. ④ 3. ②(해설 : 신생아 실인원/신생아 병상 = 1,500/45 = 33.33) 4. ① 5. ④

제10장
빅데이터 관리

학습목표

- 빅데이터의 개요를 이해한다.
- 데이터베이스를 이해하고 데이터베이스 관리시스템에 대해 설명할 수 있다.
- 의료 데이터베이스의 개념을 설명할 수 있다.
- 데이터 모델링 및 데이터베이스 설계의 개념을 이해한다.
- 데이터 웨어하우스 및 데이터 마이닝의 개념을 이해한다.

제10장 빅데이터 관리

제4차 산업혁명 시대로의 변화 중심에는 인공지능과 IoT, 클라우드와 더불어 빅데이터가 있으며, 그중에서 빅데이터가 산업의 새로운 경쟁 원천으로 부각되고 있다. 빅데이터를 활용하는 시대는 데이터를 단순히 정보로만 보지 않으며, 과거부터 현재까지 축적된 데이터를 분석하여 가치 있는 정보를 추출한 후 현재를 이해하여 능동적으로 대응하거나 미래의 변화를 예측한다. 이러한 빅데이터 시스템의 구축과 운영에는 사람, 기술, 데이터의 세 가지 요소가 필요하다. 그중에서 가장 중요하고 기본적인 요소는 데이터이며, 데이터를 처리하는 기술과 이를 활용할 수 있는 사람이 필요하다.

1. 기본 개념

1) 데이터(data)

데이터는 컴퓨터 용어로서 현실세계(real world)로부터 관찰이나 측정을 통하여 수집한 사실(facts)이나 값(values)을 의미한다. 데이터 자체는 단순한 사실에 불과하지만, 특정한 목적을 위해 컴퓨터의 일정 프로그램을 통해 의사결정에 도움을 주는 형태로 가공함으로써 정보(information)를 생성한다. 즉, 데이터는 컴퓨터에 입력하는 기호, 숫자, 문자 등이며, 정보는 입력한 데이터를 활용하여 생성한 형식화된 가공 결과를 의미한다(그림 10-1).

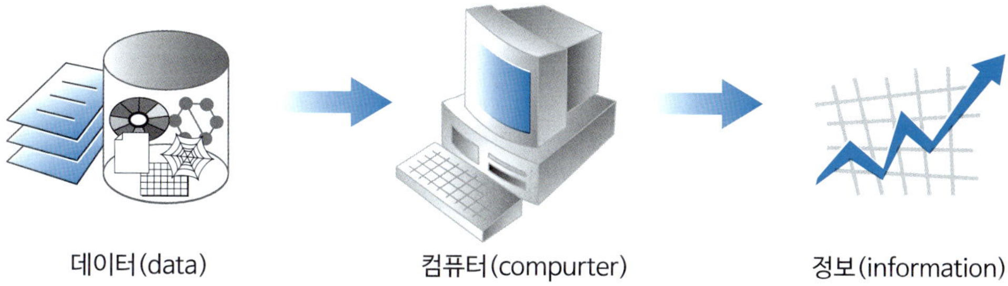

그림 10-1 데이터와 정보

2) 데이터베이스(database, DB)

데이터베이스는 특정 조직 내에서 여러 응용시스템을 다수의 사람이 공유할 수 있도록 데이터들을 최소한의 중복으로 논리적 구조로서 통합시켜 컴퓨터 서버에 저장한 데이터 집합을 의미한다. 즉, 조직에서 필요한 정보를 얻기 위해 논리적으로 연관된 데이터를 구조적으로 통합하여 모아둔 데이터의 집합저장소라고 할 수 있다(그림 10-2).

데이터베이스는 데이터를 관리할 수 있도록 지원하는 가장 핵심적인 정보기술이며, 데이터와 정보, 하드웨어와 소프트웨어, 사용자로 구성되며, 데이터베이스를 지원하는 소프트웨어를 데이터베이스 관리시스템이라고 한다.

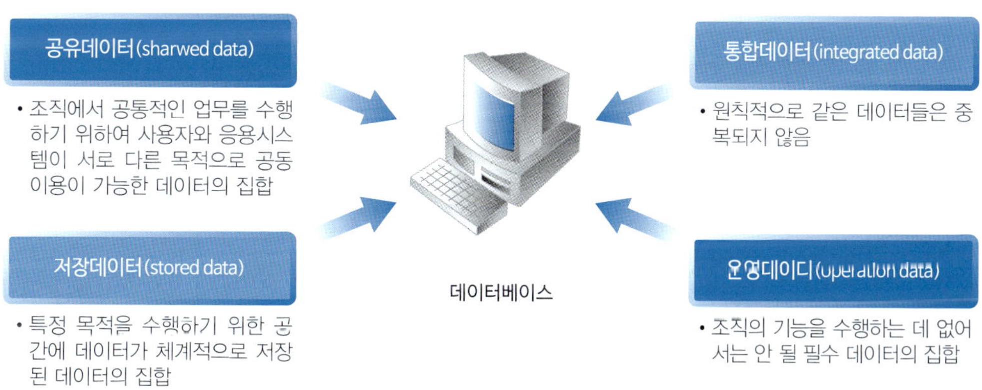

그림 10-2 데이터베이스

3) 의료 데이터베이스

4차 산업혁명 시대의 핵심인 빅데이터 시대가 본격화되면서 데이터의 종류, 양, 활용도가 크게 증가하고 데이터 간의 연계성도 확대되었다. 특히, 보건의료 분야는 다른 분야와 비교할 때 데이터의 증가 속도가 매우 가속화되고 있어 데이터 간 연계 필요성과 관심이 부각되고 있다.

의료 데이터란 의료기관에 내원한 환자를 의료인이 진료하면서 생성되는 정보를 바탕으로 의무기록이나 의료정보 형태로 작성 또는 저장되는 임상 데이터를 의미한다. 의료정보에 포함되는 데이터는 크게 개인 식별자(personal identifier), 사회경제적 정보(socioeconomical data), 임상정보(clinical data), 진료비 관련 정보(administrative data for health-care cost)로 분류할 수 있다.

의료 데이터베이스는 의료기관에서 사용하는 의약품의 주문관리나 환자기록의 수집관리, 병원 원무과의 환자 내원 정보관리, 의무기록실의 환자별 임상정보 기록관리, 병원 웹사이트에서의 Q&A 정보관리 즉, 의료기관에서 사용되는 병원정보시스템(HIS), 처방전달시스템(OCS), 의료영상저장전송시스템(PACS) 등을 포함한 의료 분야의 전반적인 데이터를 구조적으로 합쳐 놓은 정보의 집합체이다.

건강보험심사평가원 보건의료빅데이터개방시스템의 의료정보현황에 따르면 의료 데이터베이스를 진료 데이터베이스, 의약품 데이터베이스, 치료재료 데이터베이스, 의료자원 데이터베이스, 비급여 데이터베이스, 의료 질 평가 데이터베이스, 연계 데이터베이스로 구분하고 있다(표 10-1).

표 10-1 건강보험심사평가원 보건의료빅데이터개방시스템의 의료정보현황

구분	내용
진료 데이터베이스	• 청구명세서 정보(환자, 의사, 의료기관, 진료내역 등) • 의료행위 정의 및 환자 분류 정보 • 수가 마스터 정보 • 질병군(DRG) 요양병원 수가 마스터 정보(분류군, 금액 등) • 의료행위별 심사기준 정보(보장 범위) • 질병군(DRG) 요양병원 수가 마스터 정보(분류군, 금액 등) • 의료행위 분류별 진료 규모 정보(진료량, 금액) • 질병군(DRG) 및 요양병원 진료 규모 정보(진료량, 금액 등) • 질병정보(주상병) 및 질병 단위 진료 규모 정보

표 10-1 건강보험심사평가원 보건의료빅데이터개방시스템의 의료정보현황(계속)

구분	내용
의약품 데이터베이스	• 급여의약품 마스터 정보 • 급여의약품별 심사기준 정보(보장 범위) • 의약품 생산 · 제조 및 도매상 정보 • 완제의약품 유통정보(제조 · 생산부터 유통 단계별 자료) • 급여의약품 사용정보 • 의약품 안전관리 정보(병용금기, 연령금기, 임산부 금기 등)
치료재료 데이터베이스	• 치료재료 마스터 정보 • 의료기관 구매 정보(구입일자, 구입단가, 구매수량 등) • 치료재료별 사용정보 • 특수 재료 관련 정보(복강경시술, 조영제 등)
의료자원 데이터베이스	• 요양기관 개 · 폐업 정보 • 의료기관 시설 정보(병상, 집중치료실, 수술실 등) • 인력(의사, 간호사, 의료기사 등) 현황 및 자격 정보 • 장비 보유현황(장비별 이력관리) • 장비별 사용정보(급여청구 현황)
비급여 데이터베이스	• 비급여 항목 정보(수가, 유형 등) • 기관별 비급여 가격 정보
의료 질 평가 데이터베이스	• 평가항목 기준 정보(의료제공 구조, 제공 과정, 결과) • 의료기관별 평가 결과 정보 • 요양병원 환자평가표 등 의료 질(quality)을 점검하기 위한 조사표 정보
연계 데이터베이스	• 수진자 정보(성별, 연령, 의료보장 자격) • 전국민 출입국 내역 정보 • 사망의심자 정보(사망일자, 지역, 복지대상 여부) • 의약품 인 · 허가 정보

4) 데이터베이스 모델(database model)

데이터베이스 모델은 데이터베이스 관리시스템이 지원하는 공식 언어로 된 데이터베이스의 구조나 형식을 말하며, 데이터베이스 관리시스템과 결합하는 데 쓰이는 데이터 모델이 응용이라 할 수 있다(표 10-2).

표 10-2 데이터 모델의 종류

종류	설명
계층 데이터 모델 (hierarchical data model)	• 데이터를 저장하는 단위(entity)의 구조가 상하 종속적인 관계로 구성 • 개체를 노드로 표현하고 개체 집합들 사이의 관계를 링크로 연결한 트리(tree) 형태의 자료구조
네트워크 데이터 모델 (network data model)	• 그래프를 이용해서 데이터 논리구조를 표현한 데이터 모델 • 상위와 하위 레코드 사이에서 다대다(N : M) 대응 관계를 만족하는 구조
관계 데이터 모델 (relation data model)	• 개체 집합에 대한 속성 관계를 표현하기 위하여 개체를 테이블(table)로 사용하고, 개체 집합들 사이의 관계는 공통 속성으로 연결하는 독립된 형태의 데이터 모델 • 구성요소에는 테이블(table), 열(column), 행(row)이 있으며, 이는 관계 데이터베이스에 데이터를 저장할 수 있는 형식 테이블임

5) 데이터베이스시스템(database system, DBS)

데이터베이스시스템이란 데이터를 데이터베이스에 저장하고 관리해서 필요한 정보를 생성하는 컴퓨터 시스템을 말한다. 데이터베이스시스템을 구성하려면 데이터베이스뿐만 아니라 다양한 기술과 하드웨어가 필요하다. 그중에서 가장 중요한 역할을 수행하는 것은 데이터베이스 관리시스템(database management system, DBMS)이다. 데이터베이스는 데이터에 대한 질문에 실시간으로 응답할 수 있어야 하고, 검색(select), 삽입(insert), 삭제(delete) 또는 수정(modification) 등의 연산에 의해 내용을 동적으로 변경할 수 있어야 한다.

데이터베이스시스템을 이용하는 사용자들도 여러 부류로 나뉘며, 다수의 사용자 중 최종 사용자들이 동시에 원하는 데이터에 접근하여 쉽게 이용할 수 있도록 DBMS와 프로그램 개발도구를 활용하여 응용프로그램을 개발해야 한다. 즉, 데이터베이스시스템은 DBMS, 데이터베이스 언어, DB, 응용프로그램 등이 통합된 것이다(그림 10-3).

데이터베이스시스템은 성능과 기능 요건을 충족시키기 위하여 지속적으로 발전해왔는데, 과거 계층형 이나 네트워크형 등의 데이터베이스가 존재했으나 현재는 관계형, 객체지향형, NoSQL의 데이터베이스가 많이 사용된다.

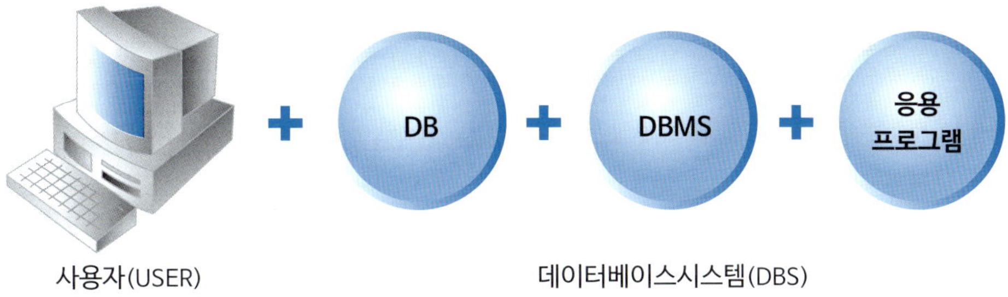

그림 10-3 데이터베이스시스템(DBS)

(1) 데이터베이스 관리시스템(database management system, DBMS)

데이터베이스 관리시스템은 데이터베이스를 생성 및 관리하고, 데이터로부터 사용자의 질문에 대한 대답을 추출하는 프로그램의 집합(소프트웨어)이다. 즉, 사용자와 컴퓨터 운영체제 사이에서 데이터베이스를 여러 시스템에서 공유하여 운용할 수 있도록 관리하고 지원하는 소프트웨어이다. DBMS가 반드시 갖추어야 하는 3가지 기능은 표 10-3과 같다.

표 10-3 데이터베이스 관리시스템의 필수 기능

필수 기능	설 명	데이터베이스언어
정의 기능	설계된 데이터베이스의 구조를 정의 하는 기능	데이터 정의어(DDL)
조작 기능	데이터베이스 입력 후 최종 사용자들이 데이터를 검색, 삽입, 삭제 또는 수정 등 데이터의 연산을 조정할 수 있도록 지원하는 기능	데이터 조작어(DML)
제어 기능	데이터의 정확성, 무결성, 안전성을 보장하고 제어하는 기능	데이터 제어어(DCL)

2. 데이터 모델링

데이터 모델링(database modeling)은 현실세계에 존재하는 유·무형의 상황을 데이터 관점에서 파악하여 데이터의 구조, 특성, 데이터 간의 관계, 제약조건 등으로 표현하는 단계를 말한다.

현실세계를 데이터베이스로 표현하려면 우선 개념구조와 논리구조를 거쳐 실제 데이터를 저장할 수 있는 물리구조로 변환해야 한다(표 10-4). 이 과정을 데이터베이스 설계라고 하며, 중요한 핵심은 데이터 모델이다. 데이터 모델을 표현하기 위해 ER 다이어그램이 많이 사용된다.

표 10-4 데이터 모델링의 종류

종류	설명
개념적 데이터 모델링	개체와 개체들 간의 관계에서 ER 다이어그램을 만드는 과정으로, 개체(entity)를 추출하고 개체 간의 관계를 정의하여 ER 다이어그램을 생성
논리적 데이터 모델링	ER 다이어그램을 사용하여 관계 스키마 모델을 만드는 과정으로, 개념적 모델링에서 만든 ER 다이어그램을 사용하려는 DBMS에 맞게 사상(mapping)하여 실제 데이터베이스로 구현하기 위한 관계 스키마 모델을 생성
물리적 데이터 모델링	관계 스키마 모델의 물리적 구조를 정의하고 구현하는 과정으로, 작성된 논리적 모델을 실제 컴퓨터의 저장 장치에 저장하기 위한 물리적 구조를 정의하고 구현

3. 데이터베이스 설계

데이터베이스 설계는 특정 조직에서 필요로 하는 데이터베이스를 응용할 수 있도록 지원에 필요한 정보시스템을 구축하는 과정의 일부이다. 이때 특정 조직의 현장 실무자들의 업무 흐름을 파악하여 요구사항을 분류하고, 데이터 관점을 개념적으로 조직한 후 논리적으로 체계화하여 정리하며, 최종적으로 정리 내용을 데이터베이스로 구축하게 된다(그림 10-4).

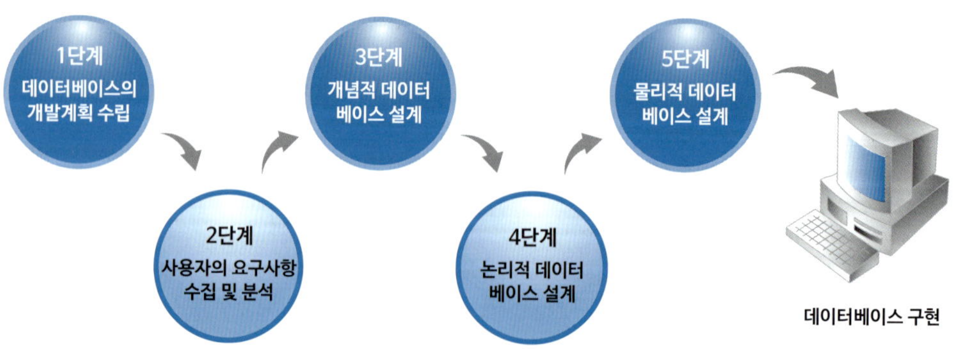

그림 10-4 데이터베이스 개발과정

1) 데이터베이스의 개발계획 수립

데이터베이스 개발이란 처음 계획을 수립하는 단계부터 사용자가 이용할 수 있는 데이터베이스를 생성하는 단계까지를 의미하며, 데이터베이스의 개발 목적과 필요성, 주요 기능을 정의하고 구체적인 데이터베이스 설계방법, 개발에 소요되는 인력, 기간 및 예산, 개발 일정 등을 정의한다.

2) 사용자의 요구사항 수집 및 분석

업무의 구체적인 흐름을 이해하고 현장 실무자들의 요구사항을 분석한다. 요구사항은 기존 시스템 운영에서 발생한 문제와 새로운 업무에 적용할 수 있는 시스템 요구사항으로 나누어 분석한다.

3) 개념적 데이터베이스 설계

현장 실무자들의 요구사항을 분석한 후 그 결과를 기반으로 업무에 대한 데이터 간 관계를 일반화함으로써 이해할 수 있는 다이어그램 형태로 표현하는 것을 ER 다이어그램(entity-relation diagram, ERD)이라 한다. ERD는 요구사항에서 얻어낸 정보들을 개체(entity), 속성(attribute), 관계성(relation) 등으로 기술하는 데이터 모델을 말한다(표 5-5).

표 10-5 ERD의 구성요소

구성요소	설명	ERD 기호
개체 (entity)	사람, 사물, 장소, 개념, 사건과 같이 유·무형의 정보를 가지고 있는 독립적인 대상	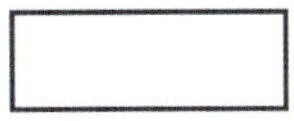
속성 (attribute)	속성은 개체가 가진 상태, 특성을 의미	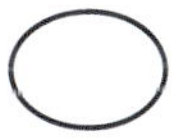
관계 (relationship)	개체 사이의 연관성을 나타내는 개념	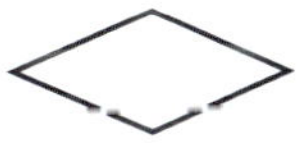
링크 (link)	속성과 관계, 개체를 연결	

Tip ERD의 작성순서

① 개체를 그린다.
② 개체를 배치한다.
③ 개체 간 관계를 설정한다.
④ 관계명을 기술한다.
⑤ 관계의 참여도를 기술한다.
⑥ 관계의 필수 여부를 기술한다.

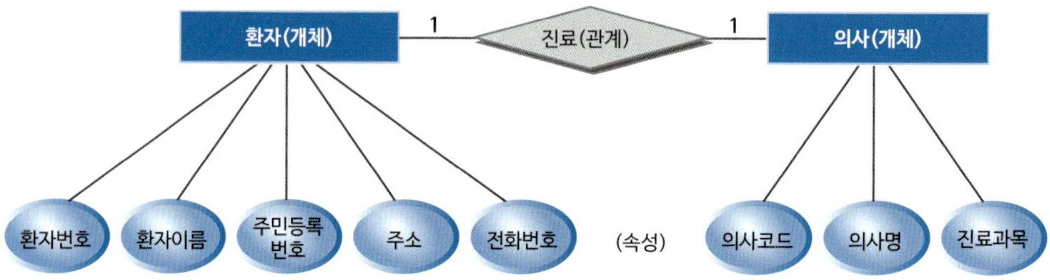

4) 논리적 데이터베이스 설계

목표 DMBS에 맞춰 개념적 데이터베이스 설계에서 작성한 ERD를 사용하여 개념스키마가 생성된 것을 보완하는 단계로, 논리적 데이터 모델링에 따라 설계가 진행된다. 앞에서 설명했듯이 데이터베이스 모델에는 계층 데이터 모델, 네트워크 데이터 모델, 관계 데이터 모델이 있으며, 논리적 데이터베이스 설계에서는 개념스키마의 테이블을 생성하거나 변경하여도 외부스키마가 직접 다루는 테이블이 아니면 영향이 없다. 이렇게 외부키마와 개념스키마가 서로 영향을 미치지 않게 분리해 놓은 것을 논리적 데이터의 독립성이라고 한다.

5) 물리적 데이터베이스 설계

논리적 구조로 표현된 데이터베이스를 디스크 등의 물리적 구조가 변경되어도 응용프로그램에는 영향이 없도록 구체적으로 변환하는 단계이다. 저장장치의 구조 변경과 같이 내부스키마가 변경되어도 개념스키마에 영향을 미치지 않도록 지원하며, 성능 개선을 위해 물리적 저장장치를 재구성하는 경우에도 개념스키마나 외부스키마에 영향이 없다. 이를 물리적 데이터의 독립성이라고 한다.

Tip 데이터베이스 스키마(database schema)

데이터베이스 스키마(database schema)는 데이터베이스의 구조를 가리키는 용어로 데이터베이스의 설계도라고 볼 수 있다. 데이터베이스 관리시스템에서 데이터베이스를 정의하여 하나의 데이터베이스를 생성하면 데이터관리시스템 내의 자료사전에 데이터베이스를 정의한 내용 즉, 데이터베이스 스키마가 저장된다. 데이터베이스 스키마는 관점에 따라 일반적으로 내부스키마, 외부스키마, 개념스키마의 3단계 레벨로 구분한다.

종류	설명
내부스키마 (internal schema)	저장장치의 관점에서 데이터베이스가 저장되는 방법을 명시한 것으로, 데이터베이스의 물리적인 저장 구조를 말함. 시스템 설계자 또는 시스템 프로그래머가 보는 관점의 스키마이기도 함
외부스키마 (external schema) [뷰(view)]	개념스키마 중 개별 사용자 및 응용프로그래머의 관점에서 한 부분을 논리적 구조로 정의한 것을 말하며, 서브스키마(subschema)라고도 함
개념스키마 (conceptual schema)	전체 조직이나 기관의 관점에서 데이터베이스를 정의한 스키마로, 개체 간의 관계와 제약 조건을 명시하고 접근 권한, 보안정책, 무결성 규칙 등에 관한 명세를 정의함

4. 데이터 웨어하우스

1) 데이터 웨어하우스의 개요

데이터 웨어하우스(data warehousc, DWH)는 1980년대 중반 IBM이 자사의 하드웨어를 판매하기 위해 처음 도입한 개념이다. IBM은 '정보창고'의 의미로 인포메이션 웨어하우스(information warehouse)라는 용어를 사용하였고, 이후 많은 하드웨어, 소프트웨어 및 툴(tool) 공급 업체에 의해 이론적, 현실적으로 성장하였다. 1980년대 후반 빌 인먼(W.H. Inmon)이 최초로 데이터 접근 전략으로서 데이터 웨어하우스의 개념을 사용함으로써 많은 관심과 집중을 받았다.

데이터웨어하우스는 사용자의 의사결정에 도움을 주기 위해 다양한 운영시스템의 데이터베이스에 축적된 데이터를 공통의 형식으로 변환해서 관리하는 데이터베이스를 말한다. 즉, 기업 내 운영시스템에 축적된 수년간의 내부 자료와 외부 자료를 주제별로 통합하여 별도의 프로그래밍 없이 즉시 여러 각도에서 분석 가능한 통합 시스템이다(그림 10-5).

데이터 웨어하우스는 장시간의 축적된 데이터를 분석 및 활용하는 데 제한이 있는 데이터베이스의 단점을 보완하기 위해 개발된 기법이며, 데이터 마이닝(date mining)을 실행하기 위한 전처리 단계라고 할 수 있다.

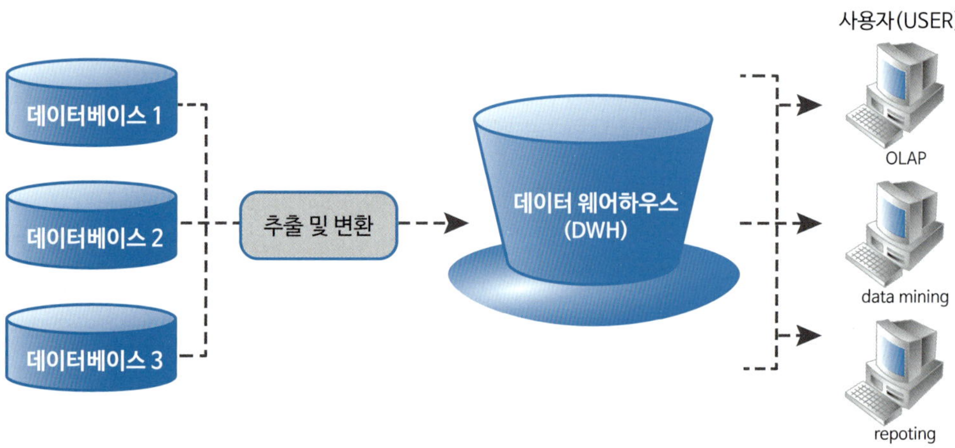

그림 10-5 데이터 웨어하우스의 개념

2) 데이터 웨어하우스의 특징

데이터 웨어하우스는 다음과 같은 특징을 가진다(표 10-6).

- 기존의 업무운영시스템은 성능과 안정성을 위해 시스템 자체에 최적화되어 있으나, 데이터 웨어하우스는 분석하고자 하는 데이터를 중심으로 재구성 및 최적화되어 있다.
- 표준화된 분석 기준을 기반으로 항상 신뢰할 수 있는 수치를 제공할 수 있다.
- 대용량의 데이터베이스 서버에 5년에서 10년간 데이터를 보관함으로써 장기간의 추이분석을 통한 의사결정을 할 수 있다.
- 분석 전용으로 별도로 존재하는 시스템이므로 기존 업무운영시스템에 전혀 부담을 주지 않는다.

표 10-6 데이터 웨어하우스의 특징(W.H. Inmon)

특징	설명
주제지향성 (subject oriented)	기능 또는 업무처리 중심이 아닌 주제 중심으로 구성
통합성 (integrated)	다양한 DB로부터 주제에 따른 일관성을 유지하며 데이터 통합
시계열성 (time variant)	시간의 흐름에 따른 변경 정보를 함께 저장하며 항상 반영하여 나타냄
비휘발성 (non-volatile)	기존 데이터의 갱신 없이 데이터가 적재 완료되면 읽기전용 형태로 존재

3) 데이터 웨어하우스의 구조

데이터 웨어하우스는 데이터 소스 계층, 데이터 웨어하우스 계층, 클라이언트 시스템 계층의 3가지로 이루어진다(표 10-7).

표 10-7 데이터 웨어하우스의 구조

특징	설명
데이터 소스 계층	• 실제 운영되는 데이터와 백업파일 등으로 구성되는 가장 원시적인 데이터의 저장소 • 필요 데이터를 검색, 추출, 변환하여 목표 데이터베이스 환경으로 전달
데이터 웨어하우스 계층	• 실제로 구축된 중앙 집중화된 데이터 저장고 • 사용자의 목적에 따라 데이터를 통합하기 위하여 운영시스템의 데이터베이스에서 데이터를 추출(extraction), 변환(transfomation), 데이터 통합(integration), 적재(loading)하는 ETL 기능으로 사용 • 대용량 정보 저장의 관계형 데이터베이스(RDB)와 목적지향의 메타형 데이터베이스(MDB, 데이터 마트)로 분류 • 사용자의 요구에 따라 실제 활용은 최종 사용자에게 맡기는 계층
클라이언트 시스템 계층	• OLAP, 데이터 마이닝, 웹브라우저, 질의 · 보고서 등을 이용하여 데이터를 분석하고 정보를 생성하는 데이터웨어하우스의 응용 계층 • 다양한 통계분석을 통한 정보처리가 가능

4) 데이터 웨어하우스의 구축

데이터 웨어하우스를 구축하면 사용자의 목적에 따라 소스(source)시스템과 운영시스템으로부터 데이터를 데이터 웨어하우스에 로드(load)시킨 후 다차원 모델링을 통해 데이터를 테이블 내에 저장하여 최적의 정보를 생성할 수 있다. 다만, 데이터 웨어하우스에 접근하기 위한 응용프로그램을 사용자가 개발해야 하고, 필요한 정보 생성을 위해 데이터의 정제, 통합, 합병이 필요하다.

데이터 웨어하우스의 구축과정은 공급, 저장, 사용의 세 단계로 나뉘며(표 10-8), 구축 시에는 다음 사항을 고려해야 한다.

- 데이터 웨어하우스 구축작업의 성패는 정확한 업무분석에 달려 있으므로 경영전략과 연계된 정확하고 철저한 업무분석이 이루어져야 한다.
- 기존에 구축된 시스템과의 통합 또는 연계 방안을 수립할 필요가 있다.
- 전사적인 측면에서 획일적인 데이터 웨어하우스의 구조를 적용하는 것은 성능 및 비용측면에서 많은 피해를 가져올 수 있으므로, 각 단위 사이트의 특성에 맞게 데이터 웨어하우스의 구조를 정립해야 한다.
- 철저한 사례 분석 등을 통해 적용해야 할 주제에 대한 영역을 정립해야 한다.

표 10-8 데이터 웨어하우스의 구축과정

구축과정	설명
1단계 (공급)	• 운영시스템 및 외부 소스의 적절한 데이터 세트를 규명, 추출, 정화, 수정하여 데이터 웨어하우스로 옮기는 모든 작업을 포함
2단계 (저장)	• 데이터 서버에 데이터를 저장하여 데이터에 대한 신속하고 효율적인 액세스를 제공하며 데이터 웨어하우스에 대한 관리를 지속적으로 해 나가는 단계 • 데이터에 대한 안전한 액세스를 제공하고 데이터 용량의 증가를 처리하며 시스템 장애 시 데이터의 가용성을 보장하는 등의 다양한 작업을 포함
3단계 (사용)	• 데이터를 실제 사용하는 단계 • 데이터에 대한 질의, 분석, 보고서, 차트, 그래프의 생성과 출력 등 일반적으로 최종 사용자는 그래픽 프론트-엔드 툴을 사용하여 데이터베이스네 대한 질의를 수행하고 그 결과를 조회

2) 데이터 마이닝의 규칙과 적용 기법

(1) 데이터 마이닝의 규칙

데이터 마이닝은 연관성 탐색, 군집화, 경향분석, 패턴분석, 특성화, 분류화 등의 규칙(기능)을 가진다(표 10-9).

표 10-9 데이터 마이닝의 규칙

규칙(기능)	설명
연관성 탐색 (association)	여러 트랜잭션들 중 동시에 발생하는 트랜잭션의 연관성 발견
군집화 (clustering)	상호 속성의 유사한 특징을 기반으로 데이터들을 그룹화
경향분석 (trend analysis)	시계열 데이터들이 시간축으로 변하는 전개 과정을 특성화하여 동적으로 변하는 데이터 분석
패턴분석 (pattern analysis)	대용량 데이터베이스 안에서 패턴 발견
특성화 (characterization)	데이터의 특성에 따른 모델을 만들어 반복적인 학습 및 검증을 통한 특성에 대한 규칙 발견
분류화 (classification)	수집된 데이터의 패턴 및 차별화된 특성을 도출하여 특정 그룹에 속하지 않는 데이터에 대해 그룹을 지정

(2) 데이터마이닝 적용 기법

데이터에서 가치를 만들어내는 데이터 마이닝의 분석 기법에는 군집분석, 연관성 분석, 의사결정나무, 인공신경망 등이 있다(표 10-10).

표 10-10 데이터 마이닝의 적용 기법

종류	설명
군집분석 (clustering)	• 동일 집단에 속해 있는 대상의 유사성이나 공통된 특성을 바탕으로 집단을 하는 기법 • 미리 정해진 분류에 의존하지 않고 목적에 맞게 유사한 특성을 가진 새로운 분류를 생성 • 대상을 몇 개로 분류할 것인지를 연구자가 결정 가능

표 10-10 데이터 마이닝의 적용 기법(계속)

종류	설명
연관성 분석 (link analysis)	• 데이터 안에 존재하는 항목 간의 종속관계를 찾아내는 기법으로, 동시발생 매트리스를 이용 • 구매 가능성이 있는 항목을 분석하여 처음 구매한 항목과 더불어 자주 구매되는 다른 항목을 추천
의사결정나무 (decision tree)	• 데이터 분석가의 많은 노력을 필요로 하지 않으며 사용자가 쉽게 분석 결과를 이해할 수 있는 분류기법 • 뿌리노드(root node), 노드(nodes), 가지(branches), 잎(leaves)으로 구성
인공신경망 (artificial neural network)	• 데이터 마이닝과 의사결정 지원에서 널리 활용되며 예측, 분류, 군집분석 등에 주로 적용되는 기법 • 장점 : 높은 예측력 • 단점 : 학습에 충분한 데이터를 필요로 하기 때문에 가장 적은 수의 목표 집단도 충분한 데이터의 확보가 되어야 하며, 다른 기법에 비해 계산시간이 오래 걸림

3) 데이터 마이닝의 개발단계

일반적인 데이터 마이닝의 개발단계는 요구분석, 데이터 탐색과 선택, 데이터 마이닝 적용, 데이터 마이닝 도구선정, 적용 및 피드백, 결과 분석 및 통합의 6단계로 나눌 수 있다(표 10-11). 각 단계는 여러 태스크(task)로 분할 가능하며, 상이한 단계 또는 태스크 사이를 반복적으로 수행하는 것이 일반적이다(그림 10-6).

표 10-11 데이터 마이닝의 개발단계

단계	설명
요구분석 단계	• 특정 조직에서 적용해야 할 업무에 대한 정의와 결과에 대한 목표 설정 • 현재 가진 데이터의 종류와 성격을 분석하고 비즈니스의 분석 목적을 위한 다양한 질문을 작성하여 요구 분석과 문제정의 • 데이터 마이닝으로 얻은 정보의 활용 방안과 실제 업무와의 연계성 고려 • 적용 업무 범위를 특정한 분야로 한정하여 추진한 후 추후 적용 범위를 확대하는 것이 성공 가능성을 향상시킴

표 10-11 데이터 마이닝의 개발단계(계속)

단계	설명
데이터 탐색과 선택 단계	• 데이터 마이닝이 적용될 데이터를 실제 사용할 수 있도록 준비하는 과정 • 데이터의 선정(selection), 정제(cleaning), 변환(transformation) 과정을 거침 • 데이터 웨어하우스가 구축된 경우 구축과정에서 이미 실행되었거나 또는 추가 작업이 필요할 때는 데이터 웨어하우스 내에서 작업하는 것이 효율적
데이터 마이닝 적용 단계	• 데이터 마이닝과 의사결정 지원에서 널리 활용되며 예측, 분류, 군집분석 등에 데이터 마이닝이 실제적으로 이루어지는 과정 • 데이터의 정제(cleaning), 코딩(coding), 보강(enrichment)이 이루어짐 • 데이터 웨어하우스 및 데이터마트 구축, 데이터 추출변환 샘플링, 유의한 변수 선정, 모델링, 모델평가의 과정을 거침 • 업무의 성격과 데이터 구조에 알맞은 데이터 마이닝 모델과 기법을 적용하여 분석 결과를 최종 사용자가 이해하기 쉽게 어떤 형식으로 표시할 것인가를 결정
데이터 마이닝 도구선정 단계	• 데이터 마이닝 분석 결과가 적용 업무와 데이터 구조에 적합한지를 최종 사용자와 분석 전문가들이 토론하여 잘못된 결과를 찾아 원인을 분석하고 적합한 마이닝 모델과 도구를 선정하는 단계 • 데이터 마이닝의 결과로 나타난 어떤 패턴이나 규칙이 타당하고 기업에 유용한지를 판단하는 인적 요소의 역할이 매우 중요
적용 및 피드백 단계	• 실제 업무의 적용 결과나 효과를 토대로 향상된 정보를 얻기 위해 데이터 마이닝의 초기단계로 돌아가 재작업이 이루어짐 • 얻을 수 있는 정보의 형태가 다양하므로 사건들의 연관성 탐사, 연속성 탐사 등의 기법을 활용하여 피드백
결과 분석 및 통합 단계	• 데이터 마이닝 분석 결과가 적용 업무와 데이터 구조에 적합한지를 최종 사용자와 분석 전문가들이 토론하여 잘못된 결과를 찾아 원인을 분석하고 새 모델을 구축하는 단계 • 데이터 마이닝의 결과는 사용자가 해석 가능한 용어 또는 의사결정에 이용할 수 있는 지식으로 표현되어야 함 • 성공적인 데이터 마이닝 태스크의 결과는 의사결정 문제를 해결하기 위해 사용되며, 사후처리를 위해 다른 시스템에 통합되거나 필요로 하는 사용자를 위해 문서화됨

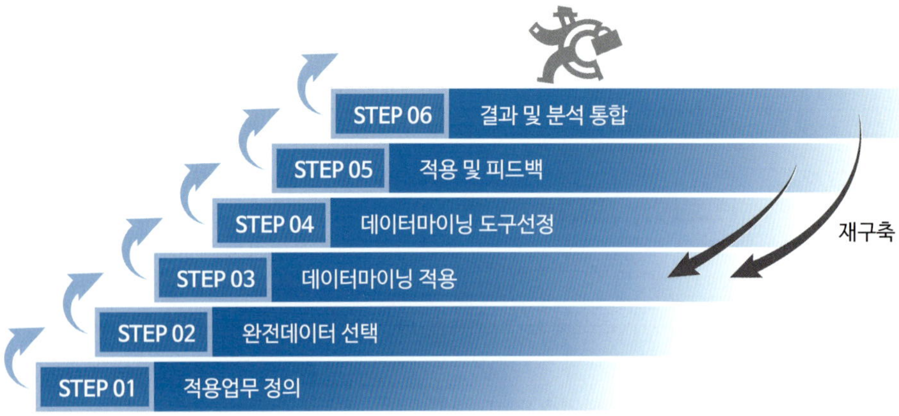

그림 10-6 데이터 마이닝의 개발단계

4) 데이터 마이닝의 활용

데이터 마이닝의 활용방법과 범위가 매우 다양해서 많은 분야에서 활용 가능하다(표 10-12).

의료분야에서는 병원 고객관계관리, 미수금관리, 의학연구 등에 활용된다. 모든 환자의 인구통계학적, 환경적, 계층별, 지역별 등의 일반적 자료와 각 환자의 과거 진료기록이나 유전적 형질 특성 등의 개인적 자료들을 활용하여 병원 수익에 영향을 미치는 요인을 분석할 수 있다. 또한, 진료비 심사조정 결정 내역을 통해 진료비 조정 원인을 찾고, 진료행위 프로토콜을 개발하는 데 활용할 수 있다. 병원에서 데이터 마이닝을 적용하면 질병의 자동진단 체계 및 예방의료 체계가 더욱 쉽게 수립될 것이다(표 10-13).

표 10-12 데이터 마이닝의 활용방법

활용방법	설명
텍스트 마이닝 (text mining)	• 신문기사, 서적, 이메일, 메신저 등 텍스트 정보를 활용하여 흥미롭거나 유용한 패턴을 찾아냄 • 텍스트 마이닝에서 가장 중요한 목표는 텍스트로부터 고품질의 정보를 찾아서 얻어내는 것임
웹데이터 마이닝 (web data mining)	• 데이터에서 패턴과 구조, 지식을 찾아냄 • 분석 대상에 따라 크게 웹활용성 마이닝, 웹콘텐츠 마이닝, 웹구조 마이닝 등이 있음
프로세스 마이닝 (process mining)	• 정보시스템에 기록되어있는 이벤트로그에서 지식을 추출함으로서 사람들의 머릿속에서 추상적으로 추정하고 있는 프로세스가 아닌 실제 업무 프로세스를 도출하고 모니터링하며 개선함

표 10-13 데이터 마이닝의 의료분야 활용

영역	설명
환자 마케팅	기존 환자군의 특성 및 환자의 의료기관 이용 특성을 근거로 환자에 대한 마케팅 실시가 용이
의료시설 배치	환자의 동선을 파악하여 의료시설 재배치에 활용함으로써 환자들의 동선을 줄이면서 병원의 혼잡도 완화 가능
미수금 관리	미수금 발생 확률이 높은 환자의 경우 접수 시부터 미수금이 발생하지 않도록 중점관리를 가능하게 하여 병원의 미수금 발생 감소 효과
진료행위 프로토콜 개발	의사들의 진료행위와 치료결과를 근거로 가장 효율적인 치료패턴을 찾아 진료행위에 대한 프로토콜 제작 가능하며, 의료의 질 향상 도모
진료비조정 예방	진료비 청구에 대한 조정 내역의 원인분석을 통해 진료비 조정에 대한 방안을 찾고 이를 근거로 병원의 진료비에 대한 손실 방지
진료 진단	검사결과와 각종 진단 자료에 근거하여 의사들의 정확한 진단에 도움을 줄 수 있음
재원일수 및 진료비 예측	기존 환자들의 재원일수 및 진료비 자료에 근거하여 새로운 환자가 입원 시 이들의 재원일수와 진료비 예측 가능
자원사용량 예측	병원에서 필요로 하는 각종 의료자원을 예측하여 병원의 효율적인 물자관리에 기여
추정 예산	각종 자료에 근거하여 병원에서 필요로 하는 예산 추정 가능
의학연구	각종 의학연구 지원 가능

참고문헌

1. 강성홍 외, 〈보건의료정보관리학〉, (사)대한보건의료정보관리사협회, 2019
2. 최준영 외, 〈보건의료데이터 관리〉, (사)대한보건의료정보관리사협회, 2019
3. 최준영 외, 〈의료정보기술〉, (사)대한보건의료정보관리사협회, 2020
4. 한국의료정보교육협회, 〈보건의료정보학〉, 에듀팩토리, 2018
5. 한국의료정보교육협회, 〈의료전산일반〉, 에듀팩토리, 2014
6. 대한의료정보학회, 〈보건의료정보학〉, 현문사, 2014
7. 이재호, 〈데이터베이스 시스템총론〉, 도서출판 정일, 2007
8. 안동찬 외, 〈데이터베이스 이론과 Access 2010 실습〉, 오성미디어, 2015
9. 김성규 외, 〈데이터베이스 처리〉, 도서출판 한산, 2019
10. 지아웨이 한 외, 〈데이터 마이닝 개념과 기법〉, 에이콘출판사, 2015
11. 박우창 외, 〈데이터베이스 개론과 실습〉, 한빛아카데미, 2014
12. 김강원, 〈실무로 배우는 빅데이터 기술〉, 위키북스, 2020
13. 이재호, 〈데이터베이스 시스템 총론〉, 도서출판 정일, 2013
14. 김은경, 〈데이터베이스 설계〉, 한국기술교육대학교 출판부, 2018
15. 오상엽 외, 〈(Practical)데이터 구조〉, 이한미디어, 2015
16. 마이클 J 헤르난데즈, 〈파워 오브 데이터베이스〉, BJ퍼블릭, 2019
17. 보건복지부, 〈의료정보정책과 보건의료 빅데이터 시범사업 추진계획〉, 2018
18. https://hcdl.mohw.go.kr
19. https://opendata.hira.or.kr
20. https://slidesplayer.org
21. https://m.blog.naver.com
22. https://ko.wikipedia.org

학습문제

1. 데이터와 데이터 베이스의 개념을 설명하시오.

2. 데이터 웨어하우스의 개념을 설명하시오.

3. 데이터 웨어하우스의 구조를 분류하고 각각을 설명하시오.

4. 데이터 마이닝의 개념을 설명하시오.

5. 데이터 마이닝의 규칙(기능)을 설명하시오.

제11장

보건의료정보 관련 법률

학습목표

- 의무기록/정보 관련 법률을 이해한다.
- 의무기록/정보 작성과 설명에 관련된 법률을 이해한다.
- 의무기록/정보 이용과 보존에 관련된 법률을 이해한다.
- 의료기관의 개인정보보호법과 관련된 의무기록/정보 관리를 이해한다.

제11장 보건의료정보 관련 법률

의무기록/정보는 환자의 질병과 관련되어 작성되는 모든 기록으로, 전자형식과 문서형식으로 보관할 수 있다. 의료기관에서 진료를 접수하는 순간부터 의무기록/정보가 생성되기 시작한다. 의무기록/정보의 소유권은 의료기관에게 있으나 환자의 개인정보에 해당하므로 이를 보관하는 의료기관은 환자의 개인정보가 안전하게 보존되도록 각별히 조심해야 하며, 필요에 따라 합법적인 방법으로 정보를 제공해야 하는 의무도 함께 가진다. 이에 의료법에서는 정보누설 금지와 기록열람 등에 관한 사항과 의무기록에 관한 권리와 의무사항을 규정하고 있다.

의무기록/정보는 개인정보의 한 유형이라는 점에서 헌법상 기본권으로서 개인정보 자기결정권 또는 자기정보 통제권에 근거하며, 민 · 형사법에서도 의료행위에 관한 계약불이행 또는 불법행위로 인한 손해배상책임과 환자의 비밀 또는 개인정보를 보호하고 처벌하는 책임을 규정하고 있다.

의료법 외에도 응급의료에 관한 법률, 감염병의 예방 및 관리에 관한 법률, 결핵예방법, 국민건강보험법, 후천성 면역결핍증 예방법, 정신보건법, 생명윤리 및 안전에 관한 법률 등에 의무기록/정보의 관리에 관한 사항을 규정하고 있다. 또 개인정보보호법에서는 의무기록/정보를 생성하고 취급 및 이용하는 의료기관에서 민감 정보를 포함하는 개인정보를 철저히 보호하고, 보호조치를 엄격하게 수행하며, 수집, 이용, 제공 등에 확인해야 하는 사항들을 규정하고 있다.

보건의료기본법 제3조에 따르면 보건의료정보란 보건의료와 관련한 지식 또는 부호, 숫자, 문자, 음성, 음향, 영상 등으로 표현된 모든 종류의 자료라고 정의되어 있다. 현재 보호 대상의 의료 정보는 개인 식별 의료정보로서 전자매체를 통해 전송 및 보존되거나 기타 형식이나 매체를 통해 전송 및 보존되는 정보이다.

1. 의무기록/정보의 작성, 보관 및 제공

1) 의무기록/정보의 작성

의무기록/정보를 생성하여 작성하는 방법도 다양해져서 의무기록의 작성, 필수기재사항, 이용방법, 보관 및 파기에 대한 내용을 의료법으로 규정하고 있다.

의무기록은 의료인이 자율적으로 기재하는 문서가 아니라 의료법으로 필요한 내용을 규정하고 있으며 의료기관은 내규 등으로 기록별 작성 시한과 필수항목 기재 등을 관리하여 신속하고 정확한 기록이 되도록 해야 한다. 내용이 충실하지 못한 의무기록은 의료분쟁 등 법적 문제가 발생했을 경우 증거 자료로서 그 역할을 할 수 없다.

의료기관에서는 의료법의 의무기록 필수기재사항과 각종 평가에서 제시하는 작성 시한 등을 의료인들에게 알리고 내부 규정으로 만들어 진료과정과 결과에 대한 내용을 누락 없이 작성하게 하는 것이 중요하다. 또한, 의료기관이 받는 각종 평가에서도 의무기록의 필수항목을 조사항목으로 포함하는 기준을 제시하고 있다.

보건의료정보관리사는 관련 법률과 법 적용 원칙 및 사례연구를 의료기관에 적용하여 의무기록 내용이 충실하게 작성되도록 관리해야 하며, 만약 법적 문제가 발생할 경우 의무기록이 중요한 자료로 사용 되도록 관리해야 한다.

(1) 환자의 권리와 의무

의료법 시행규칙 제1조의3(환자의 권리 등의 게시) 별표 1에서는 환자의 권리와 의무에 대해 진료 받을 권리와 알권리 및 자기 결정권 등을 명시했다. 이에 따라 의료인은 정당한 사유 없이는 환자에게 진료를 거부해서는 안 되고, 진료의 예상 결과 및 진료비용에 관하여 충분히 설명해야 하며, 이에 관한 동의를 받아야 한다. 또 의료인은 의무기록/정보를 상세히 기록하고 서명해야 한다.

보건의료정보관리사는 이 과정에서 발생하는 의무기록/정보의 필수항목 기재 확인과 성량 · 질량분석을 통해 완전한 의무기록이 작성될 수 있도록 법적으로나 체계적으로 관리될 수 있도록 해야 한다.

■ 의료법 시행규칙 제1조의3(환자의 권리 등의 게시) 별표 1

1. 환자의 권리

가. 진료받을 권리

환자는 자신의 건강보호와 증진을 위하여 적절한 보건의료서비스를 받을 권리를 갖고, 성별 · 나이 · 종교 · 신분 및 경제적 사정 등을 이유로 건강에 관한 권리를 침해받지 아니하며, 의료인은 정당한 사유 없이 진료를 거부하지 못한다.

나. 알권리 및 자기결정권

환자는 담당 의사 · 간호사 등으로부터 질병 상태, 치료 방법, 의학적 연구 대상 여부, 장기이식 여부, 부작용 등 예상 결과 및 진료비용에 관하여 충분한 설명을 듣고 자세히 물어볼 수 있으며, 이에 관한 동의 여부를 결정할 권리를 가진다.

다. 비밀을 보호받을 권리

환자는 진료와 관련된 신체상 · 건강상의 비밀과 사생활의 비밀을 침해받지 아니하며, 의료인과 의료기관은 환자의 동의를 받거나 범죄 수사 등 법률에서 정한 경우 외에는 비밀을 누설 · 발표하지 못한다.

라. 상담 · 조정을 신청할 권리

환자는 의료서비스 관련 분쟁이 발생한 경우, 한국의료분쟁조정중재원 등에 상담 및 조정 신청을 할 수 있다.

2. 환자의 의무

가. 의료인에 대한 신뢰 · 존중 의무

환자는 자신의 건강 관련 정보를 의료인에게 정확히 알리고, 의료인의 치료계획을 신뢰하고 존중하여야 한다.

나. 부정한 방법으로 진료를 받지 않을 의무

환자는 진료 전에 본인의 신분을 밝혀야 하고, 다른 사람의 명의로 진료를 받는 등 거짓이나 부정한 방법으로 진료를 받지 아니한다.

(2) 의무기록의 기재사항

의료법 제22조(진료기록부 등)에서는 의료인은 환자에 대한 치료 내용과 의료행위에 관한 사항을 진료기록부, 조산기록부, 간호기록부, 그 밖의 진료에 관한 기록을 상세하게 기록하고 서명하도록 하고 있으며, 의료법 시행규칙 제14조(진료기록부 등의 기재사항)에서는 진료기록부 등에 기록해야 할 의료행위에 관한 사항과 의견을 명시하였다. 또한, 의료기관 인증평가에서도 중요한 기록의 내용들을 포함한 조사항목 등을 제시하고 있다. 작성하는 의무기록이 전자형식이라면 이를 작성하고 보관하는 데 필요한 시설과 장비를 갖추도록 의무화하고 있다.

또한, 의료기관은 법령에 따라 진료 목적을 위하여 고유식별정보, 민감정보를 수집하고 진료 목적을 위하여 이용할 수 있다(표 11-1).

■ 의료법 제22조(진료기록부 등)

① 의료인은 각각 진료기록부, 조산기록부, 간호기록부, 그 밖의 진료에 관한 기록(이하 '진료기록부 등'이라 한다)을 갖추어 두고 환자의 주된 증상, 진단 및 치료 내용 등 보건복지부령으로 정하는 의료행위에 관한 사항과 의견을 상세히 기록하고 서명하여야 한다.

② 의료인이나 의료기관 개설자는 진료기록부 등[제23조 제1항에 따른 전자의무기록(電子醫務記錄)을 포함하며, 추가기재 · 수정된 경우 추가기재 · 수정된 진료기록부 등 및 추가기재 · 수정 전의 원본을 모두 포함한다. 이하 같다]을 보건복지부령으로 정하는 바에 따라 보존하여야 한다.

③ 의료인은 진료기록부 등을 거짓으로 작성하거나 고의로 사실과 다르게 추가기재 · 수정하여서는 아니 된다.

④ 보건복지부장관은 의료인이 진료기록부 등에 기록하는 질병명, 검사명, 약제명 등 의학용어와 진료기록부 등의 서식 및 세부내용에 관한 표준을 마련하여 고시하고 의료인 또는 의료기관 개설자에게 그 준수를 권고할 수 있다.

■ 의료법 시행규칙 제14조(진료기록부 등의 기재 사항)

① 법 제22조 제1항에 따라 진료기록부 · 조산기록부와 간호기록부(이하 '진료기록부'이라 한다)에 기록해야 할 의료행위에 관한 사항과 의견은 다음 각 호와 같다.

1. 진료기록부
   가. 진료를 받은 사람의 주소 · 성명 · 연락처 · 주민등록번호 등 인적사항
   나. 주된 증상. 이 경우 의사가 필요하다고 인정하면 주된 증상과 관련한 병력(病歷) · 가족력(家族歷)을 추가로 기록할 수 있다.
   라. 진료경과(외래환자는 재진환자로서 증상 · 상태, 치료 내용이 변동되어 의사가 그 변동을 기록할 필요가 있다고 인정하는 환자만 해당한다)
   마. 치료 내용(주사 · 투약 · 처치 등)
   바. 진료 일시(日時)
2. 조산기록부
   가. 조산을 받은 자의 주소 · 성명 · 연락처 · 주민등록번호 등 인적사항
   나. 생 · 사산별(生 · 死産別) 분만 횟수
   다. 임신 후의 경과와 그에 대한 소견
   라. 임신 중 의사에 의한 건강진단의 유무(결핵 · 성병에 관한 검사를 포함한다)

라. 임신 중 의사에 의한 건강진단의 유무(결핵 · 성병에 관한 검사를 포함한다)
마. 분만 장소 및 분만 연월일시분(年月日時分)
바. 분만의 경과 및 그 처치
사. 산아(産兒) 수와 그 성별 및 생 · 사의 구별
아. 산아와 태아부속물에 대한 소견
자. 삭제
차. 산후의 의사의 건강진단 유무

3. 간호기록부
가. 간호를 받는 사람의 성명
나. 체온 · 맥박 · 호흡 · 혈압에 관한 사항
다. 투약에 관한 사항
라. 섭취 및 배설물에 관한 사항
마. 처치와 간호에 관한 사항
바. 간호 일시(日時)

② 의료인은 진료기록부 등을 한글로 기록하도록 노력하여야 한다.

표 11-1 의료기관의 법령에 따른 고유식별정보 및 민감정보 수집

개인정보 파일명	근거 법령
진료기록부	의료법 제22조, 같은 법 시행규칙 제14조
조산기록부	의료법 제22조, 같은 법 시행규칙 제14조
간호기록부	의료법 제22조, 같은 법 시행규칙 제14조
환자명부	의료법 제22조, 같은 법 시행규칙 제15조
처방전	의료법 제18조, 같은 법 시행규칙 제12조
수술기록	의료법 제22조, 같은 법 시행규칙 제15조
검사소견서	의료법 제22조, 같은 법 시행규칙 제15조
방사선사진 · 소견서	의료법 제22조, 같은 법 시행규칙 제15조
진단서	의료법 제17조, 같은 법 시행규칙 제9조
사망진단서(사체검안서)	의료법 제17조, 같은 법 시행규칙 제10조
출생증명서	의료법 제17조, 같은 법 시행규칙 제11조

표 11-1 의료기관의 법령에 따른 고유식별정보 및 민감정보 수집(계속)

개인정보 파일명	근거 법령
사산 · 사태증명서	의료법 제17조, 같은 법 시행규칙 제11조
감염병환자, 감염병의사환자, 병원체보유자 신고	감염병의 예방 및 관리에 관한 법률 제11조, 같은 법 시행규칙 제6조, 성매개감염병 및 후천성면역결핍증 건강진단규칙 제7조
응급환자이송	응급의료에 관한 법률 제11조, 같은 법 시행규칙 제4조
감염인 진단 · 검안사실 신고	후천성면역결핍증예방법 제5조
특정수혈부작용신고	혈액관리법 제10조, 같은 법 시행규칙 제13조
뇌사추정자신고	장기 등 이식에 관한 법률 제17조, 같은 법 시행규칙 제11조
질병자 또는 질병의심 대상자 발견 보고, 신고, 통지 등	보건의료기본법 제5조
환자진료기록의 열람 및 사본 교부	의료법 제21조, 같은 법 시행규칙 제13조의2
요양급여 의뢰서	국민건강보험법 제41조, 국민건강보험 요양급여의 기준에 관한 규칙 제2조
외국인환자유치사업실적보고	의료법 제27조의2, 같은 법 시행규칙 제19조의9

(3) 의료행위에 관한 설명과 동의

의료인은 진료하고 기록할 의무뿐만 아니라 환자에게 치료 과정을 설명하고 동의를 받을 의무도 함께 가진다. 따라서 의료진은 반드시 의료행위 전에 해당 내용을 충분히 설명하고 동의를 얻어야 하고, 환자는 그 내용을 충분히 이해한 후 동의해야 한다. 이 과정에서 환자가 가진 알권리 및 자기결정권을 충분히 보장해 주어야 한다.

의료법 제24조의2(의료행위에 관한 설명)에는 환자가 의료행위에 대해 충분히 이해한 후 결정할 수 있도록 의료인은 의료행위에 대해 충실히 설명하고 환자나 보호자에게 동의서를 받아야 하며, 동의를 받은 사항 중 변경사유와 내용에 대해서도 환자에게 서면으로 알리도록 규정되어 있다. 이때 설명 범위는 환자의 자기결정권 행사에 필요한 사항으로 제한하며, 단순 호기심으로 길게 설명하는 것은 환자에게 혼란과 불편을 초래할 뿐만 아니라 진료에 악영향을 미칠 수 있음도 함께 고려해야 한다.

전단적 의료행위란 환자가 동의하지 않고 의료행위가 이루어진 경우 즉, 의료과실이 없어도 제재의 대상이 되는 것으로 동의 범위를 초과한 의료행위를 했을 경우,

고의로 불충분한 설명을 한 경우, 실질적으로 설명된 의도와는 다른 의료가 시행된 경우를 말하며, 이는 환자의 자기결정권을 침해하는 것이 된다. 과거에는 질병에 대한 치료는 의사의 전권으로 보았으나 현재는 환자가 진료를 받을지, 어느 정도의 진료를 받을지 스스로 결정하도록 하고 있다. 혹시 발생할지 모를 의료과오나 의료사고에 있어서 의료인의 설명의 의무와 환자의 동의는 무엇보다 중요하다.

동의서의 보존연한에 대해서는 의료법 시행령에 환자에게 서면으로 동의를 받은 날을 기준으로 각각 2년으로 규정하고 있으나 민사상 손해배상 청구에 대비하기 위해 파기에 대한 것은 신중한 판단을 해야 한다.

■ 의료법 제24조의2(의료행위에 관한 설명)

① 의사 · 치과의사 또는 한의사는 사람의 생명 또는 신체에 중대한 위해를 발생하게 할 우려가 있는 수술, 수혈, 전신마취(이하 이 조에서 '수술 등'이라 한다)를 하는 경우 제2항에 따른 사항을 환자(환자가 의사결정능력이 없는 경우 환자의 법정대리인을 말한다. 이하 이 조에서 같다)에게 설명하고 서면(전자문서를 포함한다. 이하 이 조에서 같다)으로 그 동의를 받아야 한다. 다만, 설명 및 동의 절차로 인하여 수술 등이 지체되면 환자의 생명이 위험하여지거나 심신상의 중대한 장애를 가져오는 경우에는 그러하지 아니하다.

② 제1항에 따라 환자에게 설명하고 동의를 받아야 하는 사항은 다음 각 호와 같다.

1. 환자에게 발생하거나 발생 가능한 증상의 진단명
2. 수술 등의 필요성, 방법 및 내용
3. 환자에게 설명을 하는 의사, 치과의사 또는 한의사 및 수술 등에 참여하는 주된 의사, 치과의사 또는 한의사의 성명
4. 수술 등에 따라 전형적으로 발생이 예상되는 후유증 또는 부작용
5. 수술 등 전후 환자가 준수하여야 할 사항

③ 환자는 의사, 치과의사 또는 한의사에게 제1항에 따른 동의서 사본의 발급을 요청할 수 있다. 이 경우 요청을 받은 의사, 치과의사 또는 한의사는 정당한 사유가 없으면 이를 거부하여서는 아니 된다.

④ 제1항에 따라 동의를 받은 사항 중 수술 등의 방법 및 내용, 수술 등에 참여한 주된 의사, 치과의사 또는 한의사가 변경된 경우에는 변경 사유와 내용을 환자에게 서면으로 알려야 한다.

⑤ 제1항 및 제4항에 따른 설명, 동의 및 고지의 방법 · 절차 등 필요한 사항은 대통령령으로 정한다.

(4) 의무기록/정보의 정정

의무기록/정보의 정정에 관한 규정은 의료법 제22조(진료기록부 등) 제2항에 명시되어 있다. 이는 의료분쟁이 발생한 경우 진료기록부 등에 수정이 이루어졌는지의 여부가 중요한 쟁점이 될 수 있고, 의료행위의 변화 과정을 살펴보려면 원본과 추가 기재 또는 수정된 수정본이 모두 중요한 자료로서 보존되어야 하기 때문이다.

개인정보보호법에 따라 환자는 자신의 의무기록/정보 개인정보의 정정 요청을 할 수 있으며 법적 보관기간이 지난 정보에 대한 삭제를 요청할 수 있다.

환자로부터 환자의 개인정보에 대한 열람, 정정, 삭제, 처리정지 요구를 받은 경우 10일 이내에 처리결과를 통지하도록 되어 있다.

2) 의무기록/정보의 보관

의료기관은 환자의 의무기록을 의료법 시행규칙 제15조(진료에 관한 기록의 보존)에 따라 의무 기간 동안 보관해야 한다. 또 의료기관이 폐업하거나 휴업할 경우도 의료법 제40조에 따라 처리해야 한다.

의무기록을 종이에 기록한 경우에는 의료법 시행규칙 제15조 제2항에 따라 마이크로필름이나 광디스크에 원본대로 수록하여 보존할 수 있고, 전자의무기록인 경우에는 의료법 시행규칙 제16조 제3항의 규정에 따라 시설과 장비를 갖추어야 한다.

■ 의료법 제15조(진료기록부 등의 보존)

① 의료인이나 의료기관 개설자는 법 제22조 제2항에 따른 진료기록부 등을 다음 각 호에 정하는 기간 동안 보존하여야 한다. 다만, 계속적인 진료를 위하여 필요한 경우에는 1회에 한정하여 다음 각 호에 정하는 기간의 범위에서 그 기간을 연장하여 보존할 수 있다.

1. 환자 명부 : 5년
2. 진료기록부 : 10년
3. 처방전 : 2년
4. 수술기록 : 10년
5. 검사내용 및 검사소견기록 : 5년
6. 방사선 사진(영상물을 포함한다) 및 그 소견서 : 5년
7. 간호기록부 : 5년

8. 조산기록부 : 5년
9. 진단서 등의 부본(진단서 · 사망진단서 및 시체검안서 등을 따로 구분하여 보존 할 것) : 3년

② 제1항의 진료에 관한 기록은 마이크로필름이나 광디스크 등(이하 이 조에서 '필름'이라 한다)에 원본대로 수록하여 보존할 수 있다.

③ 제2항에 따른 방법으로 진료에 관한 기록을 보존하는 경우에는 필름촬영책임자가 필름의 표지에 촬영 일시와 본인의 성명을 적고, 서명 또는 날인하여야 한다.

■ 의료법 제40조(폐업 · 휴업 신고와 진료기록부 등의 이관)

① 의료기관 개설자는 의료업을 폐업하거나 1개월 이상 휴업(입원환자가 있는 경우에는 1개월 미만의 휴업도 포함한다. 이하 이 조에서 이와 같다)하려면 보건복지부령으로 정하는 바에 따라 관할 시장 · 군수 · 구청장에게 신고하여야 한다.

② 의료기관 개설자는 제1항에 따라 폐업 또는 휴업 신고를 할 때 제22조나 제23조에 따라 기록 · 보존하고 있는 진료기록부 등을 관할 보건소장에게 넘겨야 한다. 다만, 의료기관 개설자가 보건복지부령으로 정하는 바에 따라 진료기록부 등의 보관계획서를 제출하여 관할 보건소장의 허가를 받은 경우에는 직접 보관할 수 있다.

③ 시장 · 군수 · 구청장은 제1항에 따른 신고에도 불구하고 「감염병의 예방 및 관리에 관한 법률」 제18조 및 제29조에 따라 질병관리청장, 시 · 도지사 또는 시장 · 군수 · 구청장이 감염병의 역학조사 및 예방접종에 관한 역학조사를 실시하거나 같은 법 제18조의2에 따라 의료인 또는 의료기관의 장이 보건복지부장관 또는 시 · 도지사에게 역학조사 실시를 요청한 경우로서 그 역학조사를 위하여 필요하다고 판단하는 때에는 의료기관 폐업 신고를 수리하지 아니할 수 있다.

④ 의료기관 개설자는 의료업을 폐업 또는 휴업하는 경우 보건복지부령으로 정하는 바에 따라 해당 의료기관에 입원 중인 환자를 다른 의료기관으로 옮길 수 있도록 하는 등 환자의 권익을 보호하기 위한 조치를 하여야 한다.

⑤ 시장 · 군수 · 구청장은 제1항에 따른 폐업 또는 휴업 신고를 받은 경우 의료기관 개설자가 제4항에 따른 환자의 권익을 보호하기 위한 조치를 취하였는지 여부를 확인하는 등 대통령령으로 정하는 조치를 하여야 한다.

■ 의료법 시행규칙 제16조(전자의무기록의 관리 · 보존에 필요한 시설과 장비 등)

① 의료인이나 의료기관의 개설자는 법 제23조 제2항에 따라 전자의무기록(電子醫務記錄)을 안전하게 관리 · 보존하기 위하여 다음 각 호의 시설과 장비를 갖추어야 한다.

1. 전자의무기록의 생성 · 저장과 전자서명을 검증할 수 있는 장비
2. 전자서명이 있은 후 전자의무기록의 변경 여부 확인 등 전자의무기록의 이력관리를 위하여 필요한 장비
3. 전자의무기록의 백업저장장비

4. 네트워크 보안에 관한 시설과 장비(제1호부터 제3호까지에 따른 장비가 유무선 인터넷과 연결된 경우에 한정한다)
5. 법 제23조의2 제1항에 따른 전자의무기록시스템(이하 '전자의무기록시스템'이라 한다) 보안에 관한 시설과 장비
6. 전자의무기록 보존장소에 대한 다음 각 목의 어느 하나에 해당하는 물리적 접근 방지 시설과 장비
   가. 출입통제구역 등 통제 시설
   나. 잠금장치
7. 의료기관(법 제49조에 따라 부대사업을 하는 장소를 포함한다) 외의 장소에 제1호에 따른 전자의무기록의 저장장비 또는 제3호에 따른 백업저장장비를 설치하는 경우에는 다음 각 목의 시설과 장비
   가. 전자의무기록 시스템의 동작 여부와 상태를 실시간으로 점검할 수 있는 시설과 장비
   나. 전자의무기록 시스템에 장애가 발생한 경우 제1호 및 제2호에 따른 장비를 대체할 수 있는 예비 장비
   다. 폐쇄회로 텔레비전 등의 감시 장비
   라. 재해예방시설

② 의료인이나 의료기관 개설자는 법 제23조 제4항에 따라 전자의무기록에 추가기재·수정을 한 경우 제1항 제2호에 따른 장비에 접속 기록을 별도로 보관하여야 한다.

③ 제1항 각 호에 따라 갖추어야 하는 시설과 장비 및 제2항에 따른 접속 기록 보관에 관한 구체적인 사항은 보건복지부장관이 정하여 고시한다.

3) 의무기록/정보의 제공

환자의 개인정보가 많은 의무기록은 정보가 노출되지 않도록 관리해야 하지만 관련 법률이나 상황에 따라서는 의무기록/정보를 제공해야 하는 경우도 있다. 적법한 조건하에 누구의 정보를 제공해야 하는지를 의료법과 관련 규정 안에서 잘 판단할 필요가 있다.

(1) 의무기록 사본 발급 및 열람

의료법 제21조(기록 열람 등)에는 환자가 본인에 관한 기록을 열람 또는 그 사본의 발급 등 내용 확인을 요청하는 경우 의료인, 의료기관등은 정당한 사유가 없으면 이를 거부할 수 없다고 규정되어 있다.

보건복지부에서는 진료기록 열람 및 사본발급 업무지침을 2019년 10월에 제정하여 배포하였다. 이는 지자체 담당자 및 의료기관 종사자가 진료기록 열람 및 사본 발

급 업무에 참고하도록 하기 위함이다.

이 지침에 따르면 진료기록 사본의 우편송부 또는 팩스나 이메일을 통한 전송도 정보 유출 사고의 위험을 최소화할 수 있도록 주의를 한다면 가능하다.

의무기록의 접근을 제한하고 사본 발급 및 열람 등을 관리하여 개인정보보호 및 보안에도 철저한 관리를 해야 한다.

의무기록 사본발급 및 열람 요청 시 확인해야 하는 서류는 표 11-2와 같다.

표 11-2 의무기록 사본발급 및 열람 요청 시의 확인서류

<table>
<tr><th colspan="2">요청자</th><th>확인서류</th></tr>
<tr><td colspan="2">환자 본인</td><td>• 신분증 확인, 온라인 본인인증 등
• 입원환자의 경우 별도의 신분증 확인 또는 사본제출 등의 절차를 거치지 않고 사본 제공 가능</td></tr>
<tr><td rowspan="3">법정대리인</td><td>법정대리인이 지정한 대리인</td><td>법정대리인임을 증명하는 서류, 법정대리인의 신분증 사본, 법정대리인의 자필서명 동의서와 위임장, 지정대리인의 신분증 사본</td></tr>
<tr><td>미성년인 환자 친권자</td><td>기족관계증명서 등 친자관계임을 증명하는 서류</td></tr>
<tr><td>친권자 아닌 법정대리인(후견인)</td><td>성년후견인 등 후견인 선임에 관한 법원 결정문</td></tr>
<tr><td colspan="2">동의를 받은 친족
(의료법 제21조 제3항 제1호)</td><td>• 친족의 범위 : 배우자, 직계존 · 비속, 배우자의 직계 존속, 이들이 모두 없는 경우에 형제자매
• 요청자의 신분증 사본 또는 온라인 본인인증 등, 자필서명 동의서[사본 또는 전자문서(스캔본), 팩스 전송 등 가능], 친족임을 증명하는 가족관계증명서 등 [사본 또는 전자문서(스캔본) 가능], 환자의 신분증 사본[환자가 교도소 · 구치소 수감 중인 경우 환자의 신분증을 수감확인서로 대체 가능]</td></tr>
<tr><td colspan="2">동의를 받은 대리인
(의료법 제21조 제3항 제2호에 따른 임의대리인)</td><td>• 요청자의 신분증 사본, 환자가 자필 서명한 동의서, 환자가 자필 서명한 위임장, 환자의 신분증 사본(환자가 교도소 · 구치소 수감 중인 경우 환자의 신분증을 수감확인서로 대체 가능)</td></tr>
<tr><td colspan="2">기타 법률이 정하는 자
(의료법 제21조 제3항 제4호~제16조에 따른 환자의 동의 없이 제3자 제공이 가능한 경우)</td><td>• 「국민건강보험법」 제14조, 제47조, 제48조 및 제63조에 따라 급여비용 심사 · 지급 · 대상 여부 확인 · 사후관리 및 요양급여의 적정성 평가 · 가감지급 등을 위하여 국민건강보험공단 또는 건강보험심사평가원에 제공하는 경우
• 「의료급여법」 제5조, 제11조, 제11조의3 및 제33조에 따라 의료급여 수급권자 확인, 급여비용의 심사 · 지급, 사후관리 등 의료급여 업무를 위하여 보장기관(시 · 군 · 구), 국민건강보험공단, 건강보험심사평가원에 제공하는 경우
• 「형사소송법」 제106조, 제215조 또는 제218조에 따라 검사, 경찰관 등이 요청하는 경우
• 「민사소송법」 제347조에 따라 법원이 문서제출을 명한 경우</td></tr>
</table>

표 11-2 의무기록 사본발급 및 열람 요청 시의 확인서류(계속)

요청자	확인서류
기타 법률이 정하는 자 (의료법 제21조 제3항 제4호~제16조에 따른 환자의 동의 없이 제3자 제공이 가능한 경우)	•「산업재해보상보험법」 제118조에 따라 근로복지공단이 보험급여를 받는 근로자를 진료한 산재보험 의료기관(의사 포함)에 대해 그 근로자의 진료에 관한 보고 또는 서류 등을 요청하는 경우 •「자동차손해배상 보장법」 제12조제2항 및 제14조에 따라 의료기관으로부터 자동차보험진료수가를 청구받은 보험회사 등이 그 의료기관에 대하여 관계 진료기록의 열람을 청구한 경우 •「병역법」 제11조의2에 따라 지방병무청장이 병역판정검사와 관련하여 질병 또는 심신장애의 확인을 위하여 필요하다고 인정하여 의료기관의 장에게 병역판정검사 대상자의 진료기록 · 치료 관련 기록의 제출을 요구한 경우 •「학교안전사고 예방 및 보상에 관한 법률」 제42조에 따라 공제회가 공제급여의 지급 여부를 결정하기 위하여 필요하다고 인정하여 「국민건강보험법」 제42조에 따른 요양기관에 대하여 관계 진료기록의 열람 또는 필요한 자료의 제출을 요청하는 경우 •「고엽제후유의증 등 환자지원 및 단체설립에 관한 법률」 제7조 제3항에 따라 의료기관의 장이 진료기록 및 임상소견서를 보훈병원장에게 보내는 경우 •「의료사고 피해구제 및 의료분쟁 조정 등에 관한 법률」 제28조 제1항 또는 제3항에 따라 중재원장의 요청이 있는 경우 •「국민연금법」 제123조에 따라 국민연금공단이 부양가족 연금, 장애연금 및 유족연금 급여의 지급심사와 관련하여 가입자 또는 가입자였던 사람을 진료한 의료기관에 해당 진료에 관한 사항의 열람 또는 사본 교부를 요청하는 경우 • 다음 각 목의 어느 하나에 따라 공무원 또는 공무원이었던 사람을 진료한 의료기관에 해당 진료에 관한 사항의 열람 또는 사본 교부를 요청하는 경우 –「공무원연금법」 제92조에 따라 인사혁신처장이 퇴직유족급여 및 비공무상장해급여와 관련하여 요청하는 경우 –「공무원연금법」 제93조에 따라 공무원연금공단이 퇴직유족급여 및 비공무상장해급여와 관련하여 요청하는 경우 –「공무원 재해보상법」 제57조 및 제58조에 따라 인사혁신처장(같은 법 제61조에 따라 업무를 위탁받은 자 포함)이 요양급여, 재활급여, 장해급여, 간병급여 및 재해유족급여와 관련하여 요청하는 경우 •「사립학교교직원 연금법」 제19조 제4항 제4호의2에 따라 사립학교 교직원연금공단이 요양급여, 장해급여 및 재해유족급여의 지급심사와 관련하여 교직원 또는 교직원이었던 자를 진료한 의료기관에 해당 진료에 관한 사항의 열람 또는 사본 교부를 요청하는 경우 •「장애인복지법」 제32조 제7항에 따라 국민연금공단의 장이 장애 정도에 관한 심사와 관련하여 장애인 등록을 신청한 사람 및 장애인으로 등록한 사람을 진료한 의료기관에 해당 진료에 관한 사항의 열람 또는 사본 교부를 요청하는 경우 •「감염병의 예방 및 관리에 관한 법률」 제18조의4 및 제29조에 따라 보건복지부장관, 질병관리청장, 시 · 도지사 또는 시장 · 군수 · 구청장이 감염병의 역학조사 및 예방접종에 관한 역학조사를 위하여 필요하다고 인정하여 의료기관의 장에게 감염병환자 등의 진료기록 및 예방접종을 받은 사람의 예방접종 후 이상반응에 관한 진료기록의 제출을 요청하는 경우

(2) 특별한 규정에 의한 의료인의 신고 의무

① 환자의 진료기록 내용 확인 등

의료법 제21조의2에 따르면 의료인은 자신이 진료하였거나 진료하고 있는 환자의 진료기록의 내용 확인 또는 진료경과에 대한 소견 등을 송부할 것을 요청받은 경우에는 해당 환자나 환자 보호자의 동의를 받아 송부해야 한다. 다만, 해당 환자의 의식이 없거나 응급환자인 경우 또는 환자의 보호자가 없어 동의를 받을 수 없는 경우에는 환자나 환자 보호자의 동의 없이 송부할 수 있다.

② 감염병환자 등의 신고

의사 또는 한의사는 감염병환자, 감염병의사환자 또는 병원체 보유자를 진단하거나 그 사체를 검안한 경우를 포함하여 감염병 예방 및 관리에 관한 법률 제11조, 같은 법 시행규칙 제6조, 성매개감염병 및 후천성면역결핍증 건강진단규칙 제7조에 따라 환자의 개인정보를 포함한 감염병 발생 신고서를 작성하여 보고해야 한다.

③ 응급환자의 이송

의료인은 해당 의료기관의 능력으로는 응급환자에 대하여 적절한 응급의료를 할 수 없다고 판단한 경우에는 지체 없이 그 환자를 적절한 응급의료가 가능한 다른 의료기관으로 이송해야 한다. 이때 응급의료에 관한 법률 제11조, 같은 법 시행규칙 제4조에 따라 응급환자를 이송 받는 의료기관에 응급환자 진료의뢰서 및 진료에 필요한 의무기록을 송부해야 한다.

2. 의무기록/정보의 안전관리

현재 의료기관의 의무기록/정보는 전산시스템의 도입으로 네트워크로 연결된 의료기관이라면 어느 곳에서든 그 열람이 가능하다. 신속하고 정확하게 의료정보를 잘 사용하려면 그 전에 무엇보다 의료정보가 안전하게 관리되어야 할 필요가 있다.

의료기관은 의료정보 보호 규정을 마련하여 시행 및 관리함으로써 환자의 진료 정보에 불법적으로 접근하는 것을 방지하는 시스템을 구축하여 의료정보의 접근을 최소화하고 직원들의 ID, 비밀번호 관리에 규칙을 만들어 운영해야 한다.

의료법 시행규칙 제16조(전자의무기록의 관리보존에 필요한 시설과 장비)에는 의료인이나 의료기관 개설자가 전자의무기록을 안전하게 관리 및 보관하기 위하여 시설과 장비를 갖추도록 규정되어 있다. 출입통제구역 등의 통제시설과 잠금장치 등의 물리적인 접근방지 시설과 장비를 포함하여 전자의무기록의 생성과 전자서명을 검증할 수 있는 장비, 전자서명이 있은 후 전자의무기록의 변경 여부를 확인할 수 있는 장비, 전자의무기록의 백업 저장장치 등을 포함한 전자의무기록시스템 보안에 관한 시설과 장비를 갖추어야 한다.

의료기관은 환자 및 그 보호자, 법정대리인으로부터 수집한 정보가 안전하게 관리되도록 개인정보의 유출 및 노출 가능성을 최소화하고, 개인정보 처리업체에 진료 신청 업무 처리를 위탁한 경우라면 관련 계약을 반드시 문서로 처리하여 안전한 관리, 교육 및 감독을 시행해야 한다. 환자 등의 개인정보를 법률에 근거하는 등 정당한 사유 없이 제3자에게 제공할 수 없으며, 제공이 필요한 경우 당사자의 동의를 받아야 한다.

3. 개인정보의 보호

개인정보란 살아 있는 개인에 관한 정보로서 성명, 주민번호, 전화번호, 영상 등을 통해 개인을 식별할 수 있는 정보(해당 정보만으로는 특정 개인을 알아볼 수 없더라도 다른 정보과 쉽게 결합하여 식별할 수 있는 것도 포함)를 말한다.

2011년에 개인정보의 보호를 위해 전반 사항을 규율하는 일반법인 개인정보보호법이 제정되어 시행되었다. 개인정보보호법에는 공공 부문과 민간 부문을 종합하여 국제 수준에 부합하는 개인정보 처리원칙이 규정되어 있다. 이를 통해 개인정보 침해로 인한 국민의 피해규제를 강화하고 국민 사생활의 비밀과 자유를 보호하며 개인정보에 대한 국민의 권익을 보호하고자 하였다.

의료기관에서는 개인정보를 다룰 때 다른 법률의 특별한 규정이 있는 경우를 제외하고는 개인정보보호법을 따라야 한다. 다만, 법률의 위임 없이 시행령, 시행규칙, 고시 등 하위 규정으로 개인정보처리에 관해 규정하는 경우에는 우선 적용에서 제외된다.

1) 개인정보의 범위

개인정보의 범위를 보면 다음과 같다.

① 살아 있는 자연인에 관한 정보

법인이나 단체의 정보는 개인정보의 범위에 포함되지 않는다. 또한, 이미 사망했거나 민법에 따른 실종선고, 가족관계의 등록 등에 관한 법률에 따른 인정사망 등 관계 법령에서 사망한 것으로 간주하는 사람에 관한 정보는 법률상 개인정보로 볼 수 없다.

② 특정 개인을 식별할 수 있는 정보

해당 정보만으로는 특정 개인을 식별할 수 없더라도 다른 정보와 쉽게 결합하여 식별 가능하다면 개인정보에 해당한다. 여기서 다른 정보와 쉽게 결합한다는 말은 각 정보를 결합하는 수단 및 방법이 합리적으로 이루어진다는 것을 의미한다. 이때 문자, 음성, 부호, 영상 등 정보의 종류 및 형태에는 제한이 없다(표 11-3).

표 11-3 개인정보의 예시

종류		예시
일반정보		이름, 주민등록번호, 주소, 전화번호, 생년월일, 가족관계 및 가족구성원의 정보
신체적 정보	신체	얼굴, 지문, 홍채, 음성, 유전자 정보, 키, 몸무게
	의료/건강	건강상태, 진료기록, 신체장애, 장애등급
정신적 정보	기호/성향	도서 · 비디오 대여기록, 신문 · 잡지 구독정보, 여행 등 활동 내역, 인터넷 검색 내역
	신념/사상	종교 및 활동 내역, 정당 · 노조 가입 여부 및 활동 내역
재산적 정보	금융	소득정보, 신용카드번호 및 비밀번호, 통장계좌번호 및 비밀번호, 동산 · 부동산 보유 내역, 저축 내역
	신용	개인신용평가정보, 대출 · 담보설정 내역, 신용카드 사용 내역
사회적 정보	교육	학력, 성적, 출석상황, 자격증 보유 내역, 상벌기록, 학교생활기록부
	범죄 등	전과 · 범죄기록, 재판기록, 과태료 납부 내역
	근로	직장, 근무처, 근로경력, 상벌기록, 직무평가기록
기타	통신	통화 내역, 인터넷 접속 내역, 이메일, 문자메시지
	위치	IP주소, GPS 등에 의한 개인위치정보
	병역	병역여부, 기간, 군번, 계급, 근무부대, 주특기
	화상	CCTV 등 영상매체를 통해 수집된 화상정보

2) 개인정보 보호 원칙

(1) 우리나라

우리나라에서는 개인정보에 관한 보호 원칙을 개인정보보호법 제3조(개인정보 보호 원칙)에 규정하고 있다.

■ 개인정보보호법 제3조(개인정보 보호 원칙)

① 개인정보처리자는 개인정보의 처리 목적을 명확하게 하여야 하고 그 목적에 필요한 범위에서 최소한의 개인정보만을 적법하고 정당하게 수집하여야 한다.

② 개인정보처리자는 개인정보의 처리 목적에 필요한 범위에서 적합하게 개인정보를 처리하여야 하며, 그 목적 외의 용도로 활용하여서는 아니 된다.

③ 개인정보처리자는 개인정보의 처리 목적에 필요한 범위에서 개인정보의 정확성, 완전성 및 최신성이 보장되도록 하여야 한다.

④ 개인정보처리자는 개인정보의 처리 방법 및 종류 등에 따라 정보주체의 권리가 침해받을 가능성과 그 위험 정도를 고려하여 개인정보를 안전하게 관리하여야 한다.

⑤ 개인정보처리자는 개인정보 처리방침 등 개인정보의 처리에 관한 사항을 공개하여야 하며, 열람청구권 등 정보주체의 권리를 보장하여야 한다.

⑥ 개인정보처리자는 정보주체의 사생활 침해를 최소화하는 방법으로 개인정보를 처리하여야 한다.

⑦ 개인정보처리자는 개인정보의 익명처리가 가능한 경우에는 익명에 의하여 처리될 수 있도록 하여야 한다.

⑧ 개인정보처리자는 이 법 및 관계 법령에서 규정하고 있는 책임과 의무를 준수하고 실천함으로써 정보주체의 신뢰를 얻기 위하여 노력하여야 한다.

(2) OECD

경제협력개발기구(Organization for Economic Cooperation and Development, OECD)에서는 개인정보를 보호하기 위해 **표 11-4**와 같이 기본 원칙을 정하고 있다.

표 11-4 OECD의 개인정보보호 기본 원칙

원칙	설명
수집 제한의 원칙 (collection limitation principle)	개인정보의 수집은 합법적이고 공정한 절차에 따라 가능한 한 정보 주체에게 알리거나 동의를 얻은 후에 수집되어야 한다.
정보 정확성의 원칙 (data quality principle)	개인정보는 그 이용 목적에 부합하는 것이어야 하고, 이용 목적에 필요한 범위 내에서 정확하고 완전하며 최신 상태로 유지해야 한다.
목적의 명확화 원칙 (purpose specification principle)	개인정보는 수집 시 목적이 명확해야 하며, 이를 이용할 경우에도 수집 목적의 실현 또는 수집 목적과 양립되어야 하고 목적이 변경될 때마다 명확히 해야 한다.
이용 제한의 원칙 (use limitation principle)	개인정보는 정보 주체의 동의가 있는 경우나 법률의 규정에 의한 경우를 제외하고는 명확한 목적 이외의 용도로 공개되거나 이용되어서는 안 된다.
안전성 확보의 원칙 (security safeguards principle)	개인정보의 분실, 불법적인 접근, 훼손, 사용, 변조, 공개 등의 위험에 대비하여 합리적인 안전보호장치를 마련해야 한다.
공개의 원칙 (openness principle)	개인정보의 처리와 정보처리장치의 설치, 활용 및 관련 정책은 일반에게 공개해야 한다.
개인 참가의 원칙 (individual participation principle)	정보 주체인 개인은 자신과 관련된 정보의 존재 확인, 열람 요구, 이의 제기 및 정정, 삭제, 보완 청구권을 가진다.
책임의 원칙 (accountability principle)	개인정보 관리자는 위에서 제시한 원칙들이 지켜지도록 필요한 제반 조치를 취해야 한다.

3) 의료기관의 개인정보 보호 가이드라인

의료기관은 환자의 건강상태, 신체적 특징, 병력 등의 민감정보, 주민등록번호 등의 고유식별정보, 그 밖에 신용카드번호, 통장계좌번호, 근로정보, 개인영상정보 등 다양한 개인정보를 처리한다. 이러한 개인정보의 유출로 인해 환자, 의료인, 의료기관 근로자는 자신의 개인정보 자기결정권을 침해받고, 유출된 개인정보로 인하여 이차적 피해를 입게 된다. 이에 2015년 보건복지부와 행정자치부에서는 환자, 의료인, 의료기관 직원 등의 개인정보 처리 기준 및 유의사항을 이해하기 쉽게 설명한 '개인정보 보호 가이드라인 – 의료기관편'을 작성하여 배포하였다.

그 구체적인 내용을 발췌 요약하면 다음과 같다.

1. 진료 신청과정에서의 환자 개인정보 처리기준

진료 신청을 위한 개인정보는 진료를 목적으로 한 필요한 최소한의 개인정보를 수집해야 하며, 수집 목적의 범위에서 이용해야 한다.

(1) 인터넷, 전화 또는 팩스에 의한 진료·검사 예약

인터넷, 전화 또는 팩스에 의한 진료 · 검사 예약 시 건강보험 가입 여부, 건강검진 대상 여부 등의 확인이 필요한 경우에는 의료기관은 필요 최소한의 개인정보를 수집해야 한다. 이때 수집 가능한 개인정보는 성명, 연락처, 주민등록번호, 진료과목, 주소이다.

(2) 방문에 의한 진료 신청

정보 주체가 직접 방문하여 진료를 신청하는 경우에는 의료기관은 필요 최소한의 개인정보를 수집해야 한다. 다만, 환자 이름, 주민등록번호, 주소, 전화번호, 진료과목 등 진료를 목적으로 하는 개인정보는 정보 주체의 동의 없이 수집할 수 있다. 진료 목적의 범위에는 ① 진료와 직접 관련된 진료 신청, 진단, 검사, 치료, 수납 등 업무, ② 진료신청 문자발송, 검사결과 통보 등의 업무, ③ 진료와 연결된 예방접종(일반적 접종 안내는 진료 목적에 포함되지 않음), ④ 병원 이전 또는 휴업에 관한 정보(각종 검사 등과 연결되므로 진료 목적의 범위에 속함) 등이 포함된다.

2. 진료과정에서의 환자 개인정보 처리기준

진료과정에서 수집한 환자의 개인정보는 진료 목적을 위해서만 이용해야 하고, 환자로부터 별도의 동의를 받거나 법령에서 해당 개인정보의 처리를 요구하거나 허용하는 경우를 제외하고는 제3자에게 제공해서는 안 되며, 환자의 개인정보는 안전성 확보에 필요한 조치를 해야 한다.

(1) 진료과정에서 수집하는 개인정보

의사가 환자를 진료하면서 수집하는 정보는 법률에 근거한 정보이므로 환자의 동의를 필요로 하지 않는다. 만일 법률에 근거하지 않은 개인정보를 수집하려면 환자의 동의를 받아야 하며, 동의를 받을 때에는 ① 개인정보의 수집 및 이용목적, ② 수집하려는 개인정보의 항목, ③ 개인정보의 보유 및 이용 기간, ④ 동의를 거부할 권리가 있다는 사실 및 동의 거부에 따른 불이익이 있는 경우에는 그 불이익의 내용을 알려야 한다.

〈 법률에 근거하여 수집하는 진료정보 〉

구분	항목
진료기록부	① 진료를 받은 사람의 주소 · 성명 · 연락처 · 주민등록번호 등 인적사항 ② 주된 증상. 이 경우 의사가 필요하다고 인정하면 주된 증상과 관련한 병력(病歷) · 가족력(家族歷)을 추가로 기록할 수 있음 ③ 진단결과 또는 진단명 ④ 진료경과(외래환자는 재진환자로서 증상 · 상태, 치료내용이 변동되어 의사가 그 변동을 기록할 필요가 있다고 인정하는 환자만 해당) ⑤ 치료 내용(주사 · 투약 · 처치 등) ⑥ 진료 일시(日時)
조산기록부	① 조산을 받은 자의 주소 · 성명 · 연락처 · 주민등록번호 ② 생 · 사산별(生 · 死産別) 분만 횟수 ③ 임신 후의 경과와 그에 대한 소견 ④ 임신 중 의사에 의한 건강진단의 유무(결핵 · 성병에 관한 검사를 포함) ⑤ 분만 장소 및 분만 연월일시분(年月日時分) ⑥ 분만의 경과 및 그 처치 ⑦ 산아(産兒) 수와 그 성별 및 생 · 사의 구별 ⑧ 산아와 태아부속물에 대한 소견 ⑨ 산후 의사의 건강진단 유무
간호기록부	① 간호를 받는 사람의 성명 ② 체온 · 맥박 · 호흡 · 혈압에 관한 사항 ③ 투약에 관한 사항 ④ 섭취 및 배설물에 관한 사항 ⑤ 처치와 간호에 관한 사항 ⑥ 간호 일시(日時)
환자명부	① 환자의 성명 ② 환자의 주소 ③ 환자의 주민등록번호 ④ 환자의 전화번호
수술기록부	① 환자의 성명 ② 수술명 ③ 수술기록 ④ 수술의사의 성명

〈 법률에 근거하여 수집하는 진료정보(계속) 〉

처방전	① 환자의 성명 및 주민등록번호 ② 의료기관의 명칭 및 전화번호 ③ 통계법 제22조 제1항 전단에 따른 한국표준질병 · 사인 분류에 따른 질병분류기호 ④ 의료인의 성명 · 면허종류 및 번호 ⑤ 처방의약품의 명칭(일반명칭, 제품명이나 대한약전에서 정한 명칭) · 분량 · 용법 및 용량 ⑥ 처방전 발급연월일 및 사용기간 ⑦ 의약품 조제시 참고 사항

(2) 진료정보의 목적 외 이용 및 제3자 제공

진료정보는 수집한 의료기관에서 진료 목적으로만 이용해야 하며, 그 범위를 초과하여 이용하거나 제3자에게 제공하는 것은 금지한다. 진료기록은 의료법 제21조의 경우 외에는 제공할 수 없다. 만일 진료정보 외의 개인정보를 목적 외 이용 또는 제3자에게 제공할 경우에는 정보 주체에게 별도의 동의를 받아야 한다.

(3) 환자의 개인정보 수정 및 삭제

환자는 자신의 개인정보를 열람한 후 의료기관에 그 개인정보의 정정 또는 삭제를 요구할 수 있지만, 의료법에서 명시하고 법에 따른 보존기간이 경과하지 않은 개인정보에 대해서는 삭제를 요구할 수 없다. 의료법 시행규칙 제15조에서 정한 기간이 지난 진료정보를 연장하여 보관하는 경우, 정보 주체가 의료기관에게 그 개인정보의 삭제를 요청하면, 개인정보보호법 제36조에 따라 필요한 조치를 취한 후 그 결과를 정보 주체에게 알려야 한다.

의료인은 진료기록부, 조산기록부, 간호기록부, 그 밖의 진료에 관한 기록을 고의로 사실과 다르게 추가 기재하거나 수정하는 것은 금지된다.

3. 처방과정에서의 환자 개인정보 처리기준

진료과정이 끝나면 의사나 치과의사는 처방전을 작성하여 교부하거나 발송해야 하고, 의료기관은 진료가 끝난 환자의 개인정보를 보호하기 위한 안전성 확보조치를 해야 한다.

처방전은 의사나 치과의사가 처방전 2부를 환자에게 직접 교부하도록 하고 있다. 환자의 의사와 관계없이 특정 약국에 처방전을 송부하는 것은 금지되지만, 환자가 처방전의 추가 발급을 요구하는 경우에는 환자가 원하는 약국으로 팩스, 컴퓨터 통신 등을 이용하여 송부할 수 있다.

4. 개인정보 수집 및 이용 단계의 조치기준

의료기관은 개인정보를 수집하고 이용하기 전에 법률에 특별한 규정이 있거나 법령상 의무 준수를 위해 불가피한 경우인지 정보 주체의 동의를 받았다면 정보 주체와의 계약의 체결 및 이행을 위해 필요한 경우인지 등을 확인해야 한다.

의료기관의 정당한 이익을 달성하는 데 필요한 경우로 명백하게 정보 주체의 권리보다 우선하거나 홍보 등의 목적으로 개인정보를 수집 및 이용할 때에는 최소한의 범위에서 개인정보를 수집 및 이용해야 하며, 이에 대한 동의를 받아야 한다.

5. 개인정보 안전성 확보 단계의 조치기준

의료기관은 개인정보가 분실, 도난, 유출, 변조 또는 훼손되지 않도록 내부관리계획, 접속기록 보관 등 안전성 확보에 필요한 조치를 해야 한다.

① 내부관리 계획의 수립 · 시행

환자 등 정보 주체의 개인정보를 안전하게 처리하기 위하여 내부관리계획을 수립하고 시행해야 한다.

② 접근권한 관리

개인정보처리시스템에 대한 접근권한을 업무 수행에 필요한 최소한의 범위로 업무 담당자에 따라 차등 부여하여 관리한다. 알 필요 및 할 필요의 원칙에 따라 업무 담당자별로 세분화하여 권한을 부여해야 한다.

퇴직 등 인사변동이 발생하여 개인정보 취급자가 변경된 경우 지체 없이 시스템의 접근권한을 변경하거나 말소해야 한다.

③ 비밀번호 관리

개인정보 취급자가 안전한 비밀번호를 설정할 수 있도록 비밀번호 작성 규칙을 수립한 후 개인정보처리시스템 및 접근통제시스템 등에 이를 적용하고 운영해야 한다.

④ 접근통제시스템의 설치 운영

의료기관은 정보통신망을 통한 불법적인 접근 및 침해사고를 방지하기 위하여 침입차단시스템(firewall) 또는 침입방지시스템(intrusion prevention system, IPS) 등 접근통제시스템을 설치하여 운영해야 한다.

⑤ 개인정보 암호화

고유식별정보, 비밀번호, 바이오정보 등의 주요 개인정보가 암호화되지 않고 개인정보처리시스템에 저장되거나 네트워크를 통하여 전송될 경우 유출, 노출 및 위·변조 등의 위험이 있으므로 암호화 등의 안전한 보호조치가 제공되어야 한다.

⑥ 접속기록의 보관 및 위·변조 방지

접속기록은 개인정보의 입·출력 및 수정사항, 파일별·담당자별 데이터 접근 내역 등을 자동으로 기록하는 로그파일을 생성하여 불법적인 접근 또는 행동을 확인할 수 있는 중요한 자료이며, 접속기록의 백업은 개인정보 DB의 무결성을 유지하기 위한 중요한 요소이기 때문에 최소 6개월 이상 위·변조 및 도난, 분실되지 않도록 안전하게 보관해야 한다.

6. 개인정보 파기 단계의 조치기준

의료기관은 보유기간의 경과, 개인정보의 처리 목적 달성 등 해당 개인정보가 불필요해졌을 때는 지체 없이 그 개인정보를 파기하고, 파기할 때는 복구 또는 재생되지 않도록 조치해야 한다.

민간 의료기관 개설자가 폐업 또는 휴업신고를 할 때는 기록 및 보존하고 있는 진료기록부, 조산기록부, 간호기록부, 그 밖의 진료에 관한 기록을 관할 보건소장에게 넘겨야 한다. 다만, 진료기록부 등의 보관계획서를 제출하여 관할 보건소장의 허가를 받은 경우에는 직접 보관할 수 있다. 공공 의료기관이 폐업한 경우 그 사무를 승계하는 기관이 없을 때에는 폐업하는 의료기관의 장은 지체 없이 그 기관의 기록물을 소관 영구기록물관리기관으로 이관해야 한다.

참고문헌

1. 홍준현, 부유경, 〈보건의료정보관리학〉, 고문사, 2020
2. 강성홍 외, 〈보건의료정보관리학〉, (사)대한보건의료정보관리사협회, 2019
3. 이경미 외, 〈보건의료정보관리학〉, 메디시언, 2019
4. 한명수, 〈개인정보보호 및 활용에 대한 법적 고찰〉, 건국대학교대학원 박사논문, 2016
5. 김강한, 〈공공의료부문에서 개인건강정보 자기결정권 연구〉, 아주대학교 박사논문, 2019
6. 박광진, 〈개인보건정보보호 방안〉, 대한의무기록협회 의무기록정보관련 프라이버시보호 및 보안교육 자료집, 2006
7. 보건복지부 및 행정자치부, 〈개인정보 보호 가이드라인 – 의료기관편〉, 2015
8. www.law.go.kr
9. www.privacy.go.kr
10. www.ftc.go.kr

부록

1. 의무기록관리규정
2. 2019년도 제1차 의무기록관리위원회 회의자료

의무기록관리규정

1993.14.12.제정(규정 제24호)

1995. 6.28.개정	2007. 2.10.개정	2015. 9.14.개정
1999.10.15.개정	2007.11.24.전부개정	2016. 6.23.전부개정
2001.12.22.개정	2009. 7.17.개정	2019. 7. 4.개정
2002. 5.31.개정	2012. 2.16.개정	2020. 2.27.개정
2002. 9.19.개정	2013.11.14.개정	2020. 9. 3.개정

제1장 총칙

제1조 (목적) 이 규정은 00대학교병원 의무기록(이하 '의무기록'이라 한다)의 작성, 보관, 보존, 열람, 접근 권한 및 보안 관리와 기타 의무기록 관리에 관한 제반 사항에 대하여 규정함을 목적으로 한다.

제2조 (적용범위) 의무기록관리에 관하여 법령, 정관 또는 타 규정에서 특별히 정한 것을 제외하고는 이 규정이 정하는 바에 따른다.

제3조 (정의) 이 규정에서 사용하는 용어의 정의는 다음과 같다.

1. '의무기록'이라 함은 의료법에 의한 진료기록부, 조산기록부, 간호기록부 및 그 밖의 진료에 관한 각종 정보를 소정의 양식에 기록한 문서 및 전자의무기록을 포함한 모든 기록을 말한다.
2. '전자서명'이라 함은 서명자를 확인하고 서명자가 당해 전자의무기록에 서명하였음을 나타내기 위하여 전자의무기록에 첨부되거나 논리적으로 결합된 전자적 형태의 정보를 말한다.
3. '보안'이라 함은 전자의무기록에 저장된 개인정보를 정당한 사유 없이 탐지하거나 유출, 변조 또는 훼손하는 것을 막기 위한 기술적이고 행정적인 절차와 조치를 말한다.

제2장 의무기록관리위원회

제4조 (의무기록관리위원회)

① 의무기록의 효율적 관리 및 연구개발에 관한 중요한 사항을 심의하기 위하여 의무기록관리위원회(이하 '위원회'라 한다)를 둔다.

② 위원회는 필요에 따라 의무기록관리소위원회(이하 '소위원회'라 한다)를 둘 수 있으며, 소위원회의 구성 및 운영에 관한 사항은 원장이 따로 정할 수 있다. 다만, 소위원회의 의결사항은 의무기록관리위원회에 그 결과를 보고하여야 한다.

제5조 (기능) 위원회는 다음 각 호의 사항을 심의한다.

1. 의무기록 관리규정, 서식의 제정, 개 · 폐 및 용어표준화에 관한 사항
2. 의무기록 이용기준 및 관련 범위 설정에 관한 사항
3. 의무기록의 기록 항목과 내용의 평가에 관한 사항
4. 의무기록의 비밀유지에 관한 사항
5. 의무기록 정보 보존관리와 연구개발에 관한 사항

6. 의무기록의 보관, 보존, 파기 및 폐기 등에 관한 사항
7. 의무기록의 접근권한 관리에 관한 사항
8. 의무기록의 정보수집 및 활용에 관한 사항
9. 의무기록 정보 분석 및 평가에 관한 사항
10. 양질의 의무기록 유지 및 평가에 관한 사항
11. 개인정보보호에 관한 사항
12. 기타 의무기록에 관한 중요사항

제6조 (구성)

① 위원회는 위원장을 포함한 16인 이내의 위원으로 구성한다.

② 위원장은 진료처장이 되며, 위원은 치과진료처진료부장, 00관절센터진료부장, 교육연구실장, 의무기록실장, 외래간호과장, 기획예산과장, 전산정보센터실장, 진료지원실장, 전산담당, 의무기록팀장과 겸직교원 및 임상교수요원 중에서 원장이 지명하는 3인 이내로 한다.('20.9.3 개정)

③ 당연직을 제외한 위원의 임기는 2년으로 하며 연임할 수 있다.

제7조 (위원장)

① 위원장은 위원회 회무를 통할하며 위원회를 대표한다.

② 위원장이 부득이한 사유로 직무를 수행할 수 없는 때에는 원장이 지명한 위원이 그 직무를 대행한다.

제8조 (회의)

① 위원회의 정기회의는 연2회 이상 소집한다.

② 원장 또는 위원장이 필요하다고 인정할 때에 임시회의를 소집한다.

③ 위원회의 회의는 재적위원 과반수의 출석으로 개회하고 출석위원 과반수의 찬성으로 의결한다. 다만, 가부동수인 경우에는 위원장이 결정한다.

④ 위원장이 경미하다고 인정하는 사항에 대하여는 서면으로 의결할 수 있다. 다만, 서면의결에 이의를 제기하는 위원이 있는 경우에는 회의를 소집하여야 한다.('19.7.4 신설)

⑤ 서면결의는 재적위원 과반수의 찬성으로 의결한다.('19.7.4 신설)

제9조 (간사)

① 위원회에 간사 1인을 두되 의무기록팀장으로 한다.

② 간사는 위원회의 회의에 필요한 자료를 제출하고 위원회의 회무를 처리한다.

③ 간사는 위원회의 심의결과 및 성과를 회의록으로 작성하여 위원장의 결재 후 원장에게 보고하여야 한다.

제3장 의무기록의 작성 및 내용

제10조 (의무기록의 작성)

① 의무기록은 의사, 간호사, 의료기사 및 영양사 등 진료를 담당하는 자와 그 내용을 전산입력 또는 기록을 담당하는 자가 작성하여야 하며, 작성의 최종 책임은 주치의(담당교수)에게 있다.

② 의무기록 서식은 위원회에서 인정한 서식을 이용하여 작성하는 것을 원칙으로 한다.

③ 의무기록에 사용하는 용어는 한국표준질병 · 사인분류에 명시된 상병을 명시하고 영어와 한글을 혼용하여 정확한 의학용어를 사용하되, 부득이 약어를 사용해야 할 시는 병원에서 인정된 약어 · 기호만을 사용한다.

④ 의무기록에는 환자 치료에 치명적인 오류를 발생시킬 수 있는 약어 및 기호의 사용을 금지하며, 금기 약어 목록은 별도로 정한다.

⑤ 최종진단명은 환자 퇴원 시 확정된 진단명으로 주진단과 기타 진단으로 구분하여 기재하여야 한다.

1. 주진단은 입원을 하게 된 주원인이 되는 질병 또는 상태와 입원기간 중 주 된 진료를 받은 병태를 말하며 주진단 표기방법은 다음과 같다.

가. 한 번 입원한 건에 대해서는 하나의 주진단을 선정한다.

나. 주진단은 별도의 주진단명 기재 란에 기재하여야 한다.

다. 입원 시 상황, 진단적 검사, 치료와 밀접한 진단을 주진단으로 선정한다.

라. 증상이나 징후, 병태는 관련된 진단이 확진된 경우 주진단으로 선정하지 않는다. 그러나 대조 또는 비교되는 진단이 추정 진단으로 기재되는 경우 증상을 주진단으로 사용 가능하다.

마. 입원 시 또는 재원 중 주진단은 그 당시의 임시 주진단일 뿐이므로 입원기간 중 모든 검사 결과를 확인한 후 최종적으로 밝혀진 진단을 주진단으로 선정해야 한다(단, 퇴원 후 밝혀진 진단은 외래경과기록에 기록한다).

바. 수술 전 · 후 진단명이 상이할 경우 수술 후 진단명을 최종진단으로 기재해야 한다.

사. 주진단 기재 순서와 관련하여 위의 지시가 없는 경우 환자가 병원에 오게 된 이유 및 주된 치료가 제공된 질환을 주진단으로 선정한다.

2. 기타 진단은 입원기간 중에 발생한 합병증 또는 입원 당시부터 주진단과 함께 가지고 있던 병태를 말한다.('20.2.27 개정)

⑥ 진단코드는 국내 표준으로 통계청이 고시하는 한국표준질병 · 사인분류(KCD-7)의 표준코드로 분류하며 표준코드에 확장코드를 추가하여 분류할 수 있다.

⑦ 수술 및 시술코드는 국가 보건통계 사업에 필요한 '국제의료행위분류(ICD-9- CM)' 체계를 따른다.

⑧ 암등록은 종양학 국제질병분류(ICD-O-3) 및 SEER summary staging manual 2000을 이용하여 분류한다.

⑨ 전자의무기록으로 작성되는 기록들은 내용정정, 부분삭제, 일괄삭제, 추가기재 등을 시행한 경우에 그 기록에 관한 접근이력이 추적관리되어야 한다.

⑩ 입원환자의 의무기록 작성시한 및 기록 주기는 다음과 같다.

1. 입원기록은 입원 후 24시간 이내에 작성한다.
2. 경과기록은 환자 상태의 변화를 기록하며 S, O, A, P 형식으로 매일 작성을 원칙으로 한다.
3. 수술요약기록은 수술실 퇴실 전까지 작성한다.
4. 입퇴원요약기록은 환자 퇴원 전에 작성한다.
5. 기타 관련 세부사항은 '의무기록 작성지침'에 따른다.

⑪ ('20.2.27 삭제)

⑫ 의무기록에는 의무기록을 작성한 일시와 작성한 자의 서명(전자서명법에 의한 전자서명 포함)이 있어야 한다.

⑬ 단순한 수술, 처치나 치료를 위하여 3일 이내 재원을 목적으로 입원한 환자는 단기 입퇴원기록을 사용할 수 있다. 이 경우 입퇴원요약, 입원기록, 경과기록을 단기 입퇴원기록 서식 하나로 통합하여 작성한다.('20.2.27 신설)

제11조 (의무기록의 내용)

① 의무기록은 다음 각 호의 구분에 따라 해당 사항을 기재하고 서명하여야 한다.

1. 진료기록부

   가. 진료를 받은 사람의 주소 · 성명 · 연락처 · 주민등록번호 등 인적사항

   나. 주된 증상. 이 경우 의사가 필요하다고 인정하면 주된 증상과 관련한 병력 · 가족력을 추가로 기록할 수 있다.

   다. 진단결과 또는 진단명

   라. 진료경과(외래환자는 재진환자로서 증상 · 상태, 치료내용이 변동되어 의사가 그 변동을 기록할 필요가 있다고 인정하는 환자만 해당한다.)

   마. 치료 내용(주사 · 투약 · 처치 등)

   바. 진료 일시

2. 조산기록부

   가. 조산을 받은 자의 주소 · 성명 · 연락처 · 주민등록번호 등 인적사항

   나. 생 · 사산별 분만 횟수

   다. 임신 후의 경과와 그에 대한 소견

   라. 임신 중 의사에 의한 건강진단의 유무

   마. 분만 장소 및 분만 연월일시분

   바. 분만의 경과 및 그 처치

   사. 산아 수와 그 성별 및 생 · 사의 구별

   아. 산아와 태아부속물에 대한 소견

   자. 산후의 의사의 건강진단 유무

3. 간호기록부

   가. 간호를 받는 사람의 성명

   나. 체온 · 맥박 · 호흡 · 혈압에 관한 사항

   다. 투약에 관한 사항

   라. 섭취 및 배설물에 관한 사항

   마. 처치와 간호에 관한 사항

   바. 간호 일시

② 제1항의 진료기록은 다음의 세부 서식으로 구분하여 기록할 수 있다.('20.2.27 신설)

1. 외래초진 및 외래 경과기록
2. 응급실기록
3. 입퇴원요약기록
4. 단기 입퇴원기록('20.2.27 신설)
5. 입원기록
6. 경과기록
7. 수술 전 · 후 치료계획기록

8. 전과기록(전입/전출기록)
9. 인계기록(인계/인수기록)
10. 협의진료의뢰서
11. 수술요약기록
12. 수술기록
13. 시술기록
14. 마취기록(마취전환자평가)
15. Doctor's order sheet(의사지시기록)
16. 임상관찰기록(중환자기록, 수술간호기록, 회복간호기록, 투석간호기록을 포함)
17. 간호기록(간호초기평가)
18. 진료과별 서식
19. 검사결과(검체, 영상, 병리, 기능검사 등)
20. 수술, 마취, 시술, 검사 동의서(신청서)
22. 스캔자료 등
22. 영상검사결과

제12조 (의무기록의 정정)

① 의무기록 정정관리 대상은 다음과 같다.

1. 본원에서 진료 서비스를 제공하는 과정에서 작성된 의무기록으로 소정의 양식으로 표기, 등재되어 병원의 의무기록체계에 따라 보존, 관리되고 있는 것
2. 본원에서 진료를 받기 위하여 환자 스스로가 제공한 개인식별정보(이름, 성별, 주소, 주민등록번호 등)
3. 진료 서비스 제공과 관련된 행정처리 자료

② 의무기록을 정정할 경우는 다음의 기본원칙을 지켜야 한다.

1. 작성자가 의무기록을 정정할 경우 의무기록 사본발급 이력을 반드시 확인한다.
2. 작성자가 작성된 의무기록을 수정 및 삭제할 경우는 문서로 신청하고 그 결과도 문서로 남긴다.
3. 의료인이 환자의 편의를 봐주기 위해 환자의 번복 진술을 그대로 정정하는 것은 향후, 이해관계자, 기관이 문제를 제기할 수 있으므로 가급적 확인된 사실이 아닌 경우 정정하지 않는다.
4. 정정된 기록에 영향을 받는 의무기록을 확인하여 정정될 수 있도록 하여 의무기록의 일관성을 유지하여야 한다.

③ 환자의 의무기록 정정 신청은 다음 각 호와 같다.

1. 정정 신청은 환자가 미성년자, 의식불명, 사망의 경우가 아닌 한 환자 본인 신청을 원칙으로 한다.
2. 정정 신청에 대한 상담 결과 충분한 사유가 발견되었다고 의료진이 판단한 경우 요청된 사안은 정정절차에 따라 결정된다.
3. 상담결과 불충분한 사유의 경우 의료진은 환자의 정정신청을 거부할 수 있다.
4. 신청자와 의료진의 의견이 상충될 경우 등 심의가 필요한 경우에는 최종 결정은 위원회에서 정한다.

5. 환자본인, 친족 또는 대리인이 의무기록 정정을 원하는 경우에는 다음의 구비서류를 첨부하여 별지 제1호 서식(환자용) '개인정보 정정 신청서'를 작성하여야 한다.('20.2.27 개정)

가. 본인이 요청하는 경우

1) 개인정보 정정 신청서

2) 신분증(주민등록증, 운전면허증, 여권)

나. 친족이 신청하는 경우

1) 개인정보 정정 신청서

2) 가족관계증명서, 주민등록표 등본 등 친족관계임을 확인할 수 있는 서류

3) 신청자 신분증

4) 환자의 신분증(주민등록증, 운전면허증 여권 등)('20.2.27 신설)

5) 동의서('20.2.27 신설)

다. 대리인이 신청하는 경우

1) 개인정보 정정 신청서

2) 환자의 신분증(주민등록증, 운전면허증, 여권 등)

3) 동의서 및 위임장('20.2.27 개정)

4) 대리인 신분증

④ 의무기록 작성자의 정정은 다음 각 호에 의한다.

1. 작성자가 서명 완료된 의무기록을 정정하고자 하는 경우 사유를 입력 후 임의 수정하고, 삭제 시는 개인정보 정정 요청서를 의무기록실에 제출하여 별도의 승인과정을 거친다(단, 사본발급의 이력이 있는 기록은 임의수정이 불가하며 EMR정정 관리시스템에서 EMR 정정 신청을 요청한 후 승인절차를 거쳐 수정한다).('20.2.27 개정)
2. 환자의 정정 신청으로 상담이후 정정을 요청하는 경우에는 별지 제1호 서식(환자용)의 '개인정보 정정 신청서'를 반드시 첨부 하고 필요 시 증빙자료도 같이 제출한다.
3. 의무기록 작성자 부재로 연락이 불가능하거나, 환자와 상담이 불가능한 경우 해당 작성자로부터 위임을 받은 의료진 또는 담당과장이 상기의 절차를 거쳐 정정할 수 있다
4. 의무기록 정정에 관한 모든 책임은 정정자가 책임을 진다.

⑤ 정정신청 승낙 및 거절 여부 결정은 다음 각 호에 의한다.

1. 명백한 오류인 경우에는 절차에 따라 처리하고, 의무기록위원회의 심의가 필요한 경우에는 위원회 안건으로 상정하여 심의를 받는다.
2. 의무기록실장은 정정 요청인으로 하여금 정정청구사항의 확인에 필요한 추가 증빙자료를 요구할 수 있다.

⑥ 의무기록의 정정 처리는 다음 각 호에 의한다.

1. 의무기록 내의 특정 문구를 수정하거나 삭제할 경우에는 반드시 사유를 입력하여 데이터베이스에 남도록 하고 정정에 대한 이력관리를 한다.
2. 기록 전체를 삭제할 경우에는 해당 기록의 전자의무기록 조회 여부 속성을 변경하여 보이지 않도록 하지만, 해당 기록은 여전히 EMR 데이터베이스에 존재하도록 한다.

제13조 (의무기록 완결도 관리)

① 입원환자의 의무기록 완결도 관리는 재원 중 또는 퇴원 후 실시한다.

② 의무기록 내용은 의무기록 작성 필수 항목을 검토하여 기록의 누락 또는 정확성, 일관성 등에 문제가 있는 경우 '미비기록 관리 프로그램'에 등록하여 작성자로 하여금 수정 보완하게 하며 관련 세부사항은 인증규정의 '의무기록 작성 기준'에 의한다.

③ 의사서명은 전자서명법에 의한 공인된 전자서명을 원칙으로 한다.

④ 퇴원환자의 의무기록 완결시점은 퇴원 후 60일 이내로 한다.

⑤ 미완결 의무기록 보고주기 및 보고방법은 다음 각 호에 의한다.

1. 퇴원환자의 미완결 의무기록은 해당 보건의료정보관리사가 검토하여 미비관리프로그램에 미완결 의무기록 항목을 입력하고 담당의와 공유한다.('20.2.27 개정)
2. 매일 미비현황을 관련 담당의 및 담당교수의 의사업무 접속 시 팝업창으로 알린다.
3. 의무장회의, 확대간부회의, 진료처장, 병원장에게 월 1회 문서로 보고하고, 각 진료과장에게 문서를 발송한다.

⑥ 의무기록 완결도 관리를 위하여 개선활동은 다음 각 호에 의한다.

1. 미비 등록 후 기간 내 작성되지 않은 미비 건수에 대해서 행정적 또는 재정적 규제(벌과금 부과)를 가한다.
2. 의무기록 작성 우수 진료과 및 전공의를 연 2회 포상한다.
3. 질 관리 및 임상지표관리로 지속적인 개선활동을 수행한다.

제4장 의무기록의 관리

제14조 (의무기록 정보 접근 권한)

① 의무기록의 작성, 수정, 삭제, 열람, 출력 등의 권한을 의미하며, 직종별, 부서별, 목적에 따라 구분하며 세부사항은 '의무기록접근권한 지침'에 따른다.

② 정신건강의학과 및 산부인과 환자의 의무기록은 보안 차트로 분류하여 소속과 의료진 및 기타 업무상 필요한 부서로 접근권한을 제한한다.('20.2.27 개정)

③ 병원 내 모든 직종은 전자화된 환자정보(PACS, EMR)에 접근하고자 할 때에는 사용권한에 의한 접근이 가능하며, 의료정보시스템에 로그인 절차를 거쳐 승인을 받는다.

④ 의료정보 시스템 접근권한 부여에 대한 관리 책임자는 관련 업무 부서장으로 하며, 부서장은 의료정보 접근현황을 주기적으로 확인하고 문제가 있을 시 접근권한 관리 부서장에게 보고하여야 하며, 접근권한 재검토 결과에 따라 열람 및 출력 등 접근권한 범위를 변경할 수 있다.

⑤ 사용자 계정은 의료정보시스템 사용자 계정과 동일하며 비밀번호는 9자리 이상 영문과 숫자, 특수문자를 혼용하여 사용해야 하며 비밀번호는 분기 1회 이상 주기적으로 변경하고 사용자 ID와 비밀번호는 타인과 공유하여 사용하여서는 안 된다.

⑥ 정기적으로 접근권한을 재검토하는 절차는 다음 각 호에 의한다.

1. 전자의무기록 열람이력 조회를 통해 비정상적인 접근자, 열람시간과 열람용도 등의 내용이 적절한지 검토하며 지속적인 모니터링을 한다.
2. 정보시스템 접근이력조회를 통해 인사이동 및 퇴직자에 대하여 정기적으로 접근현황을 모니터링하여 비정상적인 접근자에 대하여 조치를 취한다.

3. 입사, 전보, 퇴직 등으로 인하여 자격이 변경되면 접근권한도 동시에 등록, 변경 종결된다. 단, 인사이동으로 자격이 변경되면 업무 처리 및 인수인계 기간을 두어 권한이 변경되고, 퇴직자는 퇴직 시 업무가 종결되지 않은 경우 관련 부서의 요청에 의하여 일정기간 접근권한을 부여하여 업무를 수행할 수 있다.

제15조 (의무기록 안전관리)

① 의무기록의 안전한 관리를 위하여 병원 정보시스템의 설치 장소는 별도의 구역으로 구분하여 충분한 보안(잠금)장치와 화재방지 시설을 갖추고 출입을 통제한다.

② 전자의무기록과 의료정보시스템에 저장된 중요한 정보는 주 1회 정기적인 백업과 복구 테스트를 실시하여 안정성을 점검한다.

③ 전자의무기록은 의료정보시스템의 컴퓨터 서버가 손상, 변조가 불가능한 별도의 백업장치에 저장 · 보관하며 의무기록 정보 원본에 훼손이 발생하였을 때에는 즉시 복구해야 한다. 또한, 백업 미디어에 대한 소산 계획을 수립하여 안전한 곳에 소산 보관하여야 한다.('20.2.27 개정)

④ 종이 의무기록은 스캔하여 영상 의무기록화하고 전자의무기록과 함께 별도의 서버 저장 공간에 보관되며 이에 관련된 의무기록 영상관리 서버 및 백업서버는 전산과에서 관리한다.

제16조 (의무기록 보존)

① 의무기록은 의료법 시행규칙에 따라 법적 보존기간을 준수하여야 한다.

1. 환자명부 5년
2. 진료기록부 10년
3. 처방전 2년
4. 수술기록 10년
5. 검사소견기록 5년
6. 방사선사진 및 그 소견서 5년
7. 간호기록부 5년
8. 조산기록부 5년
9. 진단서 등의 부본 3년

② 의무기록의 보존기간이 경과하거나 수집 · 목적을 달성한 진료기록은 위원회 심의를 거쳐 매년 1회 이상 의무기록의 종류별 연장사유를 근거로 보존기한 연장 여부 혹은 파기 여부를 결정할 수 있다.

③ 수기의무기록은 영상의무기록으로 저장 후 의무기록관리위원회 및 기록물평가심의위원회를 거쳐 폐기할 수 있다.('20.2.27 개정)

④ 정보처리 장비에 저장된 정보를 파기하기 위해서는 물리적 파괴의 방법을 사용하여 정보의 복구가 불가능하도록 한다.

⑤ 종이에 기록 및 출력된 의무기록 정보는 지정된 공간에 별도 보관 후 개인 식별이 불가능하도록 파쇄기를 사용하거나 소각 등의 방법을 이용하여 폐기하며 관련 서류를 보관한다.

⑥ 영상 EMR 시행 후 스캔된 의무기록은 1년이 경과된 이후 위원회의 심의를 거쳐 폐기할 수 있다.

제17조 (의무기록의 열람)

① 영상 및 전자의무기록의 열람관리는 다음과 같다.

1. 진료용 의무기록은 별도의 열람신청과 승인절차 없이 권한 범위 내에서 열람이 가능하다.
2. 진료용 이외의 의무기록 열람은 열람 신청 프로그램에 등록 신청을 하면 열람접근 권한자는 자동 승인이 되어 열람이 가능하며 열람 기간은 사유에 따라 별도로 정한다.

3. 영상/전자의무기록의 열람 관련 세부사항은 '의무기록 접근권한 지침'에 따른다.
4. 열람한 사항에 대하여 열람 이력 정보 관리를 한다. 열람 이력 정보에서는 열람일시, 열람용도, 열람자, 소속 부서를 확인할 수 있어야 한다.

제18조 (의무기록 사본발급)

① 의무기록은 의료법 제21조에 의하여 그 기록을 열람하게 하거나 사본을 교부할 수 있다.

② 타 기관에서 의무기록의 사본발급을 요청할 때에는 법적근거에 의한 발급 의무가 있는 경우에 한하여 해당 기관장의 신청 공문에 의하여 부서장 및 진료처장의 승인을 거쳐 발급되며, 법적 근거가 없는 경우 대리인 자격에 준하는 법적 서류를 첨부하여야 한다.

③ 재원환자이거나 진료과 특성상 해당 진료과 상담이 필요한 경우, 당일 외래 진료가 있는 경우, 의사의 소견이 들어간 진단서, 소견서 등을 발급 받는 경우는 진료기록부 사본발급 신청서를 작성하여 담당의사의 서명을 받은 후 사본을 교부한다.

④ 외래로 내원한 경우 신청인이 의사의 상담을 원하지 아니하고 진료과 상담이 필요하지 아니한 단순 진료기록 사본 발급일 경우에는 진료접수 절차 없이 진료기록사본 발급 창구에서 사본발급 신청서를 작성한 후 사본을 교부받을 수 있다.

⑤ 환자 본인, 친족 또는 대리인이 사본발급을 원하는 경우에는 별지 제3호 서식의 '진료기록부 사본 · 영상 CD 복사 신청서'를 작성하고 요청자에 따라 각각의 구비서류를 제출해야 한다.

1. 환자의 동의가 가능한 경우로 환자 본인이 진료기록사본을 요청한 경우
   가. 사본발급 신청서
   나. 신분증 제시
2. 환자의 동의가 가능한 경우로 환자의 배우자, 직계 존속 · 비속 또는 배우자의 직계 존속(이하 '친족'이라 한다)이 요청할 경우
   가. 사본발급 신청서
   나. 기록 열람이나 사본 발급을 요청하는 자의 신분증
   다. 가족관계증명서, 주민등록표 등본 등 친족관계임을 확인할 수 있는 서류
   라. 별지 제4호 서식의 환자가 자필서명한 '진료기록 열람 및 사본발급 동의서'(인적사항 및 발급범위 등이 구체적으로 명시 되어야 한다. 다만, 만 14세 미만의 미성년자 제외)
   마. 환자의 신분증 사본(만 17세 미만은 제외)
3. 환자의 동의가 가능한 경우로 환자의 형제, 자매, 보험회사 등 환자가 지정하는 대리인이 요청할 경우
   가. 사본발급 신청서
   나. 기록 열람이나 사본 발급을 요청하는 자의 신분증
   다. 별지 제4호 서식의 환자가 자필 서명한 '진료기록 열람 및 사본발급 동의서' 및 별지 제5호 서식의 '진료기록 열람 및 사본발급 위임장'(인적사항 및 발급범위 등이 구체적으로 명시되어야 한다.)
   라. 환자가 만 14세 미만의 미성년자인 경우에는 환자의 법정대리인이 작성하여야 하며, 가족관계증명서 등 법정대리인임을 확인할 수 있는 서류 첨부
   마. 환자의 신분증 사본(만 17세 미만은 제외)
4. 환자의 동의를 받을 수 없는 경우로 환자가 사망한 경우 환자에 관한 기록의 열람이나 그 사본의 발급을 요청할 경우

가. 기록 열람이나 사본 발급을 요청하는 자의 신분증 사본

나. 가족관계증명서, 주민등록표 등본 등 친족관계 확인 서류

다. 가족관계증명서, 제적등본, 사망진단서 등 사망사실을 확인할 수 있는 서류(단, 구비서류 제출이 불가능한 경우 소견서 및 의무기록에서 사망 사실을 확인할 수 있을 경우 인정함)

5. 환자가 의식불명 또는 의식불명은 아니지만 중증의 질환, 부상으로 자필 서명을 할 수 없는 경우

가. 기록열람이나 사본 발급을 요청하는 자의 신분증 사본

나. 가족관계증명서, 주민등록표 등본 등 친족관계를 확인할 수 있는 서류

다. 환자가 의식불명 또는 중증의 질환, 부상으로 자필서명을 할 수 없음을 확인할 수 있는 진단서(단, 구비서류 제출이 불가능한 경우 소견서 및 의무기록에서 의식 불명 및 중증 질환 사실을 확인할 수 있을 경우 인정함)

6. 환자가 행방불명인 경우

가. 기록 열람이나 사본 발급을 요청하는 자의 신분증 사본

나. 가족관계증명서, 주민등록표 등본 등 친족관계를 확인할 수 있는 서류

다. 주민등록표 등본, 법원의 실종선고 결정문 사본 등 행방불명 사실을 확인할 수 있는 서류

7. 환자가 의사 무능력자인 경우

가. 기록 열람이나 사본 발급을 요청하는 자의 신분증 사본

나. 가족관계증명서, 주민등록표 등본 등 친족관계를 확인할 수 있는 서류

다. 법원의 금치산 선고 결정문 사본 또는 의사무능력자임을 증명하는 정신과 전문의의 진단서

8. 군인 구치소, 감옥 수감자(부모, 배우자, 자녀만 신청 가능)

가. 신청자 신분증

나. 가족관계증명서

다. 병적증명서, 수감증명서

라. 환자가 자필서명한 동의서(인적사항 및 발급범위 등이 구체적으로 명시되어야 한다. 다만, 만14세 미만의 미성년자 제외)

9. 신생아인 경우

가. 엄마의 신분증

나. 주민등록표 등본 등 친족관계를 확인할 수 있는 서류

10. 미성년자(만 14~17세 미만)인 경우

가. 신분증 미지참 시 주민등록초본 및 주민등록표 등본

나. 병원정보와 일치 여부를 확인하여 인정

⑥ 사본 발급에 따른 수수료는 [보건복지부고시(제2017-166호) 의료기관 제증명 수수료 항목 및 금액에 관한 기준(제4조 2항 관련)]에 따른다.('20.2.27 개정)

⑦ 신청서와 구비서류는 3년간 보관 후 폐기하며 발급 이력을 관리한다.

⑧ 검체 슬라이드는 [병리과 의무기록 사본발급 지침]에 따른다.('20.2.27 신설)

제19조 (특정 환자의 정의와 관리)

① 특정 환자라 함은 별지 제6호 서식의 '진료정보 비밀보호 신청서'를 제출하여, 의무기록의 관리에 보다 주의를 기울여야 하는 환자를 의미하며 담당의, 담당교수 및 병원직원이 특정 환자의 등록을 신청할 수 있으며, 진료정보 비밀유지 신청서에 의한다.

② 특정 환자는 기타 사유로 별지 제7호 서식의 '진료정보 비밀보호 해지신청서'를 제출할 수 있으며, 담당의, 담당교수 및 병원직원은 '진료정보 비밀보호 해지 신청서'에 의거 환자의 진료정보 비밀유지를 해지할 수 있다.

③ 환자가 본인 이외의 자에 대한 의무기록 사본발급을 원하지 않는 경우에는 '진료정보 비밀보호 신청서'를 작성하여 의무기록실에 제출한다.

④ '진료정보 비밀보호 신청서'를 제출한 환자의 의무기록정보는 사본발급 업무 관련자 모두가 진료정보 비밀보호 대상자임을 확인 가능할 수 있도록 하여 본인 이외 어느 누구에게도 사본을 발급하지 않도록 한다.

⑤ 특정 환자의 의무기록은 원장이 허락한 자만이 진료 목적으로 접근할 수 있다.

제20조 (의료정보 수집 및 활용)

① 모든 정보는 완벽하게 수집되어 수집된 자료와 정보가 환자진료, 교육, 연구, 경영 및 질 관리 및 보건정책기관에 필요한 자료로 활용되도록 지원하여야 한다.

② 수집된 자료와 정보는 적법한 절차에 따라 사용자에게 지원되어야 하고 목적 이외의 용도로 사용을 금하며 발생된 문제점은 사용자가 책임진다.

③ 정보를 요청할 수 있는 자는 다음과 같다.

1. 병원 경영진과 원내 의료진/직원으로 담당 교수 및 부서장의 승인을 받아야 한다.
2. 국가기관, 보건정책기관은 관련 공문으로 요청하며 부서장 또는 병원장의 승인을 받아야 한다.
3. 기타 병원장이 인정하는 경우에 한한다.

④ 요청내용에 따라 정보 제공이 불가한 경우에는 정보 제공을 하지 않을 수 있으며, 불가사유를 신청자에게 통보한다.

⑤ 기타 세부관련 사항은 인증규정의 '의료정보 수집 및 정보공유 활용 규정'에 따른다.

제5장 환자정보보호 및 전자서명과 인증

제21조 (환자정보보호 및 보안)

① 의료법 제19조(정보누설금지)에 근거하여 환자정보는 비밀사항이며 병원의 모든 직원은 업무상 알게 된 환자정보를 비합법적인 방법으로 누설 하여서는 아니 된다.('20.2.27 개정)

② 사용자 ID와 비밀번호는 타인과 공유하여 사용하여서는 안 되며, 제3자에게 노출하여 발생된 모든 문제는 본인이 책임을 진다.

③ 정당한 사유 없이 전자의무기록에 저장된 개인정보를 탐지하거나 유출 · 변조 또는 훼손하지 않는다.('20.2.27 개정)

④ 공개된 장소에서 환자의 개인정보를 대화하지 않는다.

⑤ 환자 개인신상 정보가 모니터 상에서 노출되지 않도록 자리를 이탈할 경우 log-out한다.

⑥ 공개된 장소 게시물에 환자 성명, 주민등록번호 및 진단명을 함께 게시하지 않는다.

⑦ 환자의 개인정보 보호요청에 적극 대응하여 신속하게 처리한다.

⑧ 환자의 개인정보가 있는 자료의 접근은 의무기록 사용권한이 있는 자만 접근할 수 있다.

⑨ 의무기록 사본발급 및 의무기록 열람 관련 사항은 의무기록관리규정의 각각의 관련 사항에 따른다.

제22조 (전자서명과 인증)

① 전자의무기록시스템에는 정당한 사용자임을 확인하는 인증이 있어야 하며 의무기록은 작성 시 전자서명을 통해 인증되어야 한다.

② 전자서명이라 함은 서명자가 해당 전자의무기록을 작성하였음을 나타내기 위하여 첨부하거나 논리적으로 결합된 전자적 형태의 정보를 말한다.

③ 전자서명이 필요한 자는 공인된 기관으로부터 전자인증을 발급받도록 하고 이를 저장 매체에 저장하여 전자서명이 필요한 상황에서 사용하도록 한다.

④ 제11조 제1항 각 호의 의무기록은 원칙적으로 전자서명을 필요로 한다.

⑤ 기타 전자서명이 필요한 서식은 위원회에서 정하고 행정자치부 고시 지침에 따른다.

제23조 (의무기록관리에 따른 벌칙) 의무기록 관리에 있어 다음 각 호에 해당하는 정해진 절차를 위반하고 병원 이미지 및 경영상의 심각한 위해를 초래한 자를 인사위원회에 회부하여 인사상 불이익 및 법적인 책임과 피해에 대해 구상권을 청구할 수 있다

1. 의무기록 분실, 훼손 및 위조, 도난
2. 미비기록 보완, 시정지시 불이행
3. 환자진료정보 무단 유출
4. 의무기록 접근권한 위배
5. 기타 의무기록 관리에 필요한 사항

제24조 (의무기록 관련 성과 관리 및 경영진 보고)

① 절차에 따라 의무기록 완결도 관리를 수행하고 이와 관련된 성과를 원내 의료 질 향상을 위한 단계에 따라 결과를 관리한다.

② 의무기록 완결도 성과 관리를 위해 매년 의무기록 관련 지표를 선정하여 원내 임상지표 관리 체계에 따라 관리한다.

③ 미완결 의무 기록에 대한 사항은 경영진 보고 후 관련 진료과의 의료진과 공유한다.

제25조 (의무기록관리의 적격한 자) 이 규정에서 정하는 적격한 자라 함은 보건의료정보관리사 면허를 소지하고 병원 직원으로 채용되어 의무기록관리 업무를 수행하는 자를 말한다.('20.2.27 개정)

제26조(시행세칙) 이 규정의 시행에 필요한 사항은 원장이 따로 정한다.

(별지 제1호 서식)

개인정보 정정 신청서(환자용)

<table>
<tr><td rowspan="3">정정
대상
개인
정보</td><td>성 명</td><td colspan="3"></td></tr>
<tr><td>생 년 월 일</td><td></td><td>전화번호</td><td>(자택)
(휴대폰)</td></tr>
<tr><td>주 소</td><td colspan="3"></td></tr>
<tr><td rowspan="5">신
청
자</td><td>환자와의 관계</td><td colspan="3">□ 환자 본인 □ 대리인 (환자의 ______________)</td></tr>
<tr><td>대리인이 신청한 사유</td><td colspan="3"></td></tr>
<tr><td>대리인 성명</td><td></td><td>생 년 월 일</td><td></td></tr>
<tr><td>대리인 주소</td><td colspan="3"></td></tr>
<tr><td>대리인 전화번호</td><td colspan="3">(자택) (휴대폰)</td></tr>
</table>

※ 정정 신청서는 환자 본인 신청을 원칙으로 하며, 단 환자 본인이 만 14세 미만의 경우에는 법정대리인이 작성합니다.

본인은 다음과 같이 개인정보의 정정(수정)을 신청합니다.

[정정/삭제/추가 이유 기재]

....

....

....

본인은 귀 병원이 정정/삭제/추가 신청을 승낙할 수도 있고 거부할 수도 있다는 것을 알고 있으며, 귀 병원이 정정/삭제/추가 신청을 승낙하여도 의무기록에 기재된 원래의 내용은 삭제되지 않고 남는다는 것을 설명을 통하여 알고 있습니다.

본인의 개인정보 내용에 대하여 정정을 신청합니다.

신 청 날 짜 ____________ 년 ________ 월 _______ 일

신청자 이름 ____________________________ 서명 _________________

0 0 대 학 교 병 원

(별지 제2호 서식)

개인정보 정정 요청서

요청자	담당교수

<table>
<tr><td rowspan="2">요청자</td><td rowspan="2"></td><td>I D</td><td colspan="2"></td><td rowspan="2">요청일자</td><td rowspan="2"></td></tr>
<tr><td>P/W</td><td colspan="2"></td></tr>
<tr><td>소속 / 직위</td><td colspan="3"></td><td>연락처</td><td colspan="2"></td></tr>
<tr><td rowspan="3">요청 내용</td><td>환자등록번호</td><td colspan="2"></td><td>환자이름</td><td colspan="2"></td></tr>
<tr><td>기록지 종류</td><td colspan="2">☐ 외래 ☐ ER
☐ Scan ☐ 협진
☐ 기타</td><td>기록일자</td><td colspan="2"></td></tr>
<tr><td>☐ 수정
☐ 삭제</td><td colspan="5"></td></tr>
<tr><td rowspan="2">정정 요청 사유
(반드시 기재)</td><td colspan="6">※ 오류 기록이 작성된 경위와 요청 사유를 구체적으로 기술</td></tr>
<tr><td colspan="6"></td></tr>
</table>

0 0 대 학 교 병 원

(별지 제3호 서식)

진료기록부 사본 · 영상 CD 복사 신청서

등록번호		진 료 과	
성　　명		진료의사	
신청일자		구　　분	

◆ 사본신청 용도

□ 보험회사　□ 관공서　□ 타병원(서울)　□ 국민연금　□ 병사용
□ 타병원(지방)　□ 직장제출　□ 개인보관　□ 기타

◆ 신청인 / 구비서류

□ 본인　□ 신분증
□ 환자의 직계존속/비속 배우자의 존속
□ 환자신분증　□ 신청인의신분증　□ 환자동의서(자필)　□ 가족관계서류　□ 기타
□ 환자의 형제, 자매 및 대리인(보험회사)
□ 환자신분증　□ 신청인의 신분증　□ 환자의 동의서　□ 환자의 위임장

◆ 신청내용

외래의무기록	입원기록	검사 결과지
□ 초진기록지	□ 입퇴원요약	□ 조직병리 검사 결과지
□ 외래경과기록	□ 전입 · 전출기록	□ 영상의학 검사 결과지
□ 응급환자기록	□ Admission Notes	□ 임상병리 검사 결과지
□ 투약기록	□ 경과기록	□ 기타검사
□ 시술 및 처치	□ 수술기록	
	□ 의사지시	
	□ 간호정보조사지	
	□ 간호기록	

◆ CD-Copy

□ CT　□ MRI　□ SONO　□ SCOPY　□ PET-CT　□ X-ray　□ 안과사진　□ 기타

◆ 메모1　◆ 메모2

의료법에 의거 구비서류와 함께 상기 내용의 진료기록부 사본 발급을 신청합니다.

신청인 성명 :　(인)

환자와의관계 :

결재	계	팀장	실장
		代	

OO대학교병원

(별지 제4호 서식)

진료기록 열람 및 사본발급 동의서

<table>
<tr><td rowspan="3">환자
본인</td><td>성 명</td><td>연락처</td></tr>
<tr><td colspan="2">생년월일 (외국인등록번호)</td></tr>
<tr><td colspan="2">주 소</td></tr>
<tr><td rowspan="3">신청인</td><td>성 명</td><td>환자와의 관계</td></tr>
<tr><td>생년월일 (외국인등록번호)</td><td>연락처</td></tr>
<tr><td colspan="2">주 소</td></tr>
<tr><td rowspan="3">열람
및
사본
발급
범위</td><td colspan="2">의료기관 명칭</td></tr>
<tr><td colspan="2">진료기간</td></tr>
<tr><td colspan="2">열람 및 사본을 발급 받으려는 내용 및 사유</td></tr>
</table>

본인(또는 법정대리인)은 상기 신청인( )이 「의료법」 제21조 제2항 및 같은 법 시행규칙 제13조의2에 따라 본인의 진료기록 등을 열람하거나 사본을 발급받는 것에 대하여 동의합니다.

년 월 일

본인(또는 법정대리인) (자필서명)

※ 비고 : 환자 본인이 만 14세 미만의 경우에는 법정대리인이 작성합니다.

210mm × 297mm[백상지 80g/㎡(재활용품)]

(별지 제5호 서식)

진료기록 열람 및 사본발급 위임장

<table>
<tr><td rowspan="3">수임인</td><td>성 명</td><td>전화번호</td></tr>
<tr><td>생년월일 (외국인등록번호)</td><td>위임인과의 관계</td></tr>
<tr><td colspan="2">주 소</td></tr>
<tr><td rowspan="3">위임인</td><td>성 명</td><td>전화번호</td></tr>
<tr><td colspan="2">생년월일 (외국인등록번호)</td></tr>
<tr><td colspan="2">주 소</td></tr>
</table>

위임인은 「의료법」 제21조 제2항 및 같은 법 시행규칙 제13조의2에 따라 「진료기록 등 열람 및 사본발급 동의서」에 기재된 사항에 대하여 일체 권한을 상기 수임인에게 위임합니다.

년 월 일

위임인 (자필서명)

210mm × 297mm[백상지 80g/㎡(재활용품)]

(별지 제6호 서식)

진료정보 비밀보호 신청서

등록번호		환 자 명		진료과	
연 락 처		신청일자		주 소	

신청인 __________ 는 ____________________사유로 본인의 진료 목적인 경우를 제외하고, 의료법 및 관계법령에서 정하지 않는 한 본인 이외 어떤 사람(배우자 및 직계가족을 포함한 모든 이)에게도 진료기록을 공개하지 않을 것을 00대학교병원에 요청합니다.

신 청 인 : (인)

위 환자는 본인의 진료정보 비밀보호를 요청한 상태로 진료목적 인 경우를 제외하고, 의료법 및 관계법령에서 정하지 않은 한 환자 본인을 제외한 어느 누구에게도 환자의 진료정보 내용에 대한 열람 및 사본발행이 이루어져서는 안 됩니다.

접 수 일 : 20 년 월 일

담당자확인 : (인)

0 0 대 학 교 병 원

(별지 제7호 서식)

진료정보 비밀보호 해지신청서

등록번호		진 료 과	

정보주체	성 명 :	전 화 번 호 :
	생년월일 :	
	주 소 :	

대 리 인	성 명 :	전 화 번 호 :
	생년월일 :	정보주체와의 관계 :
	주 소 :	

처리정지 요구내용	본인 ( )은 ( ) 사유로 (년 월 일)에 본인의 진료 목적인 경우를 제외하고, 의료법 및 관계법령에서 정하지 않는 한 본인 이외 어떤 사람(배우자 및 직계가족을 포함한 모든 이)에게도 진료기록을 공개하지 않을 것을 00대학교병원에 요청하였으나, ( ) 사유로 진료정보 비밀보호 처리정지를 요구합니다.

위와 같이 진료정보 비밀보호 처리정지를 요구합니다.

년 월 일

요구인: (서명 또는 인)

담당자확인: (서명 또는 인)

0 0 대 학 교 병 원

2019년도 제1차

의무기록관리위원회 회의자료

◈ 일 시 : 2019. 2. 21(목) 17:00 ~

◈ 장 소 : 행정동 2층 회의실

Ⅰ. 2018년도 제2차 의무기록관리위원회 회의 결과 보고

Ⅱ. 안건토의

- 의무기록(EMR) 접근권한 재정비(안)
- 의무기록 수정 권한 변경(안)
- 의료사회복지사의 Z코드(상병)입력 권한 부여(안)
- 의무기록 작성에 대한 포상 금액 및 대상 확대(안)
- 수술요약 작성일시 전산화(안)
- EMR 서식 등록 및 개정(안)

의 무 기 록 실

목 차

Ⅰ. 2018년도 제2차 의무기록관리위원회 결과 보고

- 표준화된 의학약어의 등록 및 승인
- 의무기록서식 등록 및 개정
- 진료기록 열람 및 사본발급 동의서 일부 개정

Ⅱ. 안건토의

- 의무기록(EMR) 접근권한 재정비(안)
- 의무기록 수정 권한 변경(안)
- 의료사회복지사의 Z코드(상병)입력 권한 부여(안)
- 의무기록 작성에 대한 포상 금액 및 대상 확대(안)
- 수술요약 작성일시 전산화(안)
- EMR 서식 등록 및 개정(안)

2018년도 제2차 서면 의무기록관리위원회 결과 보고

1. 회의일시 : 2018. 10. 12(금)

2. 회의결과

가. 표준화된 의학약어 등록 및 승인

1) 관련 근거 : 인증기준 12.1 [표준화된 기록의 형식과 내용 및 작성]

2) 신생아실 요청 표준약어 19건 등록함

나. 의무기록서식 등록 및 개정

- 신규서식 110건, 수정서식 74건 등록함

다. 진료기록 열람 및 사본발급 동의서 일부 개정

- 보건복지부령 제596호, 의료법 시행규칙에 의해 진료기록 열람 및 사본발급 동의서를 개정함

구 분	변경 전	변경 후	비 고
환자 본인	생년월일 (외국인등록번호)	생년월일	외국인등록번호 삭제
신청인	생년월일 (외국인등록번호)	생년월일	외국인등록번호 삭제
열람 및 사본발급 범위	열람 및 사본 발급 받으려는 내용	발급 범위 (환자 본인이 직접 작성합니다)	내용 추가
동의 고지 내용	상기 신청인	위에 적은 신청인	용어 변경
기타	◆ 사본발급 사유와 발급 범위를 따로 구분, 예시 제시 ◆ 비고 : 환자 본인이 만 14세 미만의 경우에는 법정대리인이 작성합니다. - 내용 삭제		

Ⅱ. 안건토의

❶ 의무기록(EMR) 접근권한 재정비(안)

1. 필요성

가. 부서별, 직종별, 업무별, 목적별로 접근권한 범위를 차등 부여하여 개인정보의 유·노출을 방지하고 정보주체 등의 권리를 보호하기 위함

나. 의료정보/의무기록에 대한 접근권한은 허용된 자에 한하여 업무수행에 필요한 최소한의 범위로 부여

다. [00병원] 3주기 인증조사 시 의무기록 접근권한에 대한 개선 요구로 재정비가 필요하여 기존에 권한이 부여된 부서 및 신규 요청부서의 접근권한 부여 협조 공문을 접수함

2. 의무기록 접근권한 범위 [의료정보/의무기록 관리규정]

구 분	부서	직종	업무별 · 목적별	작성	수정	열람	출력
진료	의사	수련의 전공의 임상의 교수	진료, 수련, 연구	○	○	○	X
	간호부	외래간호사 병동간호사 간호조무사	간호	○	○	○	X
진료 지원	의무기록실	의무기록사	정보분석 사본복사 문서제출 영상정보 (스캔/검수/편집) 열람/출력 관리 접근권한 관리 등	X	X	○	○
	약제부	약사	약품정보 처방감사 의약품 관련 모니터링	X	X	○	X
	영양팀	영양사	진료협의회신(영양상담)	○	○	○	X
	영양집중 지원팀						

구 분	부서	직종	업무별 · 목적별	작성	수정	열람	출력
진료 지원	재활의학과	물리치료사 작업치료사	진료(치료)	○	○	○	X
	진료비심사과	심사간호사 행정직	진료비심사, 청구 이의신청, 심사청구 민원관리	X	X	○	○
	의료질관리실	간호사	질 지표 관리	X	X	○	X
	권역심뇌혈관 질환센터	간호사	평가자료	X	X	○	X
	감염관리실	간호사	감염관리	X	X	○	X
			법정감염관리	X	X	○	X
	기타 진료지원	간호사	진정치료 (내시경, CT, MRI 등)	X	X	○	X
		의료기사	검사시행 및 결과확인	X	X	○	X
행정	원무과	행정직	진료비 민원관리 산재(상해외인)관련	X	X	○	○
	전산과	전산직	프로그램개발 및 관리	X	X	○	X
	사회사업실	사회복지사	환자상담	○	○	○	X
	진료협력센터	간호사 행정직	협력병원 진료의뢰 진료상담	X	X	○	○
	법무지원실	행정직	법적 및 의료분쟁 민원관리	X	X	○	X
	응급의료센터	응급구조사 의무기록사	응급의료기관평가 및 질지표	X	X	○	X
기타	임상시험센터	간호사	임상시험 질관리	X	X	○	X

3. 부서별 의무기록(EMR) 접근권한 부여

가. 검사 및 치료 관련 진료지원 업무

1) 관련 : 병리과-14「병리과 EMR 접근권한 부여 요청」외 5건

2) 목적 : 검사시행 및 결과확인, 의뢰환자 관리 등

3) 요청 현황

구 분	변경 전		열람범위	비고
핵의학과	의사	판독진료	핵의학과 영상 및 검체 검사 의뢰 환자(검사일로부터 1주일)	신규
병리과	보건직	육안조직검사업무 세포병리검사업무	병리접수환자	신규
영상의학과	보건직	CT, MRI, 인터벤션	검사접수환자	기존(확대)
재활의학과	보건직	RM 의뢰 환자 관리, 재활치료 및 평가	물리치료 처방이 있는 환자	기존
영양집중지원팀	영양사 간호사 약사	NST 의뢰 환자 관리 및 회신서 작성	NST 의뢰환자 관리 및 회신서 작성 환자	기존
영양팀	영양사	임상영양관리	임상영양관리 환자	기존

나. 행정적 진료지원 업무

1) 관련 : 심뇌혈관질환센터-2079 「심뇌혈관질환센터 EMR 접근권한 부여 요청」외 3건

2) 목적 : – 환자 및 보호자 입 · 퇴원교육, 환자상담, 진료의뢰, 회송업무 등
– 진료기록 송부(진료의뢰 회송환자, 건강보험공단)업무 등

3) 요청 현황

요청과	담당업무	열람범위	비고
예방관리센터	심혈관센터/뇌혈관센터/심뇌재활센터 교육전문	심뇌혈관질환, 예방관리센터 입 · 퇴원환자	기존
	예방관리센터 교육전문/영양사		
	예방관리센터 통계		
사회사업실	환자상담	사회사업지원관리 해당환자	기존
진료협력센터	협력병원 진료의뢰 및 회송환자 진료정보 송부	진료의뢰 · 회송환자	기존
원무과	상해요인 수진자 급여여부 조회	산재, 자보, 건강보험 급여 제한, 상해요인 수진자 조회 환자	기존

4. 의사직 EMR 열람범위 확대적용(안)

가. 관련 : 외과-69「진료목적 열람범위 확대적용 협조 요청」

나. 목적 – 외래진료 및 수술예약 환자의 통합적인 진료목적

– 전공의 병동제 및 분과(내 · 외과)당직근무로 인한 열람 필요성

다. 의사직 EMR 열람 범위 변경

대상	구분	현행	변경(1안)	변경(2안)
의사	외래	1. 본인 및 소속과 일반의에게 접수된 환자	1. 소속과로 접수된 전체 환자(당일)	1. 소속과로 접수된 전체 환자(당일) 2. 분과(내 · 외과)로 접수된 전체 환자(당일)
	입원	1. 재원 기간 본인이 담당한 내역이 있는 환자	1. 소속과 재원환자	1. 소속과 재원환자 2. 분과(내 · 외과) 재원환자

5. 산부인과 의사직 소아청소년과 의무기록 열람 요청(안)

가. 관련 : 산부인과-203「산부인과 진료 시 소아청소년과 의무기록 열람 협조 요청」

나. 목적 : 분만 후 신생아 건강상태, 검사결과 확인 목적

다. 요청 대상자

진료과	성명	직번	열람범위
산부인과	000	OG00001	산부인과 재원 중 소아청소년과 기록
	000	OG00046	

6. 진료용 외 열람사유 내용 개선

가. 열람사유 세부기준 내용(현행)

열 람 사 유	세 부 기 준	열람기간
○오더지시	투약, 검사, 처치, 마취료, 수술료, 약반납	1일
○예약환자조회	예약사전준비, 입원, 수술, 마취 등	1일
○예약확인변경	진료예약, 검사예약	1일
○환자상담, 협진	전화문의, 협진의뢰, 타과의뢰, 검사결과	1일
○진료비심사업무	진료비심사 및 이의신청	1일
○약제업무	복약상담, 처방감사, 약물유해반응관리 등	1일
○의료질,감염관리업무	임상질지표관리, 안전사고, 감염관리	1일
○원무업무	초진기록, 입원사유	1일
○진료지원업무	영양, 사회사업, 진료행정, 진료협력센타	1일
○연구	○집담회 ○임상연구○국책연구○기타연구 기타:	7일
○교육	의과대학생, 간호대학생 교육 및 실습	1일
기타	상기항목에 해당되지 않은 부적합한 사유이므로 선택불가	

나. 열람사유 세부기준 내용 변경

○ 원무업무 : 초진기록, 입원사유 → 제증명, 진료비, 민원, 보험
 – 변경사유 : 현재 프로그램 상 서식지별로 열람 불가

❷ 의무기록 수정 권한 변경(안)

1. 목적

가. 작성자 본인에게만 수정 권한을 부여함으로써 의무기록 작성의 책임을 명확히 하기 위함

나. 서명자를 확인하고 서명자가 당해 전자문서에 서명을 하였음을 나타내고, 전자 서명이 완료되었음을 가시적으로 표시하는 Image를 정확하게 구현하기 위함

2. 문제점

가. 과별로 분류된 일부 서식에서 수정 권한이 소속과 의료진 전체에게 있음

– [00병원] 3주기 인증조사 시에 병동간호사(최초작성자)가 작성한 Time out(침습적 시술 안전 기록지) 기록을 특수검사실 간호사가 수정

나. 전자서명이 완료되었음을 나타내는 Image 서명을 표시하면서 작성자명과 Image가 불일치되는 서식이 발견되어 문제점으로 대두됨

3. 일부서식 수정 권한 변경(예시)

대상	구분	현행	변경(1안)	변경(2안)
입퇴원요약	소속과 의료진	작성자, 담당교수	Cosign 서식	2018.05.31
수술(수술요약)기록	소속과 의료진	작성자, 담당교수	Cosign 서식	2018.05.31
간호정보조사지	해당 병동 간호사	작성자		2018.02.05

4. 의무기록 수정 권한 변경(안)

- 과별로 분류된 서식 중 수정권한이 소속과 의료진 전체로 된 서식 파악 후 전산 프로그램 보완

서식명	현행	변경 후	비고
Admission note(당일), 외래초진 기록(당일), 시술기록지,수술전후 치료계획 등	소속과 의료진	작성자	

❸ 사회복지사의 Z – code상병 입력 권한 부여 요청(안)

1. 관련

가. 공공보건의료사업실–2372「제2차 의료사회복지위원회의 개최」

나. 공공보건의료사업실–46(2019.01.07) 의료사회복지사의 Z-code입력 권한 부여 요청

2. 필요성

가. 공공보건의료사업실–2372「제2차 의료사회복지위원회의 개최」

나. Z55 65 상병코드 정의를 살펴보면 〈사회경제적 및 정신사회적 상황에 관련된 잠재적 보건위험이 있는 사람〉으로 대부분 의료사회복지사가 만나는 사람으로 그 내용을 가장 잘 알고 있음

나. Z55-65 상병코드 사용을 통해 환자의 치료과정에서 의료사회복지사의 상담 및 지원에 관한 근거 마련

다. 빅데이터 분석을 통한 취약계층의 의료이용현황 등을 파악함으로써 공공의료 정책 수립에 활용할 수 있음

라. 상병코드 예시

1) Z55.0 : 문맹 및 낮은 수준의 문해

2) Z56.0 : 실업

3) Z60.2 : 독거생활

4) Z60.3 : 문화적 적응의 어려움, 이주

3. 상병코드 입력방법

가. 진단명 이외의 문제에 대하여 기재

나. Z코드(Z55~65)는 진단명과는 다른 것으로 사회복지상담 후에 상담내용에 맞는 Z코드를 의료사회복지사가 직접 입력

다. 사회사업팀 상담 EMR 시스템에 입력(의사 OCS 진단명과 별도 관리)

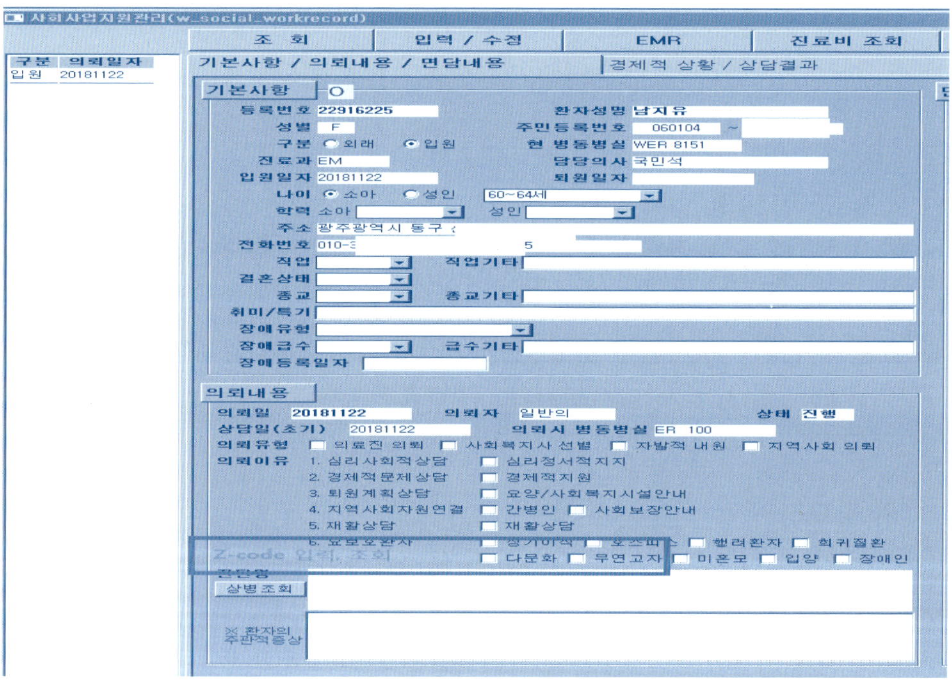

[사회사업지원관리 업무 화면]

❹ 의무기록 작성에 대한 포상 대상 및 금액 확대(안)

1. 관련 :

제89차 의무기록관리위원회 의결 내용(2010.05.13) 의무기록 작성에 대한 포상

2. 목적

가. 의무기록 완결도의 향상과 전공의들의 의무기록 작성의 중요성 인식

나. 의무기록 작성을 신속하고 정확하게 처리하여 의무기록의 질 향상

다. 환자진료 및 병원발전에 기여한 전공의 독려

라. 의무기록 작성의 완결도 및 충실성을 향상시켜 각종 내 · 외부 평가에 대비하기 위함

3. 타 국립대병원 포상 현황

구부		00대병원	00대병원	00대병원	00대병원	00대병원
우수 진료과	횟수	연 1회	연 1회	연 1회	없음	없음
	대상	내과계, 외과계 각 2개과	최우수과,우수과 등 9개과	내과계, 외과계 각 1개과		
	금액	4,000,000	5,400,000	1,400,000원		
우수 전공의	횟수	분기별	연 1회	연 1회	매월	연 2회
	대상	내과계, 외과계 각 분기별 10명	내과계, 외과계 총13명	내과계, 외과계 각 5명	내과계, 외과계 각 1명	내 · 외과계 각2명(상반기) /내 · 외과계 각1명(하반기)
	금액	4,000,000	2,600,000	3,000,000원	4,800,000	2,400,000
1년 총 보상금액		8,000,000	8,000,000	4,400,000	4,800,000	2,400,000
비고		매월 커피상품권 추기 지급				인턴 1명 (하반기 1명) 100,000

4. 포상 대상 및 금액 변경(안)

구분		현행	변경(1안)	변경(2안)
우수 진료과	횟수	연 2회 (상반기, 하반기)	동일	동일
	대상	내과계, 외과계 각 1개과	내과계, 외과계 각 2개과	내과계, 외과계 각 2개과
	금액	300,000원*2부서*2회 = 1,200,000원	500,000원*4부서*2회 = 4,000,000원	300,000원*4부서*2회 = 2,400,000원
우수 전공의	횟수	연 2회 (상반기, 하반기)	동일	동일
	대상	내과계, 외과계 각 1명	내과계, 외과계 각 2명	내과계, 외과계 각 2명
	금액	200,000원*2명*2회 = 800,000원	300,000원*4명*2회 = 2,400,000원	200,000원*4명*2회 = 1,600,000원
1년 총 포상금액		2,000,000	6,400,000	4,000,000

❺ 수술요약 작성일시 전산화(안)

1. 관련 :

3주기 급성기병원 인증기준 12.2 [의무기록의 작성을 완결한다]
인증평가 조사기준 : '수술실 퇴실전 작성'

2. 문제점

가. [3주기 인증조사]시한을 초과하여 작성하거나 너무 빨리 작성되어 인증조사 시에 문제점으로 지적됨

나. 퇴원환자 의무기록 완결도 조사 시 수술요약 작성일시를 전산으로 조정하여 평가받고 원상 복구함(인증평가시마다 반복적으로 하고 있음)

다. 현재는 작성시한 초과 기록만 체크하고 너무 빨리 작성되는 기록은 전산에서 체크 못함

라. 수술 후 처방발행을 위해 병동에서 수술요약을 작성하는 진료과도 있음

마. 작성자가 작성시한에 대한 인식 부족

3. 진료과 의견

- 수술과(PS, OS, GS)를 직접 방문하여 의국장 및 담당의 면담해서 문제점 설명함
- 작성자가 작성일시를 수정하지 않고 전산적으로 자동 Setting 하도록 요청

4. 수술요약 작성 예시

예시) 총 수술시간 : 4시간 40분(수술 시작 후 4분만에 수술요약 작성됨)

수술시작시간 : 08:40	수술종료시간 : 13:20
수술요약작성일시 : 08:44	퇴실시간 : 13:30

Page 1 of 1

수 술 요 약 지

등록번호:	병동:	병실:	입원일: 2018.10.02
환자성명:	성별: M	나이: 90.01	수술과:

수술기본정보

수술일자: 2018-12-03　　수술시간: 08:40 ~ 13:20 (4시간 40분)　　수술횟수: 1st

집 도 의:

보 조 의:

마취의사:　　마취방법: 전신

간 호 사:

출혈정도

등급2 : 중간 정도의 피 소실

수술중 특이사항

특이사항: 무

기 타

조직검사의뢰여부: No

작성일시: 2018.12.03-08:44　　담당의:　　담당교수:　　작성자:

수술실 간호기록지(　　　) 입력자:　　1

Pt name ______　Chart No. ______　Sex/Age M / 90.04　Ward ______

Operation Date 2018.12.03　Op Room No. 87R　○ Emergency ◉ Elective

집도의		마취의		소독간호사						순회간호사	
					08:40	13:30		:	:		
					:	:		:	:		
					:	:		:	:		
					:	:		:	:		
		PA간호사	08:40 13:30		: :		: :				

수술실입실시각	마취시작시간	절개시간	수술종료(봉합완료)시각	마취종료(퇴실)시각
12.03-08:35	12.03-08:40	12.03-09:25	12.03-13:20	12.03-13:30

수술후이동장소 ◉ 회복실　○ 병실　○ 외래　○ ICU(RR)　○ ICU(입원) (　　　)

5. 수술요약 작성일시 전산화(안)

○ 방안 1 – 전산에서 작성일시를 자동으로 세팅하도록 하는 방안 (수술기록 작성 후 확정입력 시점에서 수술실간호기록 수술종료(봉합완료)시간과 마취종료(퇴실)시간 사이로 랜덤하게 적용) □ 작성일시를 전산화함으로써 오류 감소 □ 인증평가 시 전산과에 조정해서 적용하고 원상 복구하는 소모적인 업무 해소 □ 수정 시 의무기록 정정이력 남음

○ 방안 2 – 현행 유지(작성자가 작성일시 수정) □ 작성자가 작성일시를 수정하면서 오류 발생할 수 있음 □ 현재는 작성시한 초과 기록만 체크하고 너무 빨리 작성되는 기록은 전산에서 체크 못함 □ 수정 시 의무기록 정정이력 남음

※ 수술요약은 평가용 서식으로 사본발급 및 외부 자료제출 대상 아님

❻ 의무기록 서식 등록 및 개정(안)

1. 서식 등록 주요 내용

가. 진료관련 의무기록 서식 개발

나. 의료법 제24조의2(의료행위에 관한 설명) 시행에 따른 진료과별 표준 동의서 개발

다. 서식등록번호 부여 방식에 의거 요청서식은 등록하여 선 사용하고 후 심의 요청받고 원상

2. 신규서식 및 변경서식 등록건수

기간 : 2018.09.28. ~ 2019.02.13.

대상	본원		00병원		00병원		치과		합계	
	신규	수정	신규	수정	신규	수정	신규	수정	신규	수정
D/W	9	0	0	0	0	0	0	0	9	0
OCR(Y)	7	15	19	19	15	5	0	0	41	39
독립프로그램	2	2	0	0	1	0	0	0	3	2
계	18	17	19	19	16	5	0	0	53	41

3. 의무기록 신규서식 등록 목록(4개 병원)

번호	등록일자	진료과	서식코드	OCR(Y)/DW	서식명	구분
1	20180928	공통	004129	Y	자기공명영상(MRI) 본인부담 동의서	본원
2	20181019	공통	005335	Y	항결핵제 복약 설명서	본원
3	20181026	AD	082063	DW	PATCH TEST(Ecoderm)	본원
4	20181030	공통	005336	Y	보호자 상주 확인서	본원
5	20181030	CS	161007	DW	ECMO 시술기록	본원
6	20181030	CS	161008	DW	ECMO 재평가 기록	본원
7	20181113	공통	005337	독립프로그램	건강보험 양압기 처방전	본원
8	20181116	공통	005338	독립프로그램	이동인계지	본원
9	20181116	AD	085007	Y	역류성 식도염의 생활안내	본원
10	20181211	PED	215024	DW	Orthostatic blood pressure (기립성 혈압) 측정	본원
11	20181213	CRS	964007	Y	상처 견인기 동의서	본원
12	20190124	NR	281035	DW	유발전위검사(MEP)	본원
13	20190124	NR	281036	DW	유발전위검사(IOM)	본원
14	20190125	NS	174079	Y	후방경유 추체유합술 및 후방척추 경나사고정술 동의서	본원
15	20190125	NS	174078	Y	사측방경유추체유합술 및 후방척추 경나사고정술 동의서	본원
16	20190213	공통	005339	DW	건강보험임신 · 출산진료비지급 신청서	본원
17	20190213	공통	005340	DW	건강보험임신 · 출산진료비내용변경신고서	본원

번호	등록일자	진료과	서식코드	OCR(Y)/DW	서식명	구분
18	20190213	공통	005341	DW	건강보험 임신 · 출산 진료비 추가 지급 신청서	본원
19	20181013	NM	354057	Y	(러시아어) 개인정보 수집 이용 동의서(CCTV)	화순
20	20181013	NM	354058	Y	(영문) 개인정보 수집 이용 동의서(CCTV)	화순
21	20181024	URO	244075	Y	(러시아어) 인공괄약근삽입술 동의서	화순
22	20181106	공통	005336	Y	보호자 상주 확인서	화순
23	20181106	CV	004092	Y	(러시아어) 관상동맥 조영술에 대한 동의서	화순
24	20181231	RD	304058	Y	초음파 유도하 조직검사에 대한 설명 및 동의서	화순
25	20181231	RD	304058	Y	초음파 유도하 조직검사에 대한 설명 및 동의서	화순
26	20190121	공통	004130	Y	초음파 본인부담 동의서	화순
27	20190123	RD	302005	Y	RD Nurse Record	화순
28	20190130	CV	044001	Y	경식도 심초음파검사 동의서	화순
29	20181115	GES	124017	Y	(러시아어) GES 수술재료 본인부담 동의서	화순
30	20181115	GIEN	534006	Y	(러시아어) 본인부담 동의서(GIEN)	화순
31	20181115	GES	124018	Y	(영문) GES 수술재료 본인부담 동의서	화순
32	20181115	GIEN	534007	Y	(영문) 본인부담 동의서(GIEN)	화순
33	20181205	ES	144045	Y	(영문) ES 국소마취 수술 동의서 2	화순
34	20181205	ES	144046	Y	(러시아어) ES 국소마취 수술 동의서 2	화순
35	20190203	AP	504005	Y	(영문) 유전자 검사 동의서(병리과용)	화순
36	20190203	CP	514002	Y	(영문) 유전자검사 동의서(NGS)	화순
37	20190203	공통	004131	Y	(영문) 유전자 검사 동의서	화순
38	20181017	공통	005162	Y	감염관리팀 교육자료–CJD 대상자	빛고을
39	20181017	공통	005177	Y	감염관리팀 교육자료–공기매개주의 대상자	빛고을
40	20181017	공통	005157	Y	감염관리팀 교육자료–다제내성균 발생 대상자	빛고을
41	20181017	공통	005330	Y	감염관리팀 교육자료–메르스 대상자	빛고을
42	20181017	공통	005180	Y	감염관리팀 교육자료–면역저하 대상자	빛고을

번호	등록일자	진료과	서식코드	OCR(Y)/DW	서식명	구분
43	20181017	공통	005178	Y	감염관리팀 교육자료-비말주의 대상자	빛고을
44	20181017	공통	005159	Y	감염관리팀 교육자료-옴(Scabies) 관리 대상자	빛고을
45	20181017	공통	005176	Y	감염관리팀 교육자료-접촉주의 대상자	빛고을
46	20181017	공통	005252	Y	감염관리팀 교육자료-카바페넴내성 장내세균속종(CRE) 감염증 발생 대상자	빛고을
47		공통	005161	Y	감염관리팀 교육자료-후천성 면역결핍증 대상자	빛고을
48		공통	005160	Y	감염관리팀 교육자료-후천성 면역결핍증(의료진용)	빛고을
49		공통	005311	독립프로그램	교육 상담 평가 설문지	빛고을
50		CV	044002	Y	관상동맥 조영술에 대한 동의서	빛고을
51		공통	004066	Y	(러시아어) 수술(또는) 시술 동의서	빛고을
52		공통	004127	Y	신체보호대 적용 동의서	빛고을
53		공통	004130	Y	초음파 본인부담 동의서	빛고을

INDEX

한글

ㄱ

ㄴ

ㄷ

ㄹ

ㅁ

ㅂ

ㅅ

ㅇ

ㅈ

ㅊ

ㅋ

ㅌ

P

R

S

T

ㅍ

ㅎ

A

B

C

D

E

F

G

H

I

K

L

M

N

O

P

R

S

T

U

W

X

기타

저자진

- 신은숙 중부대학교
- 류순옥 충남대학교병원
- 강천국 백석문화대학교
- 곽진미 안산대학교
- 김성수 청주대학교
- 김영의 신구대학교
- 김태열 영남이공대학교
- 김혜숙 대구보건대학교
- 남영희 남서울대학교
- 박혜진 대구가톨릭대학교
- 백서연 연성대학교
- 서정안 인천재능대학교
- 윤도준 서영대학교
- 윤서중 명지전문대학교
- 이경희 을지대학교
- 이고은 대구보건대학교
- 이혜진 마산대학교
- 정현정 유원대학교
- 최은영 경민대학교

보건의료정보관리학

2021년 2월 25일 초판 인쇄
2021년 3월 5일 초판 발행

저 자 신은숙 · 류순옥 · 강천국 · 곽진미 · 김성수 · 김영의 · 김태열
김혜숙 · 남영희 · 박혜진 · 백서연 · 서정안 · 윤도준 · 윤서중
이경희 · 이고은 · 이혜진 · 정현정 · 최은영

발 행 인 최경희 · 배영환
발 행 처 도서출판 의학교육
등록번호 제 2013-114 호
주 소 서울시 영등포구 영중로 138-1(영등포동 8가 80-2) 드림프라자 B 901호
Tel. 02) 2637-4806, 4863 Fax. 02) 2637-4807
홈페이지 www.medipub.co.kr
E-mail okpress1208@naver.com
정 가 28,000 원
I S B N 979-11-6127-060-9 93510